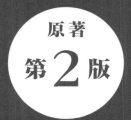

ガジェリー
肩関節外科学
初診からリハビリテーションまで

D.F.Gazielly／原著　南島 広治／訳

小林 晶／監訳

RÉÉDUCATION ET
CHIRURGIE
DE L'ÉPAULE AU
QUOTIDIEN

医歯薬出版株式会社

●●● 訳者一覧 ●●●

監訳者

小林　晶　　　日本整形外科学会名誉会員

　　　　　　　フランス整形災害外科学会名誉会員

　　　　　　　福岡日仏協会会長

訳　者

南島　広治　　医療法人南島整形外科院長，理事長

RÉÉDUCATION ET CHIRURGIE DE L'EPAULE AU QUOTIDIEN

20 ans d'expérience

2ème édition

Dominique-François GAZIELLY

Ancien Interne des Hôpitaux de Lyon
Ancien Chef de Clinique Chirurgicale
d'Orthopédie - Traumatologie
Membre de l'Académie Nationale de Chirurgie
Expert Judiciaire près la Cour d'appel de Paris

e-mail : contact@iiec.fr

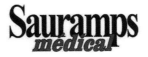

11, boulevard Henri IV
34000 Montpellier
E.mail:sauramps.medical@wanadoo.fr

RÉÉDUCATION ET CHIRURGIE DE L'ÉPAULE AU
QUOTIDIEN by Dominique Gazielly

©SAURAMPS MEDICAL, 2006
Dépôt légal: Mars 2006
I.S.B.N. * 2084023-462-9

Japanese translation rights arranged directly with the author.

訳者の序

　本書の原題は直訳すれば『肩のリハビリテーションと手術』であるが，内容から考慮して主題を広くガジェリー『肩関節外科学』とし～初診からリハビリテーションまで～を副題とした．

　著者 D. F. Gazielly はリヨン大学整形外科 Albert Trillat 教授の門下である．私と Gazielly 先生との出会いは，1996 年私がフランスで 2 年間の研修終了後，小林晶先生（日仏整形外科学会名誉会員，前会長）より御紹介していただいたのが縁で，サンテチェンヌの彼の職場を訪れ，約 1 カ月間彼の指導の元で肩の外科を研修した．彼は学究肌で学会報告も多い．私の帰国直後，京都で開催された第 7 回日仏整形外科学会で，彼は腱板補強術（Rotator Cuff Reinforcement：RCR）をテーマに招待講演を行った．

　現在はスイスの Genolier Clinique に勤務し，レマン湖，モンブランが展望できる診察室には世界中のセレブが訪れている．2017 年 5 月の学会後に彼の職場に立ち寄り，別れ際に病院のノベルティとともにフランス語で「謹呈」と書かれた彼の著書を頂き，日本のわが家でゆっくり目を通すと，初学者や専門家にもわかりやすく，皆様に推薦できる著書であると考えた．フランスにおける肩関節外科の伝統と発展は，多数の独創性に富むアイディアのもとにアングロサクソン学派とは異なったものがある．例えば最近では Grammont のリバース型人工肩関節全置換術（リバース型）であり，古くは Oudard，あるいは Latarjet の肩関節脱臼や Patte の外傷性前方不安定症に対する手術などがある．

　本書はフランス人の哲学に基づいた伝統と斬新さを読み取ることができる．また副題にあるように初診からリハビリテーションについて述べられ，日常の外来診療の「座右の書」に相応しいと考え，肩関節外科を志す若い医師，整形外科専門医，リハビリテーション医，リウマチ医，セラピストにお薦めする次第である．

　最後に何度もお会いして熱心に監訳，校正をしていただいた小林晶先生，令和元年という節目の年に出版の機会を頂いた医歯薬出版の皆さま，推薦の辞をいただいた滋賀医科大学整形外科の今井晋二教授，フランス語教師ラミス リュック氏そして出版社との雑務をお手伝いしていただいた三品綾子女史に心から感謝申し上げます．

　2019 年 8 月

南島　広治
南島整形外科院長

Preface du Livre Traduit en Japonais

Après 33 années consacrées exclusivement à la pathologie de l'épaule et à son traitement, soit conservateur, soit chirurgical, nous nous rendons compte chaque jour que ce que nous avons écrit il y a 20 ans reste d'actualité, malgré l'intrusion grandissante du numérique et de l'intelligence artificielle…

En effet quel que soit le motif de consultation du patient qui vient nous voir pour trouver une solution à son problème, épaule douloureuse, enraidie ou instable, nous devons commencer par établir un diagnostic, d'abord clinique en prenant le temps d'écouter et d'examiner le patient, puis anatomique en objectivant la lésion en cause, par une imagerie spécifique qui n'est pas obligatoirement une IRM, mais peut-être une radiographie simple, qui mettra en evidence une calcification de l'epaule. N'oublions pas que l'examen clinique doit systematiquement rechercher une hyperlaxité ligamentaire constitutionnelle, et une ténosynovite de la longue portion du biceps, souvent meconnues…

Cet ouvrage n'est pas un traité de technique chirurgicale de l'épaule, mais une réponse simple, issue d'une longue pratique quotidienne exclusive, à toutes les questions que peuvent se poser des étudiants en médecine, des médecins de famille mais aussi des Rhumatologues, des Médecins du sport, des Médecins Réducateurs, mais aussi des Chirurgiens Orthopedistes.

Le chapitre consacré à la rééducation, sur laquelle nous insistons depuis 33 ans, s'adresse tout particulierement aux Physiotherapeutes. La Reeducation est la clef d'un bon résultat fonctionnel de l'épaule, opérée par arthroscopie dans 70 % des cas, mais aussi non opérée. N'oublions pas que l'épaule n'aime pas être immobilisée trop longtemps coude au corps, et sachons donner la priorite a une mobilisation passive immediate.

Nous voulons remercier le Docteur Hiroharu Najima d'avoir voulu traduire notre livre en japonais, et d'avoir fait avec enthousiasme ce travail considerable, avec le soutien du Pr Akira Kobayashi.

Dr. Dominique-François Gazielly
Chirurgien Orthopédiste FMH
Professeur Associé Université TIA-TONG-Shanghai-Chine
Responsable du Centre de l'épaule de la Clinique de Genolier-Suisse
Membre des Sociétés Européenne et Américaine de l'épaule

Clinique de Genolier
Centre de l'épaule
Route du Muids 3
Case Postale 100
CH - 1272 Genolier

Tel: +41 22 366 91 91
Fax: +41 22 366 90 16
dfgazielly@gneolier.net
http://www.drgazielly.com/

日本語版への原著者の序

　保存療法や手術などの肩の診療を行い 33 年が経過したが，20 年前と比べ最近はデジタル化や人工知能の普及に伴い様変わりしている．

　実際にわれわれの診察室に訪れる患者の受診の目的は，肩の痛みと拘縮あるいは不安定症などの治療であり，問診と診察により診断を確定し，特殊な画像により原因である解剖学的病変を見つけるが，肩の石灰化の診断には単純 X 線検査だけで十分なように MRI 検査は必ずしも必要ではない．先天性関節弛緩症や上腕二頭筋長頭腱の腱鞘炎を見逃さないように系統的に診察するべきである．

　本書は手術のテクニックというより整形外科医やリウマチ医，スポーツ医，リハビリテーション医だけでなく，医学生，かかりつけ医の日常診療の疑問に対する簡単な答えを述べている．

　リハビリテーションの章ではわれわれは 33 年前からセラピストの重要性について強調して述べている．肩の手術例（手術例の 70% は鏡視下手術）や非手術例のどちらも良好な機能成績を得るかどうかはリハビリテーション次第である．肘を体幹につけて肩関節をあまり長く固定せずに，すぐに他動可動域訓練を行うことを優先すべきである．

　南島広治先生が本書の日本語翻訳に着手し，小林晶教授の御支援により熱心に取り組み，この素晴らしい翻訳を完成させたことにわれわれは感謝します．

Dr. Dominique-François Gazielly

推薦の辞

『ガジェリー肩関節外科学〜初診からリハビリテーションまで〜』は肩関節外科を学ぶことを志す初心者からすでに高度な知識と技術を有する肩関節外科専門医まで幅広く勧めることができる．本書の特徴は，まず解剖学的記述に非常に長けていることである．肩関節外科を志すならば，必ず肩関節の解剖に熟知しなければならない．多くの教科書では，十分な内容が解剖学に費やされていないのが実情である．しかも，臨床に役立つには筋肉や神経の動きを常に考慮した機能解剖でなければならない．本書の機能解剖の項を読み進むにつれて肩関節が，胸郭と肩甲骨帯の動き，続いて肩甲骨と上腕骨の動き，そしてこれらが総合された体幹から上肢全体の動きとして具現化されていくのがよく理解できる．このような機能解剖を十分に，かつオリジナルな言葉でわかりやすく表現している肩関節の教科書を，本書の他に私は見たことがない．

肩関節の治療でもう一つ大切なのがリハビリテーションである．リハビリテーションはややもすると理学療法士に任せっぱなしになってしまうが，本書は肩関節の機能解剖の知識に根ざした病態の診断，リハビリテーションの適応，そして丁寧な指示がなければ，理学療法士は道しるべを失い患者は戸惑うことを諭してくれる．本書を読み進むにつれ，肩関節外科医は肩関節の十分な機能解剖とリハビリテーションの適応や効力を熟知することなく，肩関節疾患の患者を治療成功に導くことができないことが自明のごとく理解される．

本書では肩関節外科手術は，肩の機能解剖とリハビリテーションに精通した者にのみ許された，最高峰の技術でなければならないことがわかる．直視下手術も関節鏡視下手術もその長所短所をわきまえ，かつこれまでのデータに根ざした治療を患者に提供しなければ，盲目的に直視下手術がよろしいとか鏡視下手術がよろしいとかでは患者に十分な治療効果を与えることができないからである．鏡視下手術は腱板修復術や関節制動術の分野で非常に大きな発展を遂げた．本書ではそれらについての有用なエビデンスも提供されている．

さらにフランス整形外科は解剖型人工肩関節とリバース型人工肩関節の分野で非常に大きな貢献をした．リバース型人工肩関節では，それまで不可能だった広範囲腱板断裂の治療が可能になり，患者に福音をもたらしている．本書ではさらに上腕骨近位部骨折，とくに大結節部の脆弱性が著しい高齢者の治療におけるリバース型人工肩関節置換術の有用性が議論されている．これは正に人口高齢化に直面した日本の整形外科医にとって，最もホットなトピックであり，貴重な導きとなるだろう．

本書には医学的な記述のみならず「アングロサクソン派」や「欧米人学派」の考え方とフランス人との考え方の違いなどの記述が多くあり，フランス整形外科学の オリジナリティに随所で巡り合える．肩関節外科学の分野では，とくにフランス人整形外科医の貢献が大きいが，肩関節の解剖学的，運動生理学的な特殊性に対してフランス人のオリジナルな考えをもってして初めて，この分野の発展を推し進め得たことの証であろう．そのようなオリジナリティの豊かな考え方を本書から学ぶことは，われわれ日本人が普段の診療の中で固定化した考えの中から一瞬の新しいひらめきを得る糧になってくれることだろう．そのような本書を私は肩関節外科を志す研修医から肩関節外科医のみならず，リハビリテーション領域の医師・セラピスト，またリウマチ専門医に至るまですべての運動器疾患に携わる医療職種の方にお勧めしたい．

2019年8月

今井　晋二

滋賀医科大学整形外科学講座教授

監訳の辞

　本書の著者 Dr. Dominique Gazielly は私の年来の友人で親しいフランス人医師の一人である．私がフランス・リヨンの土地をフランス政府給費留学生として訪れ，歴史と伝統に満ちた Hôpital Edouard Herriot の整形外科・外傷外科学教室で学ぶことになったのは 1961 年秋のことであった．当時の主任教授は膝関節外科で世界的に著名であった Prof. Albert Trillat であり，肩関節の領域でも独自の肩関節習慣性脱臼の手術法を開発していた．その門下の一人に若き Dominique（こう呼ばせていただく）がいた．彼は肩関節外科に興味を持ち，精力的な活躍でめきめき頭角を現し，リヨンはもとより，サンテチエンヌ，パリ，スイスと活躍の舞台が広がり，今や肩関節外科では独自の業績を挙げ，フランス肩関節外科の一方の旗頭といっても過言ではない．わが国にも 2 度来日しその真価を吐露したのは記憶に新しい．

　フランス留学中であった南島広治君は，その Dominique を知り彼の技術，知識，見識を目の当たりにして，帰国後日仏整形外科学会に入会して大いに両国の親善に尽しているが，本書の原本を手にしてその内容の素晴らしさに驚き，わが国でも是非その紹介をしたいと考えた．南島君は開業医として多忙な日常の臨床の仕事をしながら，鋭意翻訳に取り組んだのである．もとより仏語には堪能だったので，翻訳はスムーズに完成した．

　不肖，私はフランス整形外科学を学んだ先輩として，この原本と翻訳を読んで即座に出版を勧めた次第である．本書はフランス整形外科の中で得意とする肩関節領域の独特の雰囲気を持っている．

　元来，戦前からすでに名著『神中整形外科学』あるいは『神中整形外科手術書』の中にも多くの引用紹介がみられるように，フランスの肩関節外科領域は確たる地位を築きあげている．例えば Desault, Duchenne, Ombrédanne, Rendu, Duplay, Oudard などの名前が随所に引用され，最近でも Latarjet, Walch，さらにリバース型人工肩関節置換術の考案者として著名な Grammont などは人口に膾炙している．その創意性はアングロサクソンのそれと比較して，大きな特異性を持っていることに気がつく．また，いずれもが Prof. A. Trillat 門下であることを知れば，私が学んだこの教室がいかに多くの優れた人材をこの分野で輩出したかが理解できるのである．

　本書もそういう伝統だけではなく，至る所に特徴がみられる．初診の段階から説き起こし，診察法，治療法，禁忌と長所・短所の比較，手術法の解説，丁寧なリハビリテーションの方法などは他書にみられない細やかな親切さと具体的な記述による優しさがある．例えば，診察法ではその手法を詳細な写真や図解で解説し，肩関節固定では特別な場合を除いて上腕を下垂したまま胸郭に密着して固定することを厳禁していることが随所に記述され，それまでの固定の欠点を強調して拘縮を避ける注意が喚起されている点などである．また，拘縮に 1 章をさき解決法を記述し，わが国やアングロサクソン派のいわゆる肩関節周囲炎などにも独自の見解を示している．腱板に関する記述も微に入り細を穿って余りある記述である．関節鏡を駆使しての解説も写真とともに理解しやすい．リバース型人工関節置換術は開始後，数年しか経過していないにもかかわらず批判を加えながら利点を解説している．

　私は南島君と数十回にわたって膝を突き合わせて原稿を読み推敲を重ねた．そしてこれは本邦の肩関節外科の理解発展のために極めて有用な書物であることを確信したのである．初心者はもとより，この領域に関心を持つ医師だけでなくリハビリテーションの専門家にも手懸かりが得やすく，入門書あるいは専門書として好著である．またフランス肩関節外科学の粋を示しているといっても過言ではない．広く江湖に推薦する次第である．

2019 年 8 月

小林　晶

日本整形外科学会名誉会員，仏整形災害外科学会名誉会員，日仏整形外科学会名誉会員，
日仏医学会会員，日本医史学会功労会員，仏医史学会会員

訳者による本書の解説

　本書は肩関節外科の教科書であり，初診から画像，臨床診断，鑑別診断，そして手術，リハビリテーションまで体系化されている．

　フランス人らしく大変独創的で，本を開けば臨床の現場の雰囲気が伝わってくる．また，著者が1人のため編集ものの著作に比べ，各章でフィロソフィーに区別はなく，全章を通じてX線像や関節鏡写真，イラスト，記述に統一感があり，勉強する際に読者の記憶に残りやすいかと思われる．著者のサイン入りのイラストはすべて著者自らの力作で，整形外科医としてだけでなく芸術性の高さも評価できる．

　まず第1章では機能解剖の重要性を強調し，肩関節の構成体が可動性と安定性の機能に関与して病気にどのように関与しているかを説明している．次いで生体力学では上腕骨頭を上方へ移動させる三角筋と押し下げる外在筋と内在筋（4つの腱板）の合力をベクトルで説明し，腱板損傷においてどの筋肉を鍛えるべきかを説明している．肩のリハビリテーションの項目では，大原則，すなわち患者・セラピスト・術者のチームプレーの必要性と徒手でのリハビリと自主トレの重要性，固有受容器訓練法を理論的に述べている．原題にあるように，本書の大きな特徴の1つは，このリハビリテーションの詳述で，他書にはないもので参考になることが多い．

　肩の外傷では肩甲上腕関節の脱臼，肩鎖関節離開，転位を伴う骨折，無計画な固定に警鐘を鳴らしている．Patteの肩鎖関節離開の4段階病期分類と術式，上腕骨粉砕骨折に対する治療法は，70歳以下では人工骨頭置換術，70歳以上ではリバース型が適応としている．肩関節不安定症でのPatteの3つの関節制動術の図解は誰もがわかりやすいだろう．

　著者が最も得意としている腱板断裂の章では，画像を「一目みて」，肉眼的判断で穿通断裂を3つに分類し治療法を述べている．その分類とは，①棘上筋腱の遠位部断裂，②棘上・棘下筋腱の"修復可能"な中央部断裂，③棘上・棘下筋腱の"修復不可能"な断裂後退縮である．①と②は修復可能，③は修復不可能である．また腱板筋の脂肪変性と筋萎縮は穿通断裂において重要な予後因子で，脂肪変性と筋萎縮を起こす前に修復するべきであると強調している．

　人工肩関節については，原理・適応・成績において，「今日でも筋腱の軟部被覆物に代わり信頼できる物は存在しない」ので，Grammontの三角筋に頼るリバース型が誕生したのである．著者とGrammontはリヨン大学の同門であるが，傑出したアイディアの誕生はフランス学派のユニークさを物語っている．

　著者の意向によりXIV章の終盤に「グレノスフィアにlateralizationを加えたデザインにより，肩甲骨頸部の切痕形成は減少しリバース型の長期成績は改善している」を新たに追加させていただいた．またVII章のリハビリテーションの「肩の病気に対する整骨師の関心」の部分は日本とフランスの柔道整復師事情が異なるため，著者の許可の下，本翻訳版では割愛した．

　用語は下記の資料を参考にした．

- 日本解剖学会監修，解剖学用語委員会編集：解剖学用語．改定13版．医学書院．2007．
- 中村耕三監訳：運動器臨床解剖アトラス．医学書院．2013．
- 日本整形外科学会編：整形外科学用語集．第8版．南江堂．2016．
- Handatlas der Anatomie des Menschen. Erster Band: Knochen, Gelenke, Bänder/ Deutsch: Werner Spalteholz. Hirzel in Leipzig. 1932.
- 日仏整形外科学会編：仏日・日仏整形外科学用語集．診断と治療社．2013．
- Le Robert Micro Poche Dictionnaire de la Langue Francaise/ French: Distribooks Inc. 1999.
- Dictionnaire francais-anglais anglais-francais des termes médicaux et biologiques (Flammarion médecine-sciences)/ French : P. Lepine. Flammarion.

目　次

Ⅰ章　肩の機能解剖　　1

- 肩関節複合体 …………………………………………………………… 1
- 関節包 …………………………………………………………………… 1
- 関節上腕靱帯（肩甲上腕靱帯） ……………………………………… 1
- 関節唇 …………………………………………………………………… 3
- 腱　板 …………………………………………………………………… 3
- 上腕二頭筋長頭腱 ……………………………………………………… 8
- 肩峰下腔 ………………………………………………………………… 8
- 肩甲胸郭関節 …………………………………………………………… 9
- 僧帽筋–三角筋の被覆 ………………………………………………… 9

Ⅱ章　生体力学　　11

- 生　理 …………………………………………………………………… 11
- 酷使や腱板断裂後の生体力学的変化 ………………………………… 11

Ⅲ章　肩の診察　　15

- 問　診 …………………………………………………………………… 15
- 診　察 …………………………………………………………………… 15
  - 肩の拘縮がある場合 ……………………………………………… 15
  - 肩の拘縮がない場合 ……………………………………………… 15

Ⅳ章　機能評価　　23

- Constant 機能スコア ………………………………………………… 23
- Simple Shoulder Test（S. S. T.） …………………………………… 23

Ⅴ章　肩の画像診断　　27

- 最初の画像診断 ………………………………………………………… 27
  - 一般的な X 線撮影 ………………………………………………… 27
- 二次的画像診断 ………………………………………………………… 31
  - 肩鎖関節の特殊な X 線撮影 ……………………………………… 31
  - 超音波 ……………………………………………………………… 31
  - 単純 CT …………………………………………………………… 32
  - MRI ………………………………………………………………… 32
  - 関節造影 …………………………………………………………… 34

xi

- 関節造影 CT と関節造影 MRI ……………………………………………………………… 36

Ⅵ章　肩の観血的手術と関節鏡視下手術の大原則　　　37

- 筋腱の背景 …………………………………………………………………………………… 37
  - 肩峰下腔 ………………………………………………………………………………… 37
  - 肩甲上腕関節腔 ………………………………………………………………………… 39
  - 肩峰肩甲関節腔 ………………………………………………………………………… 39
- 神経血管の構成 ……………………………………………………………………………… 40
- 観血的手術の進入路 ………………………………………………………………………… 41
- 関節鏡視下手術の進入路 …………………………………………………………………… 42

Ⅶ章　肩のリハビリテーション　　　45

- 肩のリハビリの大原則 ……………………………………………………………………… 45
- リハビリテーションの技術 ………………………………………………………………… 50
  - 温　熱 …………………………………………………………………………………… 51
  - マッサージ ……………………………………………………………………………… 51
  - 物理療法 ………………………………………………………………………………… 51
  - 温水治療 ………………………………………………………………………………… 51
  - 振り子運動つまり"肩のアスピリン" ………………………………………………… 51
  - 他動的関節可動域訓練 ………………………………………………………………… 51
  - 肩のパンピング ………………………………………………………………………… 56
  - 自動介助関節可動域訓練 ……………………………………………………………… 56
  - 筋力強化訓練 …………………………………………………………………………… 59
  - 固有受容器訓練 ………………………………………………………………………… 64
- メゾテラピーと上腕二頭筋長頭腱腱鞘炎 ………………………………………………… 74

Ⅷ章　肩の外傷　　　77

- 序　論 ………………………………………………………………………………………… 77
- 受傷の問診と診察 …………………………………………………………………………… 77
- 肩の外傷で初回の X 線所見が陽性の場合の治療方針 …………………………………… 78
  - 肩甲-上腕関節脱臼に対する治療 ……………………………………………………… 78
    - 肩の前内側脱臼（初めての発症）…………………………………………………… 78
    - 反復性前内側脱臼 …………………………………………………………………… 79
    - 上腕骨頭後方脱臼 …………………………………………………………………… 80
  - 肩鎖関節離開に対する治療 …………………………………………………………… 80
  - 胸鎖関節離開に対する治療 …………………………………………………………… 83
  - 鎖骨骨折に対する治療 ………………………………………………………………… 86
  - 大結節単独骨折に対する治療 ………………………………………………………… 87
  - 上腕骨近位端の粉砕骨折に対する治療 ……………………………………………… 89
  - まれな肩甲骨骨折に対する治療 ……………………………………………………… 96

■肩の外傷で初回の X 線所見が陰性の場合の治療方針 ………………………………………… 96

IX章　肩関節不安定症　　101

■外傷性前方不安定症に対する治療方針 …………………………………………………… 101
- 解剖と生理 ………………………………………………………………………………… 101
- 病態生理 …………………………………………………………………………………… 101
- 外傷性前方不安定症の診断 ……………………………………………………………… 101
- 安定化の方法は？ ………………………………………………………………………… 104
  - リハビリによる安定化 ………………………………………………………………… 104
  - Patte の 3 つの関節制動術 …………………………………………………………… 104
  - 鏡視下靱帯再接合による外科的安定化 …………………………………………… 110
  - 関節包形成による観血的安定化 …………………………………………………… 113
  - 外科適応のまとめ …………………………………………………………………… 113
- いつ安定化を行うか？ …………………………………………………………………… 114
■後方不安定症 ………………………………………………………………………………… 115
■非外傷性多方向不安定症 …………………………………………………………………… 116
■随意性肩関節不安定症 ……………………………………………………………………… 119

X章　拘縮肩　　121

■定義と専門用語 ……………………………………………………………………………… 121
- 収縮性関節包炎 …………………………………………………………………………… 121
- 有痛性拘縮肩 ……………………………………………………………………………… 123
■有痛性拘縮肩の病因 ………………………………………………………………………… 124
- 肩の酷使 …………………………………………………………………………………… 124
- 新鮮外傷後の背景 ………………………………………………………………………… 124
- 術後の背景 ………………………………………………………………………………… 126
■肩の拘縮の治療 ……………………………………………………………………………… 126
- 根治療法 …………………………………………………………………………………… 126
- 病因に対する治療 ………………………………………………………………………… 128

XI章　石灰沈着性腱板炎　　131

■序　論 ………………………………………………………………………………………… 131
- 病　因 ……………………………………………………………………………………… 131
- 臨床と進行の多形性 ……………………………………………………………………… 131
- 肉眼的多様性 ……………………………………………………………………………… 131
- 画像の多様性 ……………………………………………………………………………… 133
■診　断 ………………………………………………………………………………………… 133
- 臨床症状 …………………………………………………………………………………… 133
- X 線診断 …………………………………………………………………………………… 134
■治療方針 ……………………………………………………………………………………… 134
- 薬物治療 …………………………………………………………………………………… 136

- ▪ 鏡視下摘出術 ………………………………………………………………………………… 136

XII章 棘上筋腱の障害　139

- ◘序　論 ……………………………………………………………………………………………… 139
  - ▪ 腱障害の定義 ……………………………………………………………………………… 139
  - ▪ 腱疾患の病因 ……………………………………………………………………………… 139
- ◘棘上筋腱の腱障害の診断 ……………………………………………………………………… 141
  - ▪ 確定診断 …………………………………………………………………………………… 141
    - • 臨床診断 ……………………………………………………………………………… 141
    - • 放射線学的診断 ……………………………………………………………………… 141
  - ▪ 鑑別診断 …………………………………………………………………………………… 142
  - ▪ 病因診断 …………………………………………………………………………………… 142
- ◘治療法 …………………………………………………………………………………………… 142
  - ▪ 保存的治療 ………………………………………………………………………………… 142
  - ▪ 外科的治療 ………………………………………………………………………………… 143
    - • 鏡視下肩峰形成術 …………………………………………………………………… 144
    - • 腱板の補強を伴う切除-縫合術 ……………………………………………………… 146
- ◘棘上筋の"腱障害"に対する現在の治療法の適応 ………………………………………… 146

XIII章 腱板の穿通断裂　149

- ◘序　論 ……………………………………………………………………………………………… 149
  - ▪ 定義と専門用語 …………………………………………………………………………… 149
  - ▪ 病　因 ……………………………………………………………………………………… 150
- ◘初　診 …………………………………………………………………………………………… 151
  - ▪ 臨床症候学 ………………………………………………………………………………… 151
  - ▪ 病　歴 ……………………………………………………………………………………… 151
  - ▪ 肩の診察 …………………………………………………………………………………… 154
  - ▪ 一般的な X 線評価 ………………………………………………………………………… 156
  - ▪ 初診時の心得 ……………………………………………………………………………… 156
- ◘2回目診察 ……………………………………………………………………………………… 157
  - ▪ 症候学と診察 ……………………………………………………………………………… 157
  - ▪ 病変の画像 ………………………………………………………………………………… 158
- ◘2回目の診察に対する心得 …………………………………………………………………… 160
  - ▪ 棘上筋腱遠位での単独の穿通断裂に対して行うべきこと …………………………… 161
  - ▪ 棘上，棘下筋腱の"修復可能"な中央部断裂 ………………………………………… 168
  - ▪ 棘上，棘下筋腱の"修復不可能"な関節窩周辺での断裂後退縮 …………………… 170
  - ▪ 肩甲下筋腱の単独断裂 …………………………………………………………………… 172
- ◘結　論 …………………………………………………………………………………………… 176

XIV章 人工肩関節　原理-適応-成績　177

- ◘人工肩関節の理論-歴史 ……………………………………………………………………… 177

目　次

- ▪ 滑動性人工関節　……………………………………………………………… 177
- ▪ リバース型人工関節　………………………………………………………… 183
- ◙ 人工肩関節置換術の適応　……………………………………………………… 189
  - ▪ 外　傷　………………………………………………………………………… 189
    - • 新鮮外傷　…………………………………………………………………… 189
    - • 陳旧性外傷　………………………………………………………………… 189
  - ▪ 慢性疾患　……………………………………………………………………… 189
    - • 一次性求心性変形性肩関節症　…………………………………………… 189
    - • 二次性求心性変形性肩関節症　…………………………………………… 190
    - • 関節リウマチ　……………………………………………………………… 190
    - • 上腕骨頭無腐性骨壊死　…………………………………………………… 190
    - • 偏心性変形性関節症　……………………………………………………… 193
    - • 関節症を伴わない肩の偽性麻痺　………………………………………… 193
    - • リバース型人工関節による再置換（人工骨頭置換術の失敗後）　……… 194
    - • 若年患者に対する人工肩関節　…………………………………………… 194
    - • 解剖学的全置換術とリバース型人工関節ともに禁忌　………………… 196
- ◙ 人工肩関節の成績　……………………………………………………………… 197
  - ▪ 解剖学的人工関節の成績　…………………………………………………… 197
  - ▪ リバース型人工関節の成績　………………………………………………… 200
- ◙ 結　論………………………………………………………………………………… 200

結　論　　201

文　献　　202

索　引　　207

xv

本書に掲載している写真・イラストは，原著者 Dominique-François GAZIELLY の著作物です．

無断での複製および転載は，これを固く禁じます．

I章

肩の機能解剖

解剖の教科書で学んだ肩解剖図は，この20年で徐々に機能解剖学に取って代わっている．この肩の解剖の"新しい"概念は臨床や画像，関節鏡，手術の進歩によって得られたもので，肩の靱帯や筋肉，腱の構造に関する最も正確な知識が基本になっている．構造の異なる構成体が相互に可動性と安定性の機能にいかに関与し，消耗，酷使，老化，変異，外傷病変が機能の面で，最終的にどのように関与しているかをよく理解するには，**日常の実地解剖が重要である**.

どんなに正確な臨床検査，体系化した画像診断，病気の診断を行い，目指す"治療"をしようとしても，機能解剖学を無視して解剖図を完璧に覚えるといった，肩の機能解剖の重要性を理解していない状態では役にたたない．

肩関節複合体

骨からみると，肩は肩甲上腕関節だけに限らない．実際に大事なのは，肩関節複合体であり，上腕骨近位端だけでなく関節窩のある肩甲骨，前方の烏口突起，棘上窩と棘下窩，その境界の肩甲棘，前方の肩峰のほかに肩峰の前方と胸骨の間の梁の役目をしている鎖骨が含まれる．

肩関節複合体は3つの関節すなわち肩甲上腕関節，肩鎖関節，胸鎖関節からなる．3つの関節の軟骨の病変は臨床症状やX線所見でわかり，肩全体の機能に影響を及ぼす．肩甲胸郭関節や肩峰下関節（Duplay）は肩関節複合体の動きを可能にするために必要不可欠である．

関節包（図1）

肩甲上腕関節は筒状の関節包で覆われ，隙のない密な腔で構成されており，その内面は陰圧で2つの関節面を適合しやすくしている．関節包の内側は滑膜で覆われ，そこで滑膜細胞は軟骨細胞に"栄養を与える"ミネラルイオンが豊富な滑液を産生している．

肩甲上腕関節の自他動運動は滑液の産生を促し，滑液は力学的接触両面に均等に存在する．そのため肩甲上腕関節固定は次のような欠点がある．すなわち滑液産生を促す刺激はなくなり，関節包は肥厚し軟骨に"栄養"は行き渡らない．肩甲上腕関節の"機能が衰え"，軟骨下骨の脱灰による疼痛や進行性の関節拘縮が出現する．

関節上腕靱帯（肩甲上腕靱帯）（図1～6）

後方の関節包は薄く同じ厚さであるが，逆に前方の関節包はとくに関節上腕靱帯（肩甲上腕靱帯）を構成する3つの部位で最も厚い.

上関節上腕靱帯

上関節上腕靱帯は上腕二頭筋溝の上部に位置し，上腕二頭筋長頭腱の走向は上腕二頭筋腱結節間溝から垂直に曲がり関節内へ平行に走り関節窩の上縁に付着する．関節鏡により上関節上腕靱帯が上腕二頭筋長頭腱の内側を横走し滑車運動として構成され，上腕二頭筋長頭腱が上腕二頭筋溝の出口でカーブを描くのがわかる（図2）．上関節上腕靱帯の大きさは1cm以下と小さいが，とても強い構造であることが知られており，上腕二頭筋長頭腱の下にあって，烏口上腕靱帯で覆われている，いわゆる"rotator interval"と肩甲下筋腱の上方線維とともに前上方線維束を構成している．

上関節上腕靱帯の変性あるいは最も頻度が多い外傷による断裂は上腕二頭筋長頭腱長頭の脱臼の原因となる．

上関節上腕靱帯の断裂は最も頻繁に肩甲下筋腱の上部

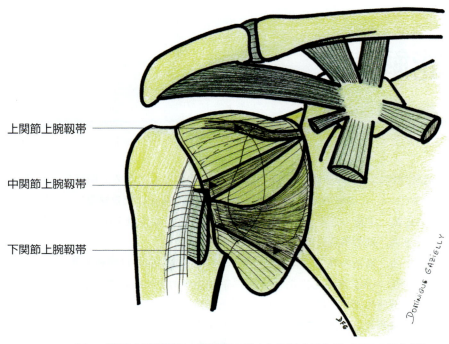

図1 肩甲上腕関節包の被覆部の前方と関節上腕靱帯（肩甲上腕靱帯）

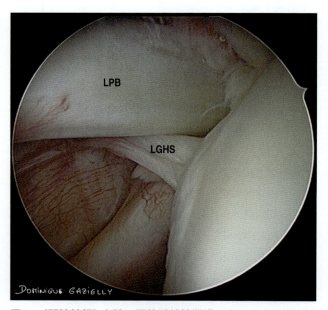

図2 （関節鏡視）上腕二頭筋腱結節間溝の出口で上関節上腕靱帯が滑車運動として働き，上腕二頭筋腱長頭腱の内側脱臼を防いでいる．LGHS：上関節上腕靱帯，LPB：上腕二頭筋腱長頭腱

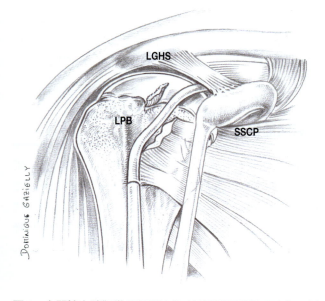

図3 上関節上腕靱帯の断裂は多くは肩甲下筋腱の上部の剥離を伴い，上腕二頭筋腱の内側脱臼を引き起こす．LGHS：上関節上腕靱帯，SSCP：肩甲下筋腱上部，LPB：上腕二頭筋腱長頭腱

1/3の剥離を伴う（図3）．

■ 中関節上腕靱帯

　薄くて弱く力学的にまったく意味をなさないが，関節鏡では明確に同定できる（図4）．

■ 下関節上腕靱帯

　前下方で関節包の袋を形成し，上腕骨の解剖頸と関節窩の前縁に存在し関節唇-靱帯複合体を構成する関節唇を介して付着している．これは関節鏡で確認することができる（図5）．**下関節上腕靱帯は上腕骨頭の前方の安定性に最も重要な構成体である．** 関節窩の前縁での関節唇

I章 肩の機能解剖

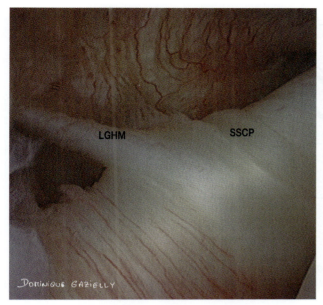

図4 （関節鏡視）中関節上腕靱帯は薄く関節包でできた束で，肩甲下筋腱上部の白い光沢の部位についている．LGHM：中関節上腕靱帯，SSCP：肩甲下筋腱上部

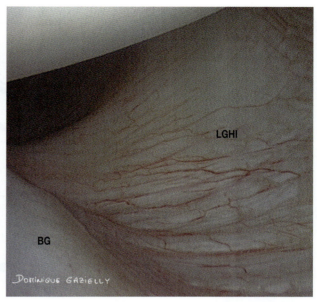

図5 （関節鏡視）関節窩の前下方で，下関節上腕靱帯が関節唇に連続して付着している．LGHI：下関節上腕靱帯，BG：関節唇

-靱帯複合体の剥離は肩の外傷性前方不安定性の一番の原因で Bankart lesion と呼ばれている（図6）．下関節上腕靱帯の剥離はまれに上腕骨側で発生する．

> 下関節上腕靱帯は上腕骨骨頭の前方の他動的安定性を高め，上腕骨頭の外傷性前方脱臼あるいは亜脱臼後に剥離する．

関節唇

関節唇は，関節包と連続する線維軟骨で，関節窩の平坦な面と上腕骨頭の球面の前後の適合性を強化している（図7）．関節唇の剥離は後方よりも前方で頻繁に起こり，これが Bankart lesion である．関節唇上部の剥離により，上腕二頭筋長頭腱腱付着部の線維の弛緩が起きる（図8b）．これを Snyder は"SLAP（Superior Labrum Anterior-Posterior）lesion（上方関節唇の前後部の病変）"と名付けた．このタイプの病変はとくに投げるスポーツにみられ，ほとんどが関節鏡により診断できる．

腱板（図9～12）

腱板は4つの腱で構成され，4つの筋肉から出て，上腕骨の近位端，とくに大結節と小結節に向かい上腕骨頭を"覆う"．

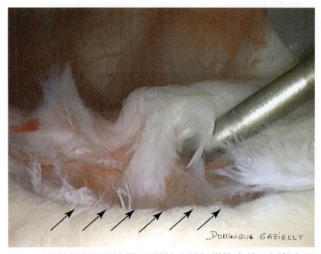

図6 （関節鏡視）関節唇-下関節上腕靱帯複合体の剥離を示す Bankart lesion である．

前方から後方へ述べると；

肩甲下筋

肩甲下筋は内旋運動に作動し，肩甲下窩を通り上腕二頭筋腱溝の内側の小結節に付着する．**今日では肩甲下筋腱断裂はよく知られており**，外傷後の付着部剥離が最も多い．腱の収縮や筋肉の脂肪変性を予防するためには，ほかの腱板要素より早急な診断が必要である．

3

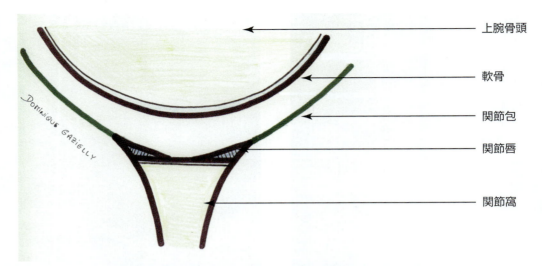

図7 関節唇は上腕骨頭と関節窩の前後の適合を良くしている．

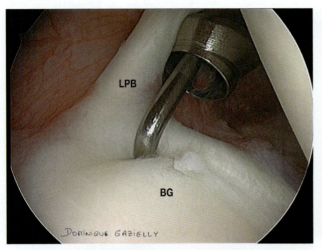

図8a （関節鏡視）関節唇の上部と上腕長頭腱の起始部は連続している．LPB：上腕二頭筋腱長頭腱，BG：関節唇

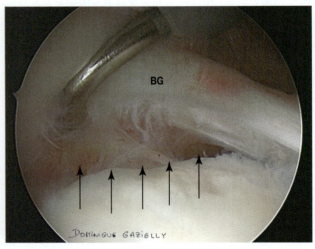

図8b （関節鏡視）SLAP lesion（矢印）．BG：関節唇

▪ 棘上筋

以前は肩の"スターター"といわれていた．棘上窩より起始し，肩鎖関節の下方を通り，烏口肩峰アーチを経て大結節の上部に付着する．棘上筋腱は日常生活の動作で上肢を挙上する職業やスポーツで酷使され，肩鎖関節下や肩峰，烏口肩峰靱帯の前方でのインピンジメントを発症する．これがNeerにより提唱された"肩峰下衝突"すなわち"インピンジメント症候群"であり，**棘上筋腱断裂を高頻度に合併する**．

▪ 棘下筋

棘下筋は肩外旋筋として働く．筋肉の大部分は棘下窩から起始し，腱性となり大結節後面に付着している．棘上筋腱断裂が棘下筋腱に及ぶと機能低下し予後不良となり，外旋力低下やX線像では上腕骨頭の上昇がみられる．

▪ 小円筋

外旋筋で肩甲骨の下方を通り大結節の後面の棘下筋腱の下に腱性となり付着する．**小円筋腱断裂の変性断裂は棘上，棘下筋腱の断裂と比べてきわめてまれ**である．

しばしば曖昧に"肩関節周囲炎"といわれるものの中には，4つの腱板のうち1つもしくはいくつかの腱の穿通断裂や，上腕骨頭を覆う腱板に"穿孔"を形成する解剖学的病変によるものがある．腱断裂と関連する筋肉の脂肪変性は，断裂後の避け難い不可逆性の変

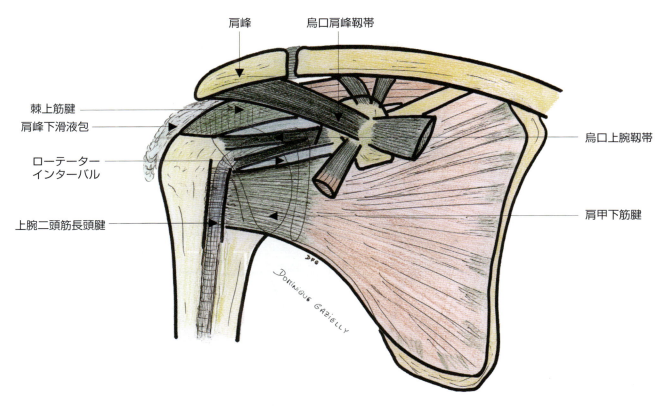

図9　烏口上腕靱帯で覆われた腱板と上腕二頭筋長頭腱の前面

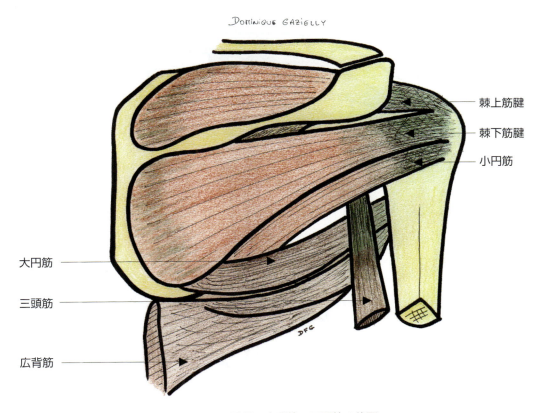

図10　腱板，広背筋，三頭筋の後面

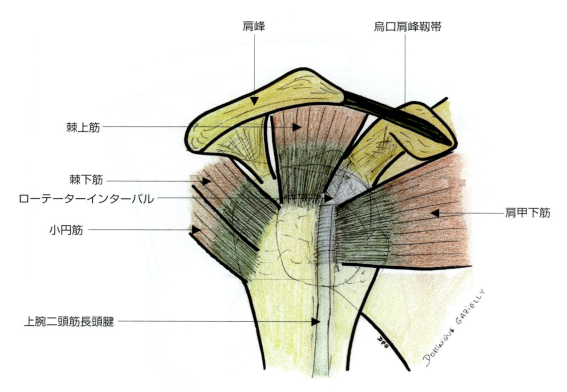

図11　腱板の4つの腱と上方を烏口肩峰靱帯により覆われた肩峰下腔の側面

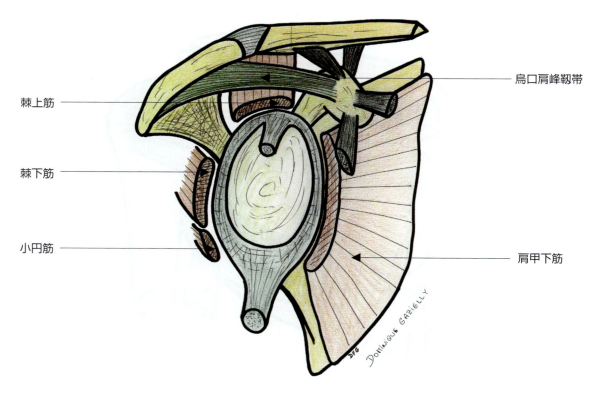

図12　関節窩，関節唇と上腕二頭筋長頭腱と三頭筋の付着部

I章　肩の機能解剖

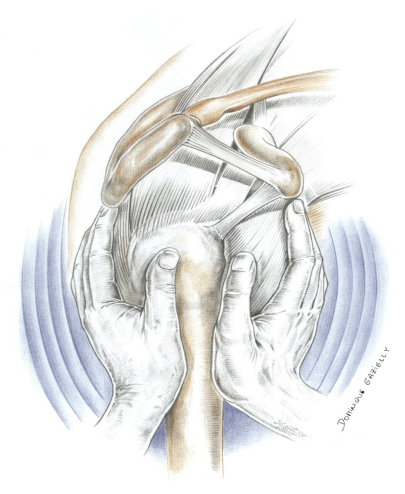

図13　腱板の4つの腱は活動的な靱帯である．ちょうど両手で包むように常に上腕骨骨頭の面を支え安定させている．

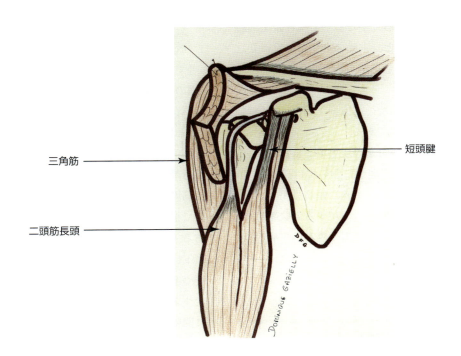

図14　上腕二頭筋は2つの頭（上腕二頭筋長頭腱と短頭腱）からなっている．上腕に抗する前腕の屈曲力は短頭腱だけによるもので，上腕二頭筋長頭腱の自然断裂や腱切り後でも保持される．

化を招来するので，早期診断のために腱板の機能解剖に関する正確な知識が必要である．

腱板の4つの腱は上腕骨頭を支える靱帯のように考えると理解しやすい．例えば上腕の放散痛は競歩の選手によくみられるが，腱板の炎症を意味している．これらは走るたびに上下に動く"ヨーヨー"のように常に働いているからである．

腱板を構成する4つの腱はちょうど両手で包むように上腕骨頭を覆い，上腕二頭筋長頭腱は肩を能動的に支える構成体である．それらは，上腕骨骨頭の"面"として支え前後と下方の安定をコントロールしている（図13）．

上腕二頭筋長頭腱（図14）

上腕二頭筋は，長頭と短頭が上腕の前方で合体しており，短頭は烏口腕筋とともに烏口突起に付着する．肘の屈曲に対する抗力は長頭でなく短頭によるものである．その証拠に上腕二頭筋長頭腱が自然断裂を起こしても，上腕の力は維持される．外見上見えるのは前面の球状の出現で，これは上腕二頭筋長頭筋の筋線維の下降によるものである．

上腕二頭筋長頭は結節間溝を通り蛇行しているが，この働きについては議論がある．すなわち上腕骨頭を関節窩に安定させるという意見と，人類の進化には役に立たず過去の遺物であるとする意見がある．

上腕二頭筋長頭腱は，上腕の前方挙上動作で結節間溝の中を常時滑っている索である．この解剖学的走行のため，炎症や摩耗など不可避の現象で，自然断裂を起こす．肩甲-上腕関節の生理学においては確実な生体力学の機能がないとしても，上腕二頭筋長頭腱が正常であれば有用である．しかし，消耗すると腱鞘もなくなりばらばらの線維となり，治療が難しい疼痛の原因となる．

肩峰下腔（図9, 11, 12, 15〜17）

■この空間は狭く，外側は三角筋の深層面，内側は肩鎖関節，上方は肩峰と烏口肩峰靱帯の下面，下方は棘上筋腱の表層部からなり，関節鏡視下で肩峰下滑液包を洗浄吸引すると観察できる（図15）．肩峰下腔は滑膜組織，

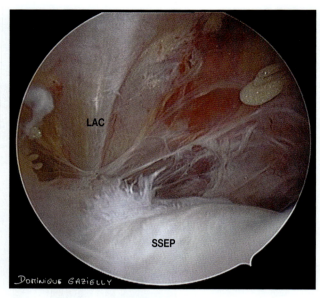

図15　（関節鏡視）肩峰下腔の前方と棘上筋腱の表層面と肩峰の前方で形成されるアーチと烏口肩峰靱帯．SSEP：棘上筋腱の表層面，LAC：烏口肩峰靱帯

実際は肩峰下骨性面と棘上筋腱の間に介在する滑液包で占められている．激痛がある急性石灰沈着性滑液包炎を引き起こすのは，腱板を構成する腱の石灰が流出し，肩峰下滑液包に拡散するためである．肩峰下滑液包は烏口上腕靱帯の起始部にある烏口下滑液包と同様に滑液腔を形成し関節可動を滑らかにする．

肩の外傷や手術後に肘を体幹につける長期固定は有害である．滑動の働きをする肩峰下滑液包が，中間膜様の可動性のあるクッションの役目をしなくなると，癒着を形成しおそらく進行性の肩峰下拘縮を発症することになる．

■肩峰の傾斜は肩峰下腔で前方は後方より低いため，棘上筋腱の表層と烏口肩峰アーチ（烏口肩峰靱帯と肩峰前方で形成）は機械的インピンジメントを起こす可能性がある（図15）．このインピンジメントは上肢を体軸方向に下げている状態では起きない．重量にかかわらず物を持つと上腕骨頭は下方に引き離され，肩峰下腔は逆に開大する（図16）．上肢の前方挙上で90°を超えると内旋に関係なく，肩峰下腔の前方で棘上筋腱と烏口肩峰アーチの機械的インピンジメントを起こす可能性がある（図17）．

肩峰下腔の前方で棘上筋腱と烏口肩峰アーチの機械

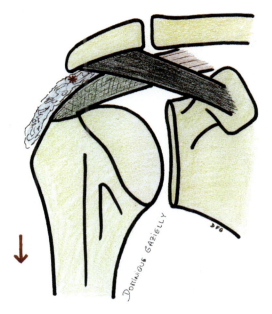

図16 上肢を体軸方向へ垂らすときは，肩峰下での棘上筋腱と烏口肩峰アーチのインピンジメントは起こらない．

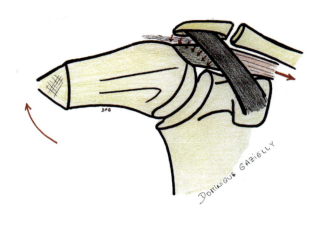

図17 上肢の前方挙上90〜120°で肩峰下でのインピンジメントの可能性がある．

的インピンジメントは上肢の前方挙上90°と120°の間で起こる．

肩甲胸郭関節

　肩甲上腕関節運動と同調して上腕骨が動くにつれて，肩甲骨が胸郭上を滑ることにより関節窩は適切な位置がとれる．肩甲骨の前後の動きは多くの筋肉（肩甲挙筋，僧帽筋，菱形筋，前鋸筋）で制御されている．Charles Bell[*]の神経障害で発症する前鋸筋の麻痺は，スポーツ選手（テニス）でみられる．これは肩甲骨の内側縁の剝

離で後方の支点を失い，前方挙上力の低下を引き起こす．

僧帽筋-三角筋の被覆

　腱板の筋腱構成体と肩峰下腔は表層を三角筋で覆われている．三角筋は鎖骨，肩峰，肩甲棘から起始する前部，中部，後部の3つの束で構成され，上腕骨の外側面にV字様に付着する．肩の外科的アプローチでは三角筋に最大の注意を払い，筋線維方向に切開を加える．

　僧帽筋は，三角筋とともに肩鎖関節の表面に腱膜の被覆を構成し，肩甲骨-鎖骨の重度の脱臼ではこの被覆は断裂する可能性がある．

---

[*]Charles Bell：前鋸筋はgrand dentele神経に支配され，grand dentele神経はCharles Bellの呼吸神経または長胸神経ともいわれる．grand dentele神経は2/3以上の症例でC5-7頸神経根前枝から分岐している．IFCM (Institut Français de Chirurgie de la Main) フランス手の外科研究所より

II章

生体力学

上肢の垂直位からの円滑な挙上は，側方への外転であれ，前方への屈曲であれ，以前から肩甲上腕の協調運動とされてきたが，これは次の2つの関節の働きによるものである．すなわち肩甲胸郭関節の振り子運動と肩甲上腕関節で関節窩の軸に対する上腕骨頭の滑らかな回転滑り運動である．

■ **菱形筋と前鋸筋**は肩甲胸郭運動の動作筋である．

■ 上腕-関節窩の回転滑り運動の主要筋は**三角筋と4つの腱板筋群**であり，上腕二頭筋長頭腱は補助筋である．

▌ **三角筋と腱板は上腕挙上運動の協力筋として働く（図18a）**．すなわち上腕骨頭を上方へ移動させる三角筋の挙上力（**力D**），反対に上腕骨頭を下方，内側へ引き寄せる押し下げの力（**力A**）がある．力Aは上腕骨頭を押し下げる筋肉つまり外在筋（大胸筋，背筋，前鋸筋）と内在筋（肩甲下筋，棘下筋，小円筋，棘上筋）で構成されている．DとAの2つの力からできるRの力の方向は棘上筋腱の方向と一致している．DとAの合力はRで表され，棘上筋腱の方向へ働き，筋肉の収縮により大結節は引っ張られ，関節適合と回転-滑り運動による上腕骨の滑らかな挙上運動が可能となる．矢状面での腱板の緊張の均衡を保つので，関節窩に対する上腕骨頭の回転-滑り運動は中心性が保たれる．

三角筋の上腕骨頭を上方へ押し上げる力Dと，上腕骨頭を引き下げる力Aの合力はRで，棘上筋腱の走行と一致しており，そのために上腕を前方挙上する生理的運動では，上腕骨頭は関節窩に対して求心性を保っている．

▌ **この力を簡単な図解にすれば病的状態を理解しやすくなり，生体力学的異常を改善するために，最も相応しいリハビリを処方することができる．**

■ **腱板の使い過ぎがあると**腱板の炎症や発作を誘発し，もはや三角筋の押し上げる力との均衡を保てなくなる（図18b）．腕を水平から高所へ繰り返す職業やアスリートはこのように腱板に機能的負担をかけるが，おそらく先天性関節弛緩症も同様である．**前症例で示したように，腱板の働きにより上腕骨頭のすべての動きの中心は一定であることがわかる**．使い過ぎや酷使した腱板は三角筋の押し上げる力との均衡を保てなくなり，上腕骨頭の進行性の上方移動や二次性の力学的衝突を起こし，烏口肩峰アーチでの腱板の摩耗の原因となり，三角筋-腱板の不均衡が持続することになる．烏口肩峰アーチとその下の腱板との間で起きる一次性の力学的インピンジメントも同様である．いかなる症例においても，**治療での心得は，拘縮があればまず柔軟にして腱板の機能的負担を軽減し，上腕骨頭を押し下げる外在筋を強化し，DとAの力の均衡を取り戻すことである**．実際に一次性の骨性衝突があり，リハビリで効果が得られなければ肩峰形成術による骨性除圧の適応となる．

肩峰下での疼痛を伴うインピンジメントでは，三角筋の押し上げる力Dが優位となり，DとAの力の不均衡を招く．初期治療は上腕骨頭を押し下げる筋肉を強化し，結果的に2つの力の生理的均衡を回復することである．もしもリハビリで痛みが持続するようなら，肩峰下の骨性衝突に対する外科的除圧が施されるべきである．

■ **棘上筋腱の穿通断裂は，上肢を身体にくっつけたままとなり挙上できない肩の仮性麻痺の原因になる**．穿通断裂になると三角筋と腱板の力の不均衡が生じ，もはや上腕骨頭を押し上げる力に抗することができなくなる．合力（R）は力の方向が上を向き，肩先が上がっている（図18b, 145a）．鎮痛の目的で上肢を身体に固定するのは間違いであり，固定は関節拘縮と筋萎縮を招く．反対に受傷した上肢は自由にして，直ちに他動運動を開始し，自分で補助的に動かして，上腕骨頭を押し下げる筋肉，と

図18 生体力学を決定する力

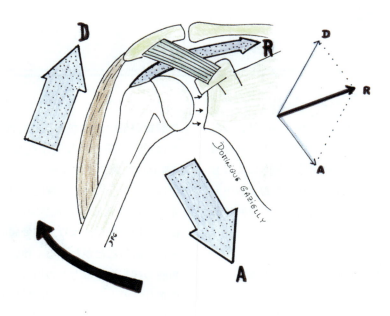

図18a：三角筋の上昇力（D）と上腕骨頭を押し下げる力（A）のバランスにより上腕の生理学的前方挙上が可能になる．合力（R）は棘上筋腱の働く方向と一致している．

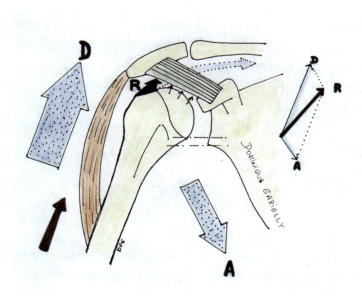

図18b：三角筋の上昇力（D）と上腕骨頭を押し下げる力（A）のアンバランスにより合力の方向が変わり，烏口肩峰アーチの下で上腕骨頭の上昇を引き起こす．

くに外在筋を筋力トレーニングして"仮想力 R"を作り，生理学的前方挙上力を回復させる．もちろん，残りの腱板と骨頭を押し下げる外在筋の筋力が十分であればあるほど，この筋力トレーニングは効果的である．

棘上筋腱の大小にかかわらず穿通断裂後でも肩の生理学的他動可動域が保たれていれば，"人為的"に合力 R を作り直すことにより，上肢の生理学的前方挙上が可能になる．

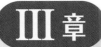

肩の診察

患者との会話を中心に系統的に診察する.

問 診

肩の前後方の不安定性を訴える脱臼の症例を除けば，**診察に訪れる一番の動機は疼痛**であり，肩を酷使する職業やスポーツなどの背景を考慮して鑑別する必要がある.

- 疼痛出現の時期
- 症状出現は突然か外傷後か，直接か間接か
- 局所の痛みか放散痛か
- 日常生活動作またはスポーツによるものか
- 誘因がない持続する疼痛
- 患側を下にして臥床するときの夜間痛
- 休憩または鎮痛剤，抗炎症剤で痛みの軽減

など

痛みの病変による特異性については後述するが，石灰沈着性腱炎による持続する炎症性疼痛あるいは腱板損傷を考えなければならないようなものであれば，診察の前にわかる可能性がある.

診 察

患者は腰まで服を脱ぎ，両側を診察できるようにする．自動前方挙上運動を計測するときは，脊椎の過度前弯があると"正確に"計測できないので，座位より立位のほうが望ましい.

この章で述べる日常の診察で，画像を撮る前に病因や病変がかなり正確に診断を確定できる.

■肩の拘縮がある場合

最初の診察は患者を立位で前方挙上の他動可動域を調べることである．典型的な"屈曲拘縮"を図19に示す．他動可動域は120°か130°で"硬く"て停止し，制限がある（図19a）．肘を体幹につけての外旋（RE1[*]）は健側と同じか軽度制限がある（図19b）．また，内旋して手を背中につけようとすると制限があり，痛みを伴う（図19c）．これは関節包の収縮や前方挙上と内外旋制限，肘が体幹についてまったく動かない，関節包の収縮した凍結肩とは異なる．"屈曲拘縮"は初期には収縮性関節包炎であり，進行を予防するために，リハビリにより関節を柔軟にする必要がある．徒手で十分なリハビリを行えば可動域は他動，自動ともに2,3カ月で回復するが，進行した真の収縮性関節包炎は治癒までに平均12～18カ月要する.

肩の拘縮が炎症性の癒着による特異性でないびまん性疼痛を訴える場合，すぐに正確に診療せず，リハビリで柔軟にして2, 3カ月後に再診することが望ましい.

> 拘縮肩では無理に新たな検査を行い正確な臨床診断を下すことは禁忌で，セラピストや毎日の自主トレによる肩の柔軟リハビリを優先して，その後新たに診察，検査する.

■肩の拘縮がない場合

この場合特殊なテストを含めて最後まで完璧かつ綿密な診察を行えば，正確で細かな病変の臨床診断を下すことが可能である.

■検者は患者の横から，他動的に前方挙上を調べ，反対側も同様に比べる．他動的前方挙上の最後と手の回内で痛みが出現すればNeer sign 陽性（図20）である．自動的前方挙上は他動的前方挙上と可動域は同じである（図21a）．他動的前方挙上が正常で自動的前方挙上がゼロの場合は，生体力学の章で述べたように，三角筋による押し上げる力の影響で肩先が上がる特徴的姿勢となり，これが**肩の偽性麻痺**である（図21b）．このことは後述する.

肘を体幹につけてからの外旋（RE1）は他動と自動で計測する．肘を体幹につけてからの外旋（RE1）の

---

[*]RE1：肘を体幹につけて外旋．Ⅶ章で述べる.

図19 肩拘縮では正確な診察は困難で，リハビリで柔軟にしてから診察を行う．

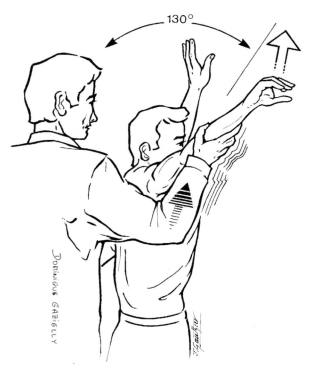

図 19a：他動的前方挙上の制限．

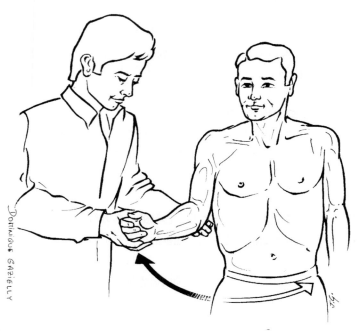

図 19b：肘を体幹につけての外旋は保たれている．

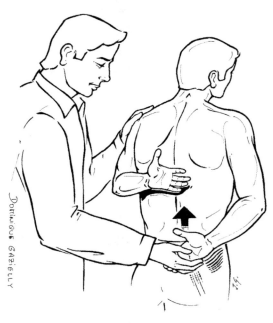

図 19c：他動的に内旋して背中に回すと制限がある．

角度が両肩ともに 85°以上なら，先天性関節弛緩症ということができる（図 22）．後天性より先天性のものが多い（生まれながらにして体操や踊りを体得していることが多い）ため，先天性関節弛緩症は診察の"鍵"の 1 つである．先天性関節弛緩症はしばしば不安定性や過度の腱板の使用による痛みの病因となる．このほ

III章　肩の診察

図21　外傷性肩の"偽性麻痺"

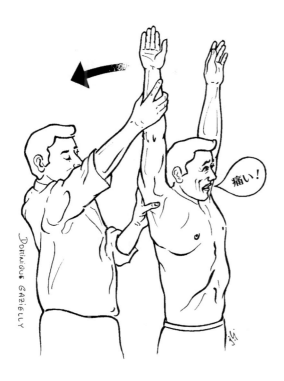

図20　他動的前方挙上の最後に痛み出現：Neer sign 陽性

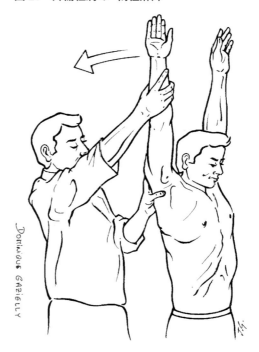

図21a：他動的前方挙上は制限なし．

か，肩外旋，患者を座位にして肘屈曲位で前方後方引き出しテストを行う．肩関節弛緩症は肘の過伸展，手首，手掌の過伸展，膝の過伸展，頻回の捻挫の既往を有する足関節の過伸展などを示す全身性関節弛緩症の一部分としてみられることがある．

　肘を体幹につけて外旋させ検者は抵抗を加えて評価する．抵抗力の低下や抵抗がない場合は棘下筋腱の病変を考える（図23）．患者の正面に向かって肩鎖間隙（図24），胸鎖間隙あるいは上腕二頭筋長頭での圧痛点をみる（図25）．これは上肢を外旋させ指の下で長頭筋腱を回転させる．患者はしばしば痛みを上腕前方の長頭筋の走向に沿って訴えることがある．

　上腕を水平にして水平面で強制的に内転させ（cross body test）肩鎖間隙に痛みが出現すれば，肩鎖関節症または鎖骨外側1/4の骨溶解症などの臨床診断が考えられる．

　最後に正面で行う棘上筋腱の検査にJobe testがある．前方挙上に抵抗を加えて抵抗できれば，たとえ最初に痛みがあっても結果は陰性である（図26a）．Jobe test 陽性は棘上筋腱断裂で，強い痛みのために抵抗できない場合でエスケープ現象といわれる（図26b）．

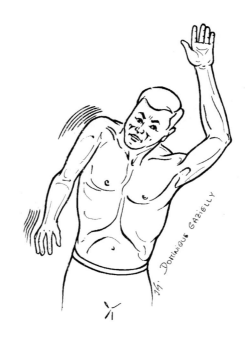

図21b：自動的前方挙上は不可能．

■背部の診察では検者は頸椎と胸椎の姿勢を調べ（図27），肩甲-胸郭の動きを見て，**棘上窩，棘下窩**でおおの筋腱断裂の診断に関係する**筋萎縮**の有無を調べる（図28）．アスリートではポンプ運動により，前鋸筋の神経障害による**肩甲骨内側縁の剥離**の場合がある．

17

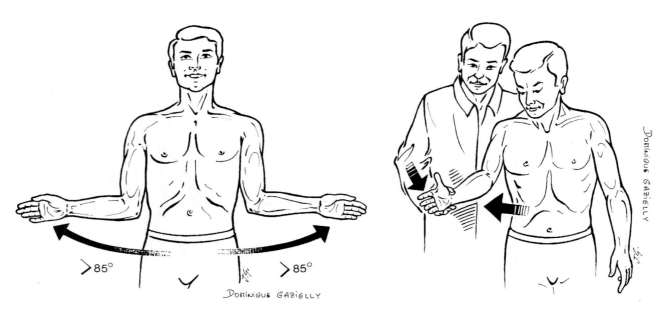

図22　両肩ともに外旋が85°以上で先天性関節弛緩症

図23　肘を脇につけ外旋させ抵抗に抗する力の低下は棘下筋腱の病変を疑う．

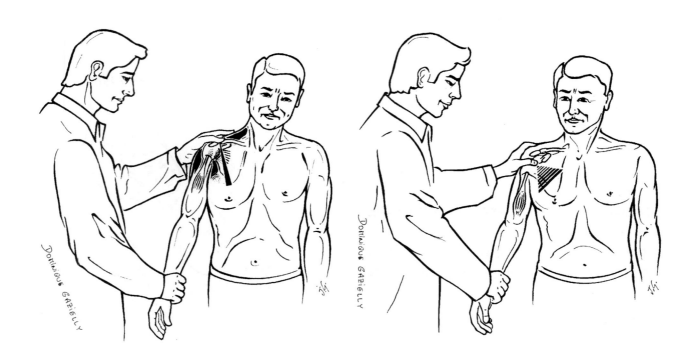

図24　肩鎖間隙の圧痛を系統的に探す．

図25　上腕二頭筋腱溝に沿い長頭腱の圧痛を系統的に探す．

　肩甲下筋腱の状態を評価するには特殊なテストを行い背中を診察する．このテストはGerberによる引き離しテスト（lift-off test）※である．患者の手背を背中から引き離すように説明し，痛みなくできれば結果は陰性である（図29a）．患者が手を背中から引き離せないか抵抗できなければ，引き離しテスト（lift-off test）は陽性と考える（図29b）．もちろんこのテストは手を背中に回す生理学的運動が必要である．肘を体幹につけて外旋させて，患側が健側より外旋角が優ってい

※lift-off test（引き離しテスト）：C. Gerberにより考案された肩甲下筋腱の状態を評価する検査（C. Gerber：チューリッヒ大学整形外科　JBJS Am 1996；78：1015-23）

18

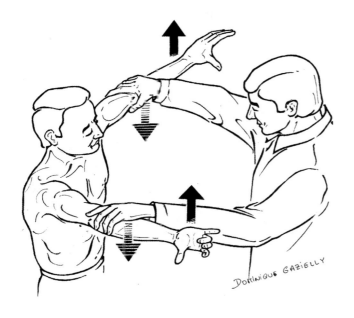

図26a 前方挙上に抵抗を加えて抗することができればJobe test 陰性

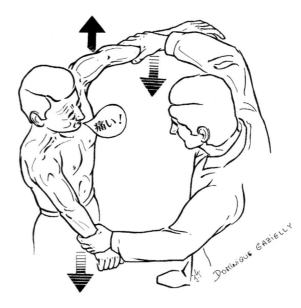

図26b Jobe test 陽性は棘上筋腱断裂で，強い痛みのために抵抗できない場合でエスケープ現象といわれる．

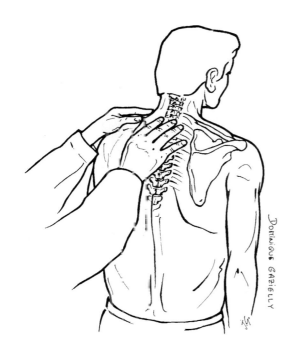

図27 頸椎と胸椎を系統的に診察

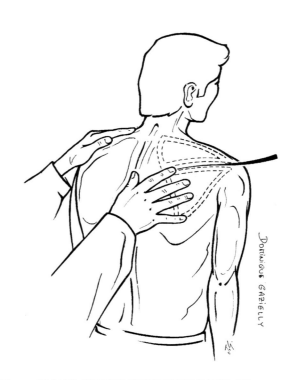

図28 棘上窩と棘下窩の筋萎縮を系統的に調べる．

れば，肩甲下筋腱断裂の補完的なサインである．

■慢性肩関節痛の患者では外形の変化を無視してはならない．両肩を巻き込むような脊椎後弯で肩甲骨がバネ

のように前方へ移動するのは，二次性インピンジメントによる棘下筋腱の障害を意味する．

■まとめれば筆者らは可及的に日常の肩の診察を単純化

図29 引き離しテスト（lift-off test）で肩甲下筋腱の病変を調べる．

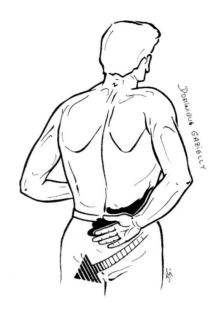

図29a：手背を背中から痛みなく引き離すことができれば陰性．

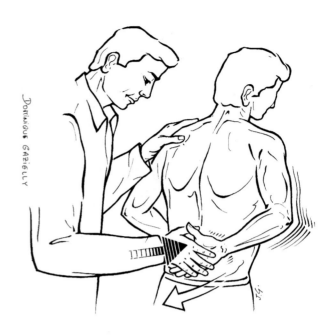

図29b：患者が手背を背中から引き離せないか抵抗できなければ，引き離しテスト（lift-off test）は陽性．

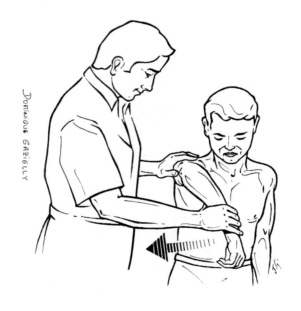

図30 Hawkins test は棘上筋腱を烏口肩峰靱帯に滑らせる方法で肩峰下に痛みを生じれば陽性とする．

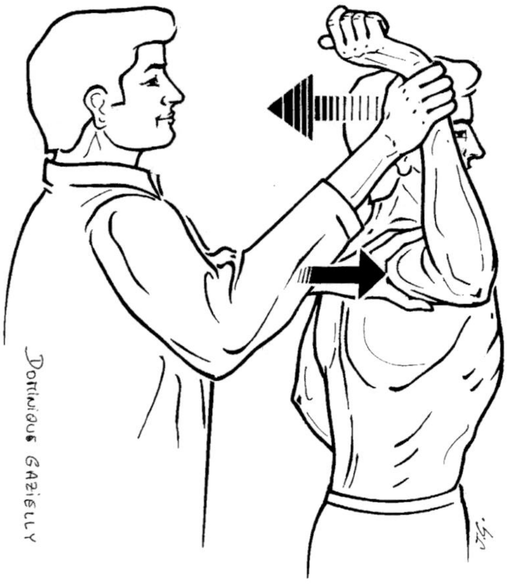

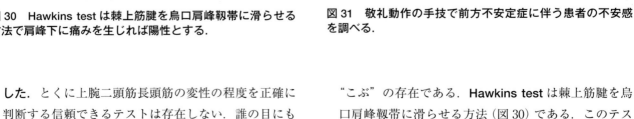

図31 敬礼動作の手技で前方不安定症に伴う患者の不安感を調べる．

した．とくに上腕二頭筋長頭筋の変性の程度を正確に判断する信頼できるテストは存在しない．誰の目にも明らかな唯一の所見は上腕二頭筋長頭腱断裂のときの

"こぶ"の存在である．Hawkins test は棘上筋腱を烏口肩峰靱帯に滑らせる方法（図30）である．このテストはあまりこの病変に特異的ではないが，上腕外側面

へ放散する痛みがあれば棘上筋腱の炎症を考える.

▪最後に,外傷性前方脱臼または亜脱臼の既往が1回または数回ある**肩の不安定の既往**があれば,腋窩神経障害を意味する肩の知覚鈍麻の有無を系統的に調べる必要がある.外転-外旋を強制する**敬礼動作の手技**で(図31),前方不安定症に伴う患者の不安感の有無を調べる.この検査では肩を脱臼させないように,静かに細心の注意を払うべきである.

**拘縮のない肩を系統的に両肩同時に診察することにより,
いくつかの先天性疾患や障害の臨床診断を下すことが可能である.**

両側腕を体幹につけて外旋85°以上	→	先天性関節弛緩症
敬礼動作テスト※陽性	→	前方不安定性
Jobe test 陽性±棘上窩の筋萎縮	→	棘上筋腱断裂
外旋抵抗テスト陽性±棘下窩の筋萎縮	→	棘下筋腱断裂
引き離しテスト陽性＋患側が健側より外旋角が大きい	→	肩甲下筋腱断裂

※敬礼動作テスト:La manœuvre de l'armé 図31,英語圏では Apprehension test

IV章

機能評価

　手術の有無に関係なく関節の機能スコアを知ることは，スコアの変動により治療効果を判定できるため有益である．肩領域では多くの機能評価点数があるが，筆者らは日常診療では Constant 機能スコアと Matsen の Simple Shoulder Test（SST）の2つを使用している．

Constant 機能スコア（図32）

■ 英国のケンブリッジ大学の肩の外科医である Constant の機能スコアである．

■ このスコアは立位または肘掛のない椅子に座らせて簡単に行うことができる．両肩を必ず検査する．2つのパラメーターは主観的な評価で35点：痛みと活動の程度，次のパラメーターは客観的に検者により評価され65点：痛みのない自動運動と筋力．Constant 機能スコアの最大値を絶対値で表すと100点である．年齢と性別の加重表が作成されている　障害が重いほど Constant 機能スコアは低い．

■ 疼痛（15点）

　痛みの程度を質問する．まったく痛みがなければ15点．痛みの程度により，軽度，中等度，重度に分け，おのおの10点，5点，0点とする．

■ 日常生活動作（20点）

　日常生活動作を評価して4項目に分類する．
- 職業や作業での障害．障害の程度：なし，軽度，中等度，重度，かなり重度　各4, 3, 2, 1, 0
- 余暇活動の障害．最大障害0からまったく障害なし4
- 睡眠障害．まったくなし2，軽度1，不眠0
- 手作業の程度．痛みがなく，ウエストから頭位の高さまで十分力が入る

■ 自動運動（40点）

　痛みを伴わない自動運動である．患者を座位または立位にして，脊柱の代償がないように注意する必要がある．前方挙上，外転，外旋，後頭部に手をおく，頭位より高くして内旋，手を背中につけるなどを，角度計で計測した可動域に応じて点数をつける（図32）．

■ 筋力（25点）

　上肢を90°前方挙上で検者は5秒間力を加え，患者に抵抗をさせる．肩の疲労度をみながら検査を3回繰り返す．検者の圧力に抵抗した力は前腕につけた力量計で評価する（図146）．理論上最大の絶対値は 12.5kg または 25 ポンドで25点とするが，最大値は年齢と性別により異なる．

■ Constant 機能スコアは手術を受けない患者の機能的治療開始から終わりまで，手術を受ける患者は術前，術後6カ月，1年，2年，5年，10年で調査する．筆者らの20年間の Constant 機能スコアの使用経験により，このスコアは不安定肩より疼痛肩の評価に最も適していることがわかった．

Simple Shoulder Test（S.S.T.）（図33）

　S.S.T. はアメリカのシアトルの Matsen らにより作成され，12の質問の結果で患者の肩の機能を評価する．診察前に待合室や自宅で患者自身が記入する．もしも，遠方に引っ越した場合は術後1年，2年，5年で記入する．Excel の図表を使用することにより，特定の病気の母集団の手術前後の肩の機能評価が可能になる．

			右肩	左肩
主観的評価 35点満点	痛み /15点 なし　軽度　中等度　重度 15点　10点　5点　0点			
	活動レベル /20点 1. 仕事支障有無（0-4点） 2. レクレーション支障有無（0-4点） 3. 睡眠障害（0-2点） 4. 手の届く高さ（10点） ウエスト　剣状突起　首　頭　頭上 2点　　4点　　6点　8点　10点 満点 20 点			
客観的評価 65点満点	可動域 /40点 屈曲　0-30 / 31-60 / 61-90 / 91-120 / 121-150 / 151-180 0点　2点　　4点　　6点　　8点　　10点 外転　0-30 / 31-60 / 61-90 / 91-120 / 121-150 / 151-180 0点　2点　　4点　　6点　　8点　　10点 外旋　手を後頭部につけて肘を前方へ：2点 　　　手を後頭部につけて肘を後方へ：2点 　　　手を頭頂部につけて肘を前方へ：2点 　　　手を頭頂部につけて肘を後方へ：2点 　　　手を頭上へ：2点 内旋　手を背中に回す 　　　大腿　殿部　仙骨　L3　TH12　TH7 　　　0点　2点　4点　6点　8点　　10点 満点 40 点			
	筋力 /25点　　　　　　　　　　　　（図 146 参照） 前方挙上 90° 上肢の最大筋力計測値（kg）× 2 満点 25 点			
Constant 機能スコア				
総点 100 点				

年 齢 別 平 均 値

年齢	男性		女性	
	平均	SD	平均	SD
21-30	98	4.2	97	4.7
31-40	98	3.4	90	4.1
41-50	92	3.6	80	3.8
51-60	90	3.1	73	2.8
61-70	83	4.2	70	4.0
71-80	75	3.6	69	3.9
81-90	66	3.1	64	2.9
91-100	56	4.52	52	5.1

図 32　Constant 機能スコア：肩の機能評価に関しては S.S.T. は Constant 機能スコアをよく補完している.

IV章　機能評価

氏　名　　.............................

日　付　　........./........./.............

カルテ番号　　............../...............

SCORE　S.S.T.

期日：術前
　　　術後評価
　　　45日　3ヵ月　60ヵ月　1年　2年　3年
(印す)

質問表は患者が記入する.

1.　両腕を両脇に垂らして肩に痛みを感じるか？　　　　　　　　　　　はい　　いいえ

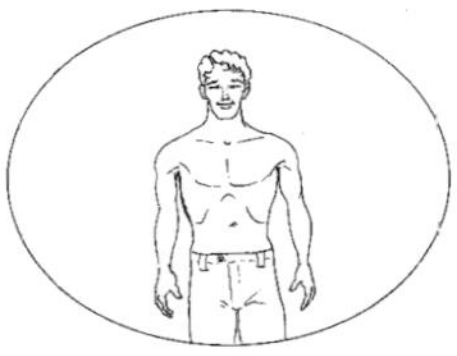

2.　肩に痛みなく，ぐっすり眠れるか？　　　　　　　　　　　　　　　はい　　いいえ

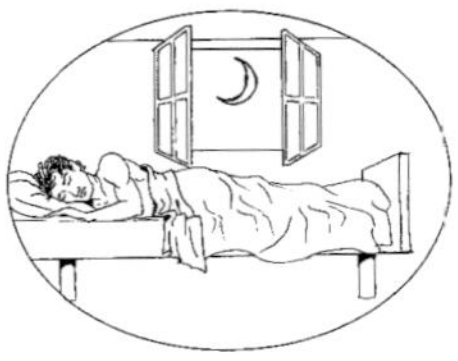

3.　手を後ろに回してズボンやスカートを履けるか？　　　　　　　　　はい　　いいえ

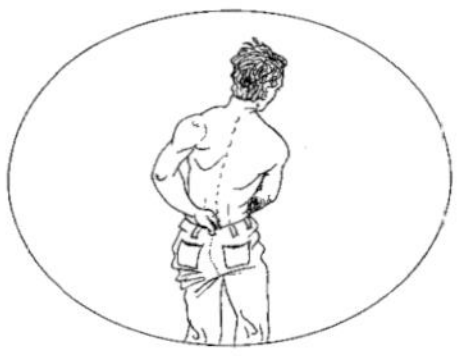

4.　肘を真横にして後頭部に手をおけるか？　　　　　　　　　　　　　はい　　いいえ

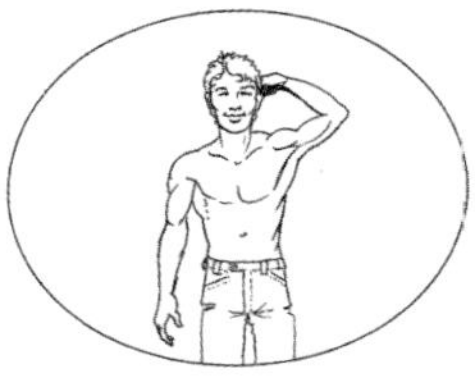

5.　肘を曲げずに1枚の硬貨を肩と同じ高さに持てるか？　　　　　　　はい　　いいえ

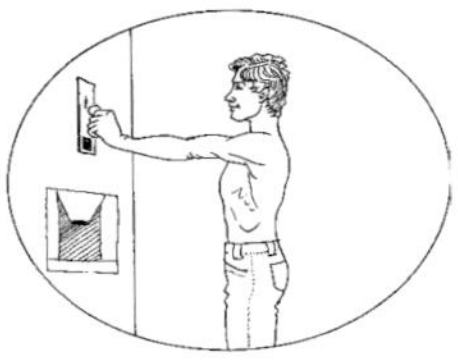

6.　肘を曲げずに500g（缶詰用の缶）を肩と同じ高さまで持ち上げられるか？　はい　　いいえ

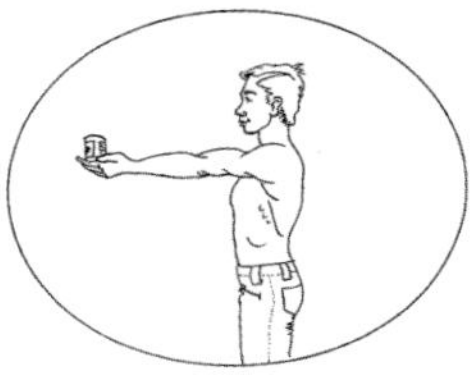

（次ページへつづく）

図33　SCORE S.S.T.　Matsen の肩機能評価テスト：電話または郵便物で質問

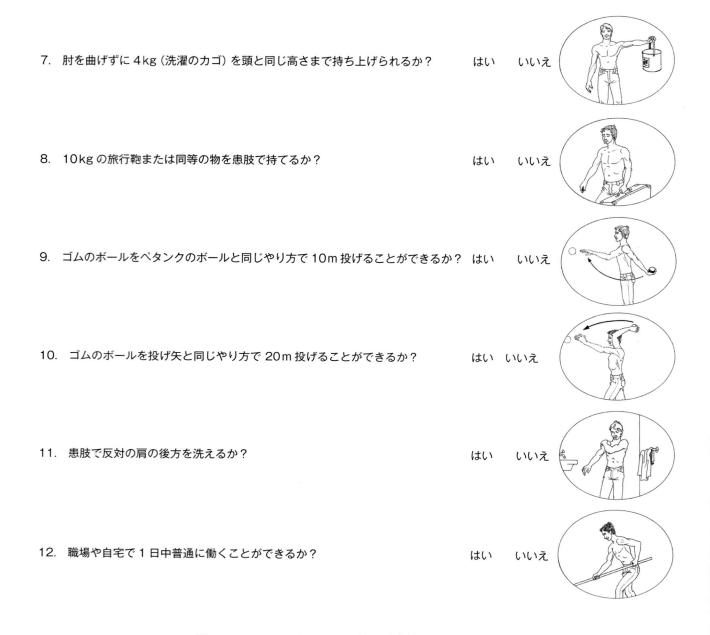

7. 肘を曲げずに 4 kg（洗濯のカゴ）を頭と同じ高さまで持ち上げられるか？　　はい　いいえ

8. 10 kg の旅行鞄または同等の物を患肢で持てるか？　　はい　いいえ

9. ゴムのボールをペタンクのボールと同じやり方で 10 m 投げることができるか？　はい　いいえ

10. ゴムのボールを投げ矢と同じやり方で 20 m 投げることができるか？　　はい　いいえ

11. 患肢で反対の肩の後方を洗えるか？　　はい　いいえ

12. 職場や自宅で 1 日中普通に働くことができるか？　　はい　いいえ

図 33　SCORE S.S.T.　Matsen の肩機能評価テスト（つづき）

V章

肩の画像診断

2つの画像診断を区別する必要がある.

初診時の患者に行う最初の画像診断. これは一般的な X線画像診断である. 患者の問診と診察の結果の照合により, 容易に正確な病態を把握することができる場合がある. 症例によっては, 最初から高度で高価な画像診断を考慮することもある.

二次的画像診断は, 最初の一般的な X 線画像診断の結果, 次に行うべき画像診断であり, 診断を正確にするために数回検査を繰り返すことになる. 二次的画像診断には, 特殊な X 線画像検査, 超音波, 単純 CT, 関節造影, 造影 CT, 造影 MRI, 単純 MRI がある. 正確な解剖学的診断のために, とくに手術を念頭に置いている場合は二次的画像診断をしばしば行う.

最初の画像診断

■ 一般的な X 線画像評価を行うときは良い条件下で行う必要がある. テレビチャンネルの遠隔操作テーブルの使用により, X 線撮影方向の異なる画像所見を再生することができる. 特殊なフィルターの使用で画像の質は向上する. 検査対象画像を得ることに躊躇してはならない.

■ 最初の画像診断は日常診療にも取り入れられており, X 線画像評価は 7 方向の撮影を行う.

■ 肩の内外旋中間位, 外旋位, 内旋位の 3 つの正面画像 (図 34)

この 3 枚により大結節骨折, 上腕骨近位端骨折, 上腕骨頭の後内側溝, 関節窩前下縁骨折, 棘上筋腱・棘下筋腱・肩甲下筋腱の石灰化, 肩峰や鎖骨外側の骨棘, 腱板変性断裂の間接的サイン, 肩峰上腕腔の狭小化, 関節内遊離体, 変形性肩関節症 (中心性または偏心性) などが明らかになる.

■ 腱板側面像は Lamy あるいは Neer 側面像と呼ばれる (図 35).

この撮影法はほかの撮影法と比べまだ解明されていない部分があり, Liotard[1] の勧める鏡視によるテレ

ビ観察のようなほかの方法が良い. 実際, この撮影法の主要な利点は関節窩に対する上腕骨頭の位置を正確にして石灰化や烏口突起骨折, 肩甲骨前方骨折を明らかにすることと, 肩峰前方の傾斜を平坦, 弯曲, 鉤と 3 つのタイプに分けることである (図 35b, 35c, 35d). 腱板側面像により鎖骨外側 1/4 の外傷性上方脱臼が診断できる.

■ 腋窩側面像 (図 36)

以前からあるこの撮影法は利用されることが少ない. 前後像での石灰化の位置関係を正確にし, 上腕骨頭の前方脱臼を確認できる. 肩峰前方の骨端核癒合不全または二分肩峰 (図 36つ) が区別でき, 鎖骨外側 1/4 の外傷性後方脱臼も見つかる.

■ Bernageau[2] 関節窩側面像 (図 37)

関節窩の前下方縁が正確に撮影でき, 正常なら帽子のひさしのように写る (図 37b). 帽子のひさしの欠損や関節窩骨折の存在, 両方の合併 (図 37c) は関節窩の骨性病変のため, 外傷性前方不安定症を起こしやすいが, X 線画像の前後像で上腕骨頭の後内側に凹みがあれば造影 CT 検査を回避できる.

■ Garth 撮影[3] (図 38)

関節窩の前下方縁の観察や烏口突起切骨術後の位置の確認に有用である.

最初の画像診断と患者の問診, 診察の結果の照合により, 二次的画像診断に頼ることなく, 正確な病態を把握することができる症例がある.

– 肩甲骨, 上腕骨大結節と近位端の単純骨折 (図 82)

---

[1] Liotard : J. P. Liotard 肩関節外科医, リヨンの肩関節センター, G. Walch と同門

[2] Bernageau 関節窩側面像：体位は立位で上腕は挙上して前腕を頭部に密着し, 肩甲骨をカセッテに対し直角とするが, 検査側前方をカセッテに密着させ非検査側を 60° 斜位とすると良いが個人差に注意. 中心線は PA 方向, 頭足方向にて入射角 30°. 関節窩前下方の骨折と欠損がわかりやすい.

[3] Garth 撮影：体位は立位, 上腕は自然下垂位で検査側背部をカセッテに密着させ非検査側を 45° 斜立とする. 中心線は AP 方向, 頭足方向にて入射角 45°. 関節窩の前縁と上腕骨頭の後上方の病変がわかる.

図34 2つの斜位前後像

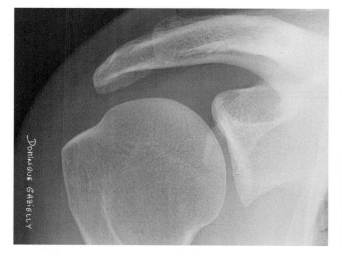

図 34a：内外旋中間位前後像．患者の手は中間位．

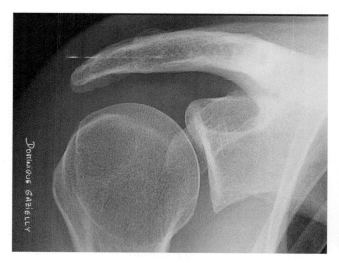
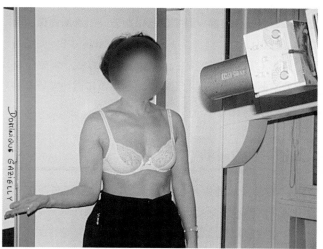

図 34b：外旋位前後像．患者の手は外旋位．

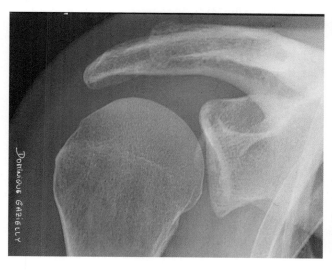
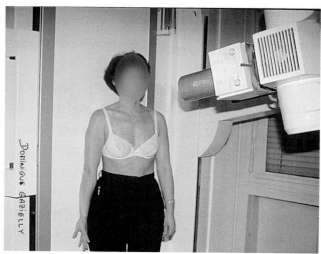

図 34c：内旋位前後像．患者の手は内旋位．

図35　腱板側面の撮影[※1]

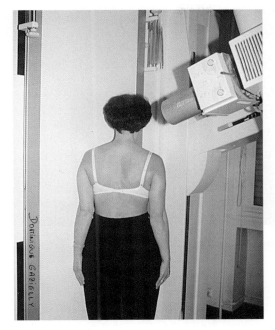

図35a：患者の位置．

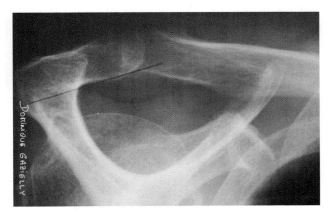

図35b：平坦な肩峰．[※2]

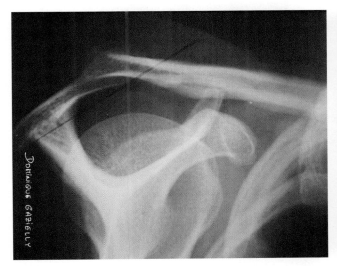

図35c：弯曲している肩峰．[※2]

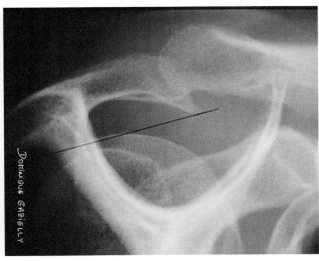

図35d：鉤状の肩峰．[※2]

[※1] Neer撮影のことである．
[※2] BiglianiとMorrisonの分類：Type Ⅰ（平坦），Ⅱ（弯曲），Ⅲ（鉤状）

図 36 腋窩側面撮影

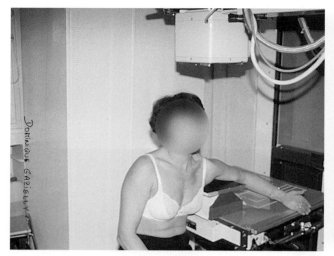

図 36a：体位.

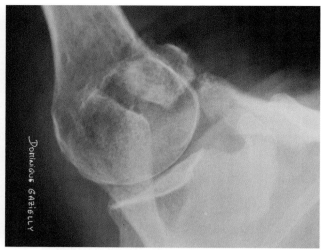

図 36b：肩峰二分裂.

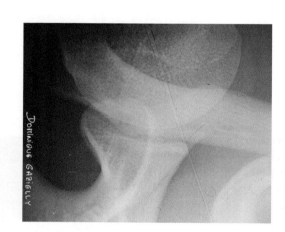

図 37b 関節窩側面像

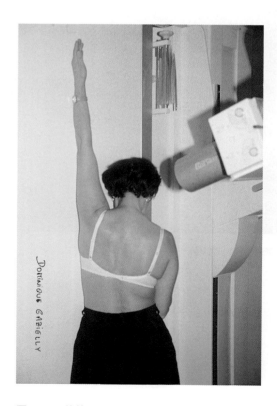

図 37a 体位

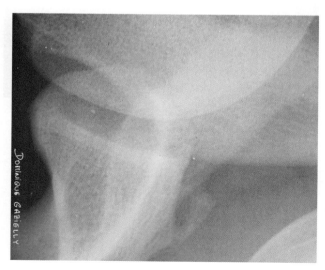

図 37c 関節窩の骨性病変

図38 Garth撮影

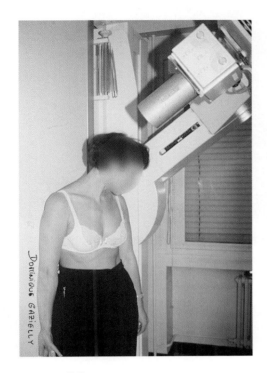

図38a：体位.

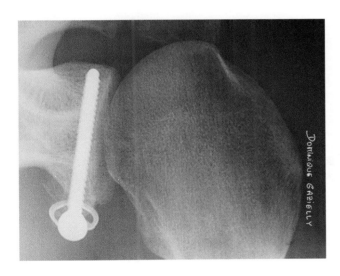

図38b：烏口突起切骨術後のビスの良好な位置.

- 石灰沈着性腱板炎（図120）
- 上腕骨頭の骨性病変と関節窩病変を伴う外傷性前方不安定症（図94, 95）

ほかの症例では二次的画像診断が望ましい.

二次的画像診断

特殊なX線撮影，超音波のほかにCT，関節造影，関節造影CT，MRIのような高度で精巧な検査がある.

■外傷性肩鎖関節離開後の手術適応について検討する場合に，**肩鎖関節の特殊なX線画像**の評価が必要である．実際この病変の診断には臨床診断よりX線画像所見が必要である．このX線画像の手法はWeberやPatteらにより考案され[*]，常に両側比較で手術適応のない肩鎖関節離開と重症で手術適応となる肩甲骨鎖骨脱臼の違いを明確にできる再現性のある方法である．烏口鎖骨間の長さを計測して比較するのが基本である．**4つの撮影法で比較する．**

■肩鎖曲線の前後像，手首に5kgから10kgまでストレスをかける場合とかけない場合，15°下降角で撮影（図39a）．烏口鎖骨間の長さが肩鎖関節離開では左右対称の場合（stage 1, 2），烏口鎖骨間の長さの増大が50％以下の場合（stage 3），烏口鎖骨間の長さの増大が50％以上の場合（stage 4）（図39a 左）のように分類する．

■肩鎖関節の前後像，30°仰角（図39b）肩峰の関節面に対し鎖骨の関節面が後方転位している重要な所見が得られる（図39b 左）．

■"昼寝肢位"撮影：外転90°外旋位，水平照射（図39c）．関節面は整復できる状態であることがわかり（図39c 左），鎖骨外側1/4の骨折も発見できる．

■超音波

超音波は二次的画像診断ではあまり必要でなく，どちらかというと一般的X線画像所見の補足としての最初の画像診断であり，疼痛肩の治療をする医師やリウマチ医により必要とされる．肩の超音波は肩峰下滑液包内の貯留液，長頭筋腱と上腕二頭筋腱溝との位置関係，棘上筋腱と棘下筋腱穿通断裂（図40）などがわかる．

超音波では肩甲下筋腱断裂，腱板不全断裂または腱板分割面の描出は困難である．筋肉の脂肪変性は描出できない．

超音波は情報の質は検者の経験次第であり，造影CTや造影MRI検査と比較すると非侵襲で安価で，肩甲下

[*] Weber, Patte法：外傷性肩鎖関節離開を見るための肩鎖関節の特殊なX線検査である．

図 39 Weber と Patte による肩鎖関節両側同時比較の方法

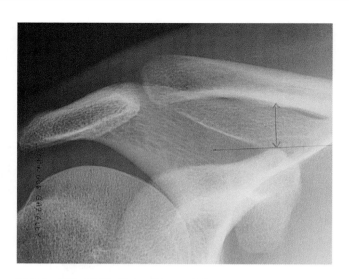

図 39a 右肩：健側では烏口鎖骨間の増大はない．

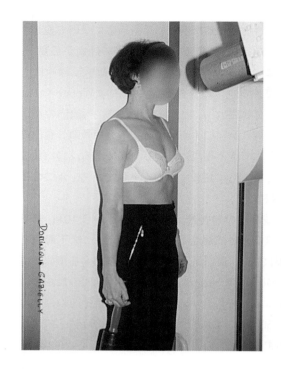

図 39a：牽引下に肩鎖関節の正面像を撮影するときの患者の肢位．

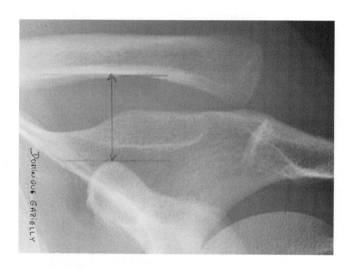

図 39a 左肩：肩甲骨鎖骨脱臼の症例で烏口鎖骨間は 50％ 以上増大．

の情報は限定されており，術前評価ではなく疼痛肩の評価に使用されることが多い．

■単純 CT

造影せずに骨，筋肉の構造を見るのに有用である．とくに関節窩の前捻や上腕骨頭の前方あるいは後方の嵌入骨折のそれぞれの不安定性の有無で新鮮か陳旧性か，重要性について分析することができる．胸鎖関節の疼痛に対しては薄い断面で骨をスキャンすることを勧める．

三次元的再建には骨の CT により肩甲骨複雑骨折の転位の有無と重要性を評価でき，関節窩面の骨折治療を確実にすることが可能になる（図 41）．

■ MRI

- MRI は腱板をチェックするには良い方法であり，前額面，横断面，矢状面の三次元で T2 脂肪抑制を用いる．MRI の画像は灰色，黒色であまり鮮明でないこともあるが，情報が豊富である．
- MRI は腱の状態とくに腱板穿通断裂で滲出液の存在を直接見ることができるので，疼痛肩を評価するには良い方法である．
- **しかし，MRI は不利な点がある．**
- ペースメーカー装着者は適応外である．
- 一般的に画質が一定でない，ことなどである．

設備により閉所恐怖症や呼吸困難者など患者に左右される．総合的に MRI 検査は棘下筋腱より棘上筋腱の検

V章 肩の画像診断

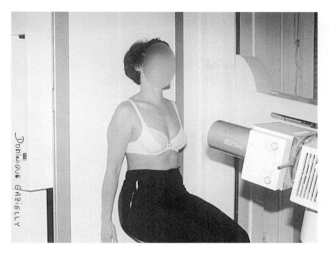

図 39b：肩鎖関節前後像，30°仰角．

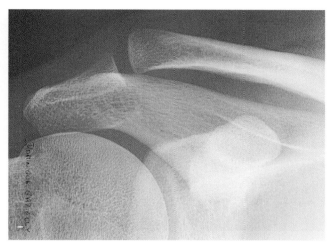

図 39b 右肩：健側は転位なし．

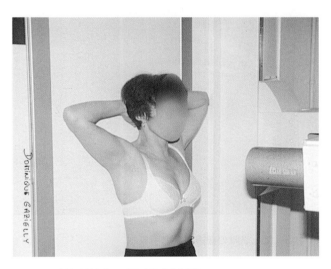

図 39c：外転外旋位で"昼寝肢位"撮影．

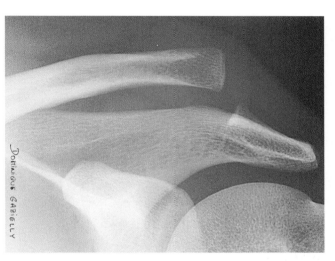

図 39b 左肩：肩鎖関節脱臼の症例，鎖骨外側 1/4 は後方転位．

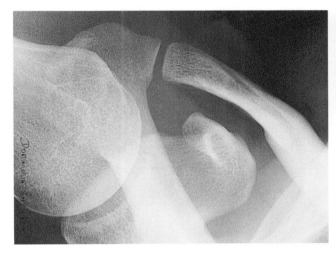

図 39c 右肩：健側の鎖骨外側 1/4 で転位はない．

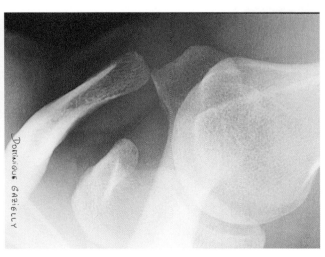

図 39c 左肩：鎖骨外側 1/4 で転位があり，整復されていない．

33

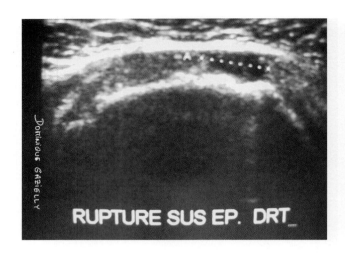

図40　超音波での棘上筋腱穿通断裂の所見

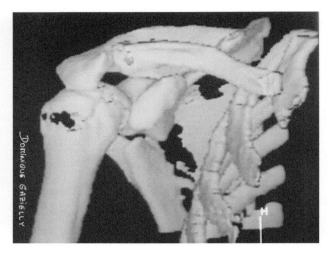

図41　関節窩の損傷を伴う肩甲骨骨折の三次元的再建

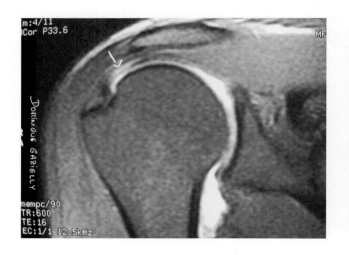

図42a　棘上筋腱深層の部分断裂の所見

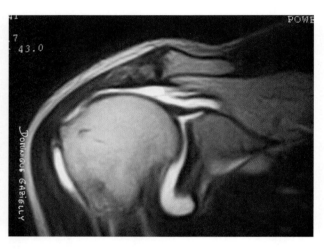

図42b　棘上筋腱の穿通断裂の所見

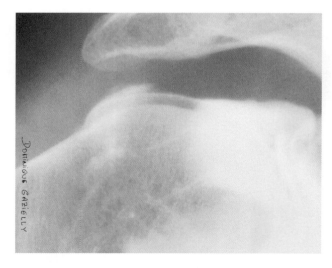

図43　陽性造影で棘上筋腱深層の部分断裂が描出される

査において優れているように思われる（図42）．

■関節造影

陽性造影と二重造影はいずれにせよ低侵襲の検査であるが，ヨードアレルギーの患者に対しては禁忌である．関節造影は関節腔拡張により収縮性関節包炎の診断と治療に有用である．

関節造影は造影CTや造影MRI検査の前に計画的に行われ，棘上筋腱深層の部分断裂の所見がはっきりとわかる（図43）．

※画像を提供し，改訂にご協力いただいたDidier Godefroy先生（パリ）に感謝します．

V章　肩の画像診断

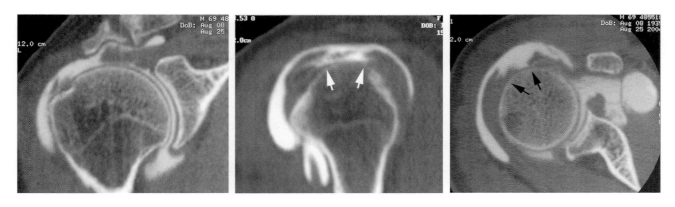

図44a　関節造影 CT の3つの面，前額，矢状，横断で棘上筋腱穿通断裂が判明

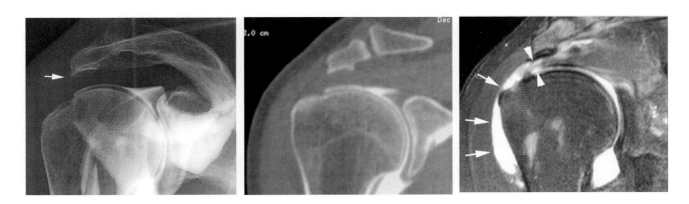

図44b　関節造影と関節造影 CT では異常ないが，関節造影 MRI で棘上筋腱表層の部分断裂が判明

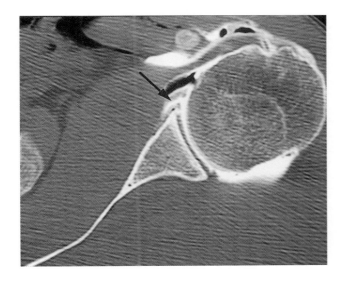

図45　関節唇-下関節上腕靱帯複合体の付着部剝離病変が関節造影 CT により判明

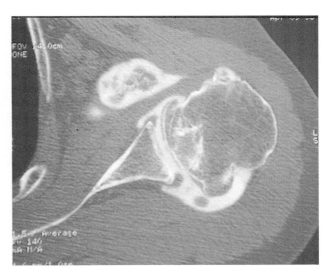

図46　人工肩関節の術前評価に関節造影 CT は有用である．

（図44, 45, 46　Godefroy 先生による）

■関節造影 CT と関節造影 MRI

2つの検査は造影とCT，MRI検査の組み合わせで軽度の侵襲はあるものの，腱板や不安定症の病変の検査および人工関節置換の適応を決定するときにより効果的である．関節造影CTは現在まだ参考画像だが，関節造影MRI検査はよく施行される．関節造影CTは補助的検査で留まるのか，関節造影MRIに移行するときが来たのか，次の3つの病態の中で関節造影CTと関節造影MRIそれぞれの適応について述べる．

■腱板の病変（図44）

関節造影CTと関節造影MRIの前額面と矢状面では断裂の程度やGoutallierの分類で筋肉の脂肪変性の段階がよくわかる．
- 穿通断裂が診察と画像により確実になれば関節造影CTは補助的診断となり得る（図44a）.
- 関節造影MRIは断裂が不明で腱の表層をより明らか

にしたいときに良い方法である（図44b）.

■不安定症

関節造影CTで関節唇損傷はよく描写されるので，補助的診断によい．下関節窩上腕靱帯の付着部剥離病変（Bankart lesion）（図45）を描出するためには工夫が必要で，患者に関節鏡視下で再接合術を勧める前に，病変の重要性を正確に知りたい場合には撮影が求められる．靱帯病変の客観的評価には関節造影MRIのほうがより有用であるように思われる．

■中心性変形性肩関節症の術前所見

腱板や関節窩の広範囲な骨棘の状態のみならず位置を明確にできる．この場合，関節窩の骨の評価には関節造影CTのほうが関節造影MRIより正確で参考になる診断画像である（図46）.

肩の観血的手術と関節鏡視下手術の大原則

股関節の手術はいわば骨の手術，膝の手術は靱帯の手術といえるのに対し，肩の手術は筋肉と腱など軟部組織の手術といえる．

筋腱の背景

肩関節への到達には2層の筋腱を横断する必要がある．浅層の筋層は三角筋の前部，中部，後部の3つの束により前方，外側，後方に分けられる．深部の筋層は肩甲下筋腱，棘上筋腱，棘下筋腱，小円筋で構成される腱板が作る腱筋の被覆部である．前方で最も厚いのが，この2層の筋腱の下にある関節包の被覆部で（図1），これを切開あるいは関節鏡を挿入して上腕骨と関節窩の軟骨，関節唇，関節上腕靱帯，腱板の深層関節面と上腕二頭筋長頭腱の関節部に到達することができる．この構成では，胸郭が幅広く肥満体型であるほど，穿刺部位が深くなることは当然である．

境界がはっきりしている浅層と深層2つの筋層があるため，3つの"手術領域"―肩峰下腔，肩甲上腕関節腔，肩峰肩甲関節腔―は解剖学的にも明確であるが，**手術操作はかなり異なる**（図47a）．

"**肩峰下腔**"（図47b）は約 $4\,cm^3$ の領域であり，上方は肩峰と線維性肩峰-烏口アーチの下面および4つの腱板で作る被覆部の表面，前方，外側，後方は三角筋の3つの束の深層，内側は**滑りの滑液包**がある烏口周囲腔や烏口鎖骨靱帯（菱形靱帯，円錐靱帯）がある鎖骨下外側腔で区切られている（図9～11）．最初の滑液包は薄いが，肩峰下腔で摩擦が長時間起きると厚くなり，炎症性になるか，あるいは逆に擦り切れて消失している（図15）．腱板内の石灰は自然流出した後は破片となり肩峰下滑液包へ放散するが，これが石灰沈着性滑液包炎に特徴的な痛覚過敏の原因である．観血的手術では大結節の外側から肩峰下滑液包を切除するが，Uhthoff は腱板の外科的修復を行うときは，肩峰下滑液包を温存したほうが血流の影響で腱縫合の治癒に有利であると推奨している．しかし肩峰下滑液包はとくに腱板の表面や骨と靱帯からなる烏口-肩峰アーチの下面を覆いこれらの視野を遮るので，肩峰下の関節鏡を行うときは肩峰下滑液包を完全に切除すべきである．

肩峰下腔領域では，多くの外科手術が可能である．

■観血的手術
* 棘上筋腱の表層または深部の部分断裂や腱板の単独または多くの穿通断裂の修復においてはこれらの組織は退縮していることがあるので，これを戻し大結節に解剖学的に付着させることが最も重要である．
* 肩甲下筋腱の再接合（上腕長頭腱固定は行わない）．
* 肩峰烏口靱帯切除を伴う前下方肩峰形成術では前述の手術操作を加え，皮膚，皮下組織，浅層の筋層を切開してから肩峰下滑液包に到達する進入路をとる．

■関節鏡視下手術
* 烏口肩峰靱帯の切離を伴う前下方肩峰形成術．
* 棘上筋腱の石灰化切除，棘下筋腱と肩甲下筋腱ではきわめてまれ．
* 棘上筋腱表面の部分断裂の辺縁切除．
* 棘上筋腱遠位付着部穿通断裂の再接合．

肩峰下手術は解剖，病態生理，技術の総合であり，この10年，関節鏡の分野でかなり進歩した．

■肩甲上腕関節腔（図47c, 48）は手術では閉鎖された狭い領域であり，上腕骨頭関節軟骨の表面と関節窩を包囲する関節包の被覆部で境界されている（図1）．**観血的手術の肩甲上腕関節腔への進入は**，浅層の筋肉を通過し，腱板の筋腱の被覆部を構成する深部の筋肉を越えていく．前方進入が最も多く用いられ，肩甲下筋の腱部分を垂直，もしくは筋肉の部分を水平に切開するかして進入する．**関節鏡手術での進入**（図52）は浅層と深層の2つの筋層を正確に通過するように確実な方法をとる．これは後述する．

図47　肩の「手術領域」

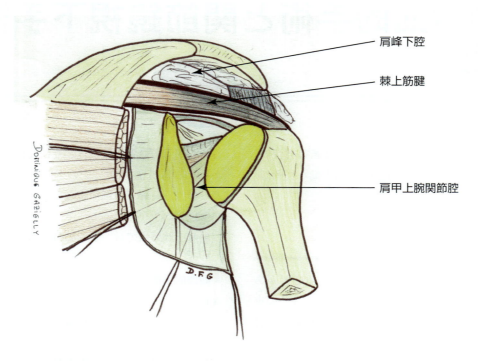

図47a：棘上筋腱により分かれた肩峰下腔と肩甲上腕関節腔の2つの「腔」を示す（後面）.

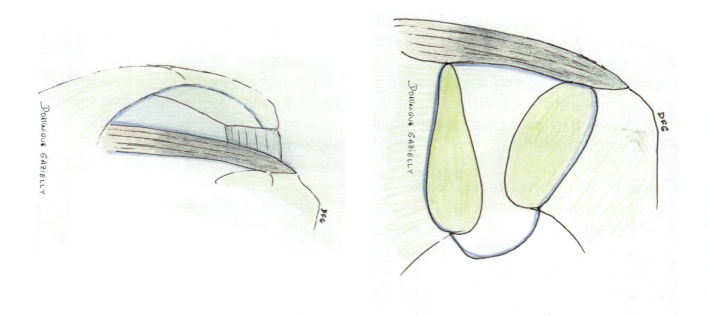

図47b：肩峰下腔.

図47c：肩甲上腕関節腔.

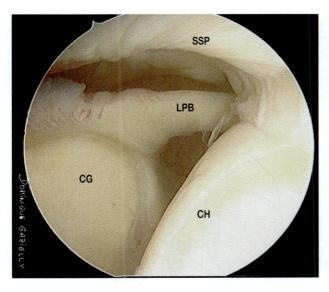

図48 後方鏡視での肩甲上腕関節の鏡視所見．SSP：棘上筋腱深層関節面，CH：上腕骨頭軟骨，CG：関節窩軟骨，LPB：上腕二頭筋長頭腱の関節内

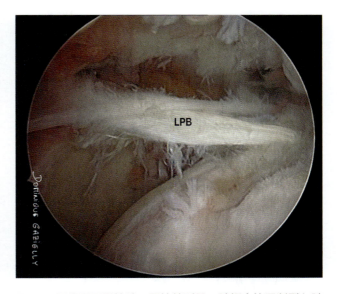

図49 肩峰肩甲関節腔の関節鏡所見．腱板広範囲断裂と腱板の退縮，重度に変性した長頭筋腱（LPB）のみが残存

■肩甲上腕関節腔で行うことができる手術
■観血的手術
* 下関節上腕靱帯の再接合
* 関節包縫合（前方もしくは後方，両方）
* 烏口突起関節制動術
* 後方不安定性に対する後方骨移植
* 肩甲骨頸部骨切り術（後方開き）
* 上方関節唇損傷の再接合
* 人工関節置換術（人工骨頭置換術または全人工関節置換術）

■関節鏡視下手術
* 関節鏡視下診断
* 下関節上腕靱帯の再接合
* 上方関節唇損傷の再接合
* 関節弛緩患者の関節包縫縮を加えた関節窩周囲関節包縫合
* 棘上筋腱深部の関節面辺縁切除
* 長頭筋腱関節内重度変性部分の腱切り
* 長頭筋腱自然断裂後残存腱切除
* 外傷性関節内遊離体や骨軟骨腫症の摘出

　現在，人工関節手術を除けば，肩甲上腕関節腔で多くの関節鏡手術が行われている．

■肩峰下腔と肩甲上腕関節腔を分けている腱板の被覆部

がすべて消失すると，2つの腔は別々のものではなくなる．この状態は解剖学的には腱板広範囲断裂で，少なくとも2つの腱板はほとんど退縮消失するか，関節窩の上縁まで退縮しているかとなっている．このような症例では上腕骨頭は腱板に覆われず"露出した"ようにみえる．結果として"肩峰肩甲関節腔"に重度に変性した長頭筋腱だけが残存する（図49）．

　上記の解剖学的構成でいくつかの特別な手術を行うことが可能である．
■観血的手術
* 棘上筋腱または棘下筋腱または両方の筋腱前進術
* 三角筋，背筋，大胸筋の皮弁形成
* 上腕骨頭のみの姑息的人工関節形成術，Grammontのリバース型人工肩関節

■関節鏡視下手術
* 肩峰肩甲関節腔の滑膜切除によるデブリードマン，腱板残存腱の切除，数例に変性長頭筋腱腱切りや烏口肩峰靱帯の骨付着の下方辺縁切除（靱帯切除は行わない）

　腱板の被覆部の消失した状態での"肩峰肩甲関節腔"の手術には，観血的手術と関節鏡手術があり，いずれも常に姑息的手術である．

■いくつかの外科手術は3つの腔以外で行うことが可

図50 肩の神経の走行

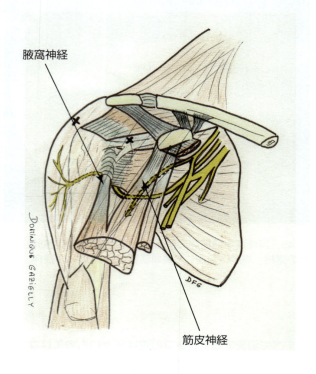

図50a：前面（前方と前外側からの関節鏡進入路）．

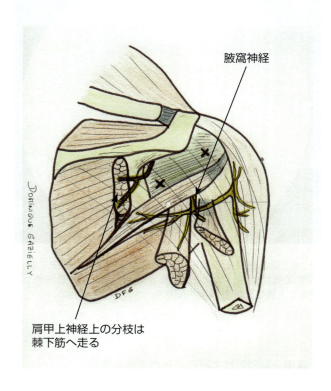

図50b：後面（後方と後外側からの関節鏡進入路）．

能である．それらは肩鎖関節と胸鎖関節のように進入が最も浅い手術である．

■最後に，**上腕骨近位端骨折の手術**には骨接合や人工関節置換術が必要で，肩峰下腔や肩甲上腕関節腔で行われる．

神経血管の構成

肩の手術は軟部組織の手術で，外科的進入に際しては筋腱の構成のほかに神経血管の解剖を完璧に熟知しておくことが必須である．

肩と上肢帯の主要な神経血管の構成体：
■**腕神経叢神経束と腋窩動静脈**は，烏口突起と烏口腕腱の内側に位置し大胸筋と小胸筋に覆われ近接しているが，手術領域からは離れている（図50，50a）．

■**筋皮神経**は腕神経叢の前外側の神経束から起こり，烏口腕筋深層に隣接している（図50，50a）．Flatow, Bigliani と April らは筋皮神経の貫通部位の変異は少ないが，数例において主要神経枝のほかに烏口腕筋を支配する1，2本の小さい上方分枝の存在を発見している．外傷性前方不安定症に対する治療で，烏口突起の移行術を行うときは，筋皮神経を損傷したり，伸展したりすることがある．

■**腋窩神経**の回旋神経は後神経束から分かれ前方を通り，烏口突起の内縁，肩甲下筋の下縁を曲がり後回旋動脈と伴走して後方へ向かい，Velpeau の四辺形間隙[*]に現れ上腕骨外科頸を迂回し，最後は三角筋の3つの筋束に分枝を出す（図50，50b）．回旋神経は上腕骨頭の前方脱臼で圧迫されることがあるし，肩甲下再建や人工関節置換とくに再置換で損傷される可能性がある．指や直視で手術によるこの神経損傷を予防できる．

[*]Velpeau の四辺形間隙：腋窩神経の通る孔で，Velpeau の四辺形の孔または四辺形の間隙と呼ばれる．

図51 肩を展開するための手術進入路

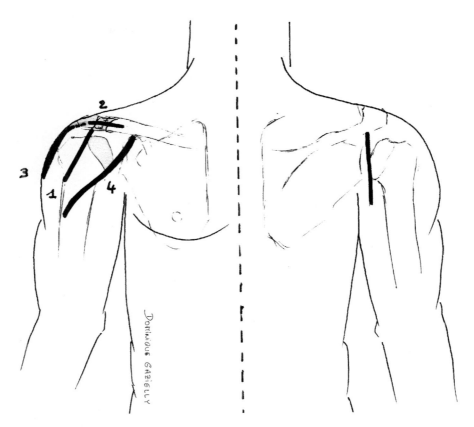

図51a：前方進入．1：前外側，2：上方，3：上外側，4：前三角筋胸筋間．

図51b：後方進入．

- **肩甲上神経**は上神経幹から出て僧帽筋の下を通り，肩甲切痕に向かい肩甲棘を迂回して棘上筋，棘下筋へ分岐する（図50b）．肩甲上神経は肩甲切痕を通過するところで圧迫され，前述の2つの筋肉の筋萎縮の原因となる可能性がある．

- **胸肩峰動脈の肩峰枝**は腋窩動脈から出て烏口肩峰靱帯の表層へ走る．烏口肩峰靱帯を展開し切除するときに，肩峰枝はしばしば結紮するか，あるいは凝固止血する．鏡視下肩峰形成術を行うときは，この部位の詳細な解剖知識を熟知していると出血を予防できる．

- **胸三角筋動脈（L'artère delto-pectorale）**は三角筋と胸筋の切痕を橈側皮静脈と伴走する．

- **前上腕回旋動脈**は腋窩動脈から出て肩甲下筋の下1/3の前方を走る．人工関節置換術ではこの動脈を結紮する可能性がある．

> 回旋神経と筋皮神経の2つの神経は手術操作とくに再置換術で最も損傷されやすい．

> 肩の手術進入路では大切なことが2つある．1つは軟部組織である筋腱を大切にし，もし切離したり剥離したら，すぐ修復すべきこと．もう1つは貴重な構成体である神経血管を避けることである．

観血的手術の進入路（図51）

筆者らは基本的に5つの進入路を使い手術を行っている．

- **前外側進入（図51a-1）**
腱板修復，大結節の骨折転位

上方進入（図51a-2）
肩鎖関節離開の手術

上外側進入（図51a-3）
三角皮弁術，リバース型人工肩関節置換

前三角筋胸筋間（anterior delto-pectoral）進入（図51a-4）
人工肩関節置換，上腕骨近位端複雑骨折，肩甲下筋腱断裂後収縮，前方不安定性

後方進入（図51b）
肩甲下筋と小円筋の間を通る．主に後方関節包縫合を後方不安定性手術に追加するときに行う．

関節鏡視下手術の進入路

肩の関節鏡手術の明らかな利点は，軟部組織である筋腱をまったく切ったり剥離したりせず，肩甲上腕腔でも肩峰下腔でも多くの手術が可能なことである．術後はとくに疼痛がなく，全体的に機能回復はとても速く，とくに高齢者では手術による筋肉損傷が少ない．感染のリスクはゼロに近い．筋肉か筋束の間隙を横切る関節鏡による進入を安全に実施するには，**肩の解剖の知識は必須**である．

通常4つの関節鏡進入路を使っている（図52a, b, c）．

- **後方進入**（図52a）は肩峰の後角より下方約1.5cm，アングロサクソンのsoft pointの付近で棘下筋と小円筋の間の陥凹から行う．連続的に皮膚，皮下組織，三角筋後束，棘下筋と小円筋の隙間，最後に後方関節包そして関節窩後方真上に達するので，肩甲上神経から離れている（図50b）．あらゆる関節鏡視下診断や肩甲上腕関節腔の手術に後方進入は有用である．しかし，**関節内の所見を完璧にするには，肩峰下腔での鏡視下操作は肩甲上腕関節の鏡視下診断より先に行う．**

- **後外側進入**（図52b）は肩峰後角より外側約2cmより挿入．皮膚，疎である皮下組織，三角筋後束の垂直線維を通過する．これは神経血管構成体とは離れている．とくに腋窩神経の回旋神経は肩峰外側縁より四横指下を走行している（図50b）．

- **前外側進入**（図52b）は肩峰前角より外側約4cmよ

図52 肩の鏡視下進入路

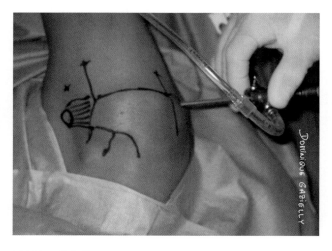

図52a：後方進入．

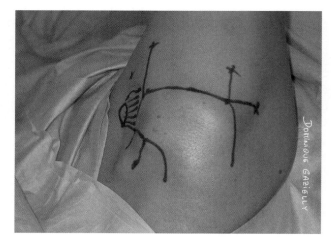

図52b：後外側と前外側により「三角法」が可能．

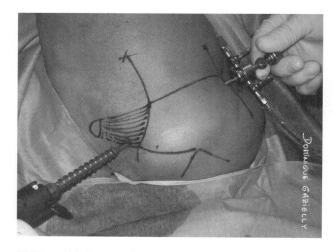

図52c：前方進入での「インサイドアウト法」．

り挿入し，三角筋中束の筋線維を横切る．前外側と後外側2つの進入により肩峰下腔領域での関節鏡手術が可能になる．

■ **前方進入**（図52c）では，われわれはインサイドアウトの手技をとり，肩峰前下方，烏口突起の外側から三角筋前束線維を横切って，棘上筋と肩甲下筋の間の腱板疎部に向かい（図50a），長頭腱，肩甲下腱の上縁と上腕骨頭で形成する三角形の中の関節内入口部を穿孔する（図48）．この進入は常に烏口突起の外側でより内側から2回目に行う前方進入であり，肩甲上腕関節腔のすべての鏡視下手術に必要であり，下関節上腕靱帯の鏡視下再接合にはきわめて有用である．

■ **肩の鏡視下手術は緻密で技術を要する手術である．**麻酔は全身麻酔か局所麻酔で，体位は側臥位が一般的だが半座位もある（側臥位の利点は上肢を外転位挙上するが，牽引の強さを調整できることである）．膝関節鏡や腹腔鏡手術のように，冷光源により供給される光学とカメラを使用し，スクリーンに映る術野の間接映像を見ながら手術をする．手術内容をDVDに録画して，コピーを患者に渡すことができて患者は手術内容を知ることができる．鏡視下手術の特徴は，一方ではポンプを利用した生理食塩水の灌流により，十分な関節内圧を確保して出血を避けることができ，もう一方ではシェーバーにより肩峰下滑液包，滑膜の切除や腱，靱帯病変のデブリードマンができることである．手術時間は手術内容によるが，15分から1時間30分である．

　肩の手術で覚えておく必要があるのは軟部組織の手術であり，その大原則としては，肩や肩甲帯は全体として27の筋肉で構成され，滑動の働きをする滑液を分泌する滑液包の介在により一方が他方との間で滑動している．手術翌日から肩を他動的に動かさなければ急速に弾力性を失うということが挙げられる．

　観血的手術や関節鏡手術でも，肩の手術は軟部組織を扱う手術操作の技術と正確さを必要とし，術直後から適度な計画的他動運動を行う．これにより，肩の解剖学的構造が急速に固定することで発生する術後拘縮を予防することができる．

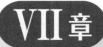

肩のリハビリテーション

　筆者らは肩の新しいリハビリテーション（以下リハビリ）を"考案した"のではなく，ニューヨークのNeerやトロントのWelshから伝授された治療法と基礎知識を導入した．1986年に術前のリハビリの重要性，患者と運動療法士のチームワークの役割を強調したが，患者を"治癒"に導いたリハビリのモデルを述べるのが筆者らの役目であり，例えば振り子運動について語るとき"肩のアスピリン"という言葉を使用する．

肩のリハビリの大原則

　手術の有無にかかわらず，筆者らの患者から得られた機能成績の結果から，肩のリハビリの領域では4つの重要な概念が明らかになっている．

- 病的な肩の治療にはリハビリが必要不可欠である．術式が手術あるいは関節鏡手術にしろ，リハビリの役割は術後機能成績の50%を占めている．
- リハビリは難しく時間がかかる．リハビリを効果的に行うために必要なことは，治療する病気の正確な診断だけでなく，肩についての正確な知識を持ったマッサージ師—セラピストによる，個人に合った徒手による治療である．
- 患者は協力的で意欲的でなければならない．患者は定期的にセラピストが行うリハビリ訓練に参加する必要がある．そして，患者自身が1日数回リハビリを繰り返し，リハビリ訓練を担当のセラピストに見てもらうべきである．
- 術前のリハビリは重要な役割を果たす．術前リハビリにより身体や精神面での心構えができ，術前から患者−セラピストのチームが理解し合うことで，術後リハビリはますます効果的なものになる．

■ リハビリは肩の病気の治療には不可欠である．
■ 滑液腔に滑液包が介在し，そこをいくつかの筋層が滑動していることはすでに述べた．この滑動の間隙は引っかかりやすく，すぐに肩関節の他動的，自動的運動障害の原因になる：腱板の中の1つの炎症や断裂により誘発される疼痛，リウマチの炎症や変性の病態，あるいは外傷や術後肘を体幹に長期間窮屈に固定した場合，これらは関節外そして関節内の進行性拘縮の要因となり，**疼痛−拘縮の悪循環の持続**を引き起こす．

■ 上記により，疾患に関係なく，リハビリは必要である．**拘縮の原因である癒着形成を予防するために，他動的に徒手でできるだけ素早くいくつかの滑液腔を動かすことは効果的である．**固定はできるだけ長すぎないようにして，肩甲帯を正確な生理的肢位に保つだけでなく肘，手関節，手指の運動を可能にし，肩の他動的関節可動域訓練を段階的に規則的に行う．**肩を内旋位で肘を体幹に固定することは非生理的であり，また上肢の他の関節の動きを邪魔し拘束する**（図53a）．膝の良肢位は屈曲位ではなく伸展位である．肩関節は良肢位での固定，すなわち内外旋中間位，軽度外転位固定が理論的であると考えている．筆者らの日常の診療では軽い装具を使用し，生理的肢位で保持され肘と手を動かすことができ，他動的な可動域訓練が可能である（図53b〜d）．

　生理的な固定は長期化しないことと，他動運動は段階的に直ちに行うことは肩のリハビリの必要不可欠な基本である．生理的な固定と直ちに行う他動運動は，拘縮や炎症性疼痛の予防に対する最も有用な手段である．

■ **他動運動の初期においてリハビリは必要不可欠で**，患者の最初の反応で痛みがある場合は炎症あるいは腱板断裂，外傷後の挫創と関連があり，痛みで動かさないと拘縮を助長することになる．セラピストによる愛護的な可動域の制限のない他動運動は，初期症状があっ

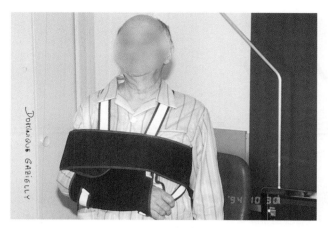

図53a 肩を内旋位で肘を体幹に固定するのは，理論的でなく拘束しすぎである

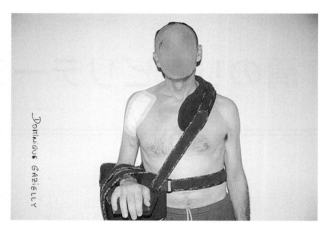

図53b 肩を中間位，軽度外転位での固定はより生理的である

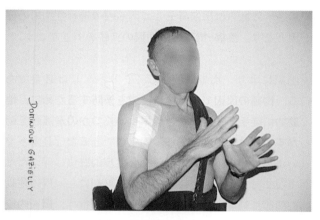

図53c 肩の副子は肘，手関節，手指を動かすように調整すべきである

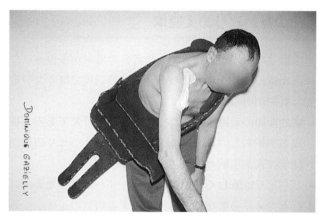

図53d 振り子運動のような他動可動域訓練をしやすくするために，肩の副子を調整している

ても早期に行うことでますます疼痛や機能回復に効果的である．セラピストによる愛護的な可動域の制限のない他動運動は疼痛-拘縮の悪循環を断ち切る．これは手術の種類に関係なく術後ではこの方法が良い．さらに，術前患者に対する情報提供と教育により，治療した傷に対する恐怖心つまり術後の不安は解消される．

初期の他動的可動域の維持や回復には，単に抗炎症剤の処方や物理療法，水治療で獲得できるものではなく，手術の有無に関係なくセラピストが徒手で行うリハビリと毎日数回の自主トレなど系統的な組み合わせが必要である．

■ 自動運動の回復の始まりは他動的可動域，とくに前方挙上と外旋が回復したときである．この時期は患者が1人で肩を挙上しようとしても前方挙上ができず，肩の端が上昇するので，リハビリが必要不可欠である．上腕の挙上ができるようになる前に半座位，座位で介助による自動運動を行う中間的過程が必要と思われる．生体力学のシェーマに示すように（図18a, b），介助による自動運動訓練は生理的前方挙上を可能にする力Rを形成する三角筋（力D），と上腕骨頭を押し下げる外在筋（力A）の訓練と関連がある．

自動運動が回復するためにはマッサージ師—セラピストのもとで介助による自動運動の病態に応じた訓練の実行，演習だけでなく，1日数回の自主トレを繰り返すことが必要である．

■ 最終的にはスポーツや余暇，職場復帰へ向けた完全な機能回復のためのリハビリが必要である．特殊な筋力

強化や固有受容器訓練を行うにはセラピストの協力が必須である.

手術の有無に関係なく拘縮を予防し，より早い満足した機能回復を獲得するために，リハビリは必要不可欠である．しかし，リハビリを効果的に行うためには，適合した薬剤の処方，肩のリハビリに熟練したマッサージ師—セラピスト，患者のモチベーションが必要である．

■ リハビリ処方箋の内容は，できるだけ正確な診断に基づき，テクニックを病態に適合させなければならない．

肩痛と軽度の拘縮のある患者が次の処方箋を持って，マッサージ師—セラピストを訪れた場合を想定しよう．"肩のマッサージとリハビリを行ってください"これではセラピストはジレンマに陥る．彼らは法的には診断する資格はないが，診断された病気に対してより効果的と思われるテクニックを選択する国家資格を持っている．この肩に肩峰下のインピンジメントはあるのか？ 棘上筋腱深層部分断裂，上腕二頭筋長頭筋腱炎，拘縮性関節包炎，肩鎖関節の微小外傷の病態があるのか？ など医師の正確な診断が必要である．

セラピストの治療は病態によりかなり異なるので，医師からの正確な診断に基づいた処方箋があるときだけリハビリは効果的である．そして，すべての処方箋の内容は量だけでなく，質も大切である．

■ 肩のリハビリの効果を発揮するためには，いくつかの制約があり難しい．
■ セラピストによる，患者ごとに対応した徒手によるリハビリの組織作りをしなければならない．毎回，リハビリの最初から最後まで頸椎-肩甲骨-上腕領域に行う愛護的なマッサージとリラックスは重要である．セラピストは患者の肩甲帯や上肢など多くの部位をあつかうので，"肩のリハビリ"という表現は適切ではない．それは肩甲骨-胸郭関節運動，肩甲-上腕関節運動，他動的と自動的による肩峰下癒着剝離，上肢筋膜リリースなど多くの部位があるからである．セラピストが肩甲帯領域と上肢の徒手による総合的リハビリを実現させるためには，"肩のリハビリ"というよりも"肩甲帯と上肢のリハビリ"の処方を出すほうが理に適っていると思われる．

■ 肩甲帯と上肢のリハビリにおいて物理療法は常にセラピストによるマッサージや運動療法と組み合わせて行う．超音波は肩石灰沈着に対しては石灰を刺激し激痛を起こすので禁忌であることを伝えておく．

■ 肩のリハビリの弊害を防ぐためにいくつかの禁忌事項を守る必要がある．
＊ 上肢の外転を（他動的だけでなく，自動的にも）行ってはいけない．この動作は肩峰と大結節の間で腱板が挟まれる現象が起き，腱板損傷の原因となる．抵抗を加えて外転を鍛える光景をボディビル教室でよく見かけるが，これは上腕骨頭の上昇と挟み込み悪化を招く．
＊ 外転-回転させる観覧車様運動は絶対禁忌である．
＊ 滑車運動はあまり行わない．動かす範囲が目分量で，患者はセラピストの監視下で行わず，自分勝手に行うのでしばしば有害である．
＊ リハビリに複雑で精巧な機械の使用は勧めない．セラピストの徒手によるリハビリに任せる．

■ リハビリが効果的であるためには，セラピストは最低限の研修を受け，肩のリハビリに関心を持ち，あらゆる観点からみて厳しくあるべきである．

リハビリの基本を間違うと効果を発揮しないので，セラピストは生体力学だけでなく解剖学を身につけなければならない．この基礎知識にさまざまな病気の知識を加えて，おのおのの病態に応じたリハビリ治療計画を立てることができる．

■ 肩の疾患の治療はチーム医療であり，効果判定に共通の専門用語を用いるセラピスト，患者，内科医，外科医からなるメンバーが必要なので，専門的なセラピスト養成と肩のリハビリの経験が重要である．例えば外科医が診察して疼痛肩と拘縮が腱板完全断裂と関連していると考えらたとき，最初は肩をほぐして，その後で関節造影と造影CTを一組で処方する．これは1992年に造影検査前のリハビリとして発表している（肩の疼痛と変性 D. F. Gazielly）．

この柔軟化の治療計画は患者を治療する処方をした医師とセラピストとの連携によるものである．セラピストと医師のチームは患者に効果的治療を早急かつ低コストで提供するために，共通の言語と同じ専門用語を用いる連携が必要である．

■ セラピストと医師の連絡は永続するべきである．メー

ルをしても一方通行で返事がないときは，電話で短時間患者の心理学的側面，リハビリ処方箋の目標と期間，治療計画書についてやり取りをする．処方箋を出す医師には責任があり，共通の専門用語を用いるセラピストに患者を任せるのであればこのやり取りはより効果的であろう．

■ **セラピストは治療者，教育者，心理学者の３つの役割を果たさなければならない．**

* **セラピストの治療目的は患者の苦痛の緩和と肩全体の機能回復で，**マッサージや物理療法，リハビリの技術を病気の診断にうまく適合させて行う．セラピストは経験に応じて，Sohier[1]，Kabat[2]，Mézières[3]などの世に認められ評価が高いテクニックを使う．筆者らのように処方する医師にとって，セラピストが常にリハビリ指示書を土台にして，やり取りをすることは重要である．リハビリ訓練はセラピストの治療室で（例外的に患者の自宅で）週2,3回最低20分行う．

* **セラピストの教育の役割**は治療と同様に重要であり，患者-セラピストとのリハビリに加えさらに患者に自宅で行う数回のリハビリの仕方を教え込むことである．患者は訓練方法を工夫する必要がある．例えば立位で前方挙上するときは鏡を見ながら肩の端が上がらないように注意して，肩峰下での腱板のインピンジメントによる疼痛をコントロールできるようにする．このとき間違った姿勢を術前に矯正しておくことにより，腱板修復術後の自動前方挙上の回復を早くする可能性がある．

* **心理学の役割もまた重要である．**セラピストは週に数回患者に会い，患者の個性を完全に知り，臆病な患者を勇気づけ，反対に動きすぎる患者を落ち着かせる．自主トレをきちんと行うかを確認し，やる気を知る必要がある．

■ **患者-セラピストのチームが効果を発揮するには患者の協力とやる気が必要である．**
■ **リハビリの効果を上げるには患者の協力が必要であ**

---

[1] Sohier：Raymond Sohier. 2018年95歳で逝去．理学療法の解析の父でありベルギー理学療法士学会の創立者のひとりで，彼の「治療と予防の正確なアプローチ法」は現在も行われている．

[2] Kabat：Herman Kabat. 医師であり神経生理学者，神経麻痺患者の治療の研究を行い1948年カリフォルニア州にKaiser-Instituteを創設した．

[3] Mézières：Françoise Mézières（1909-1991）．筋骨格系の機能不全の改善に加えて姿勢の再調和を可能にする教育および予防的運動療法を考案した．

る；患者はとくに疼痛や肩全体の最大限の機能回復のためにリハビリが効果を発揮することを信じ，セラピストの治療室に週に2,3回通うべきである．

セラピストの最初の役割は，頸椎〜肩甲骨領域の愛護的なマッサージと筋弛緩により患者をリラックスさせ，リハビリの実施と同時に呼吸のリズム，とくに運動の後半は完全に息を吐き出すことを教えることである．

セラピストの長所は患者に寄り添い手先を使うことで，協力的であるほどリハビリの効果は得られる．

筆者らの日常診療での典型的な症例は疼痛肩と拘縮である．あらゆる動作で，疼痛とくに夜間痛が出現すると患者は肩をまったく動かさなくなる．肩の炎症による癒着をなくすために，疼痛の限界を超えて他動的に動かせば疼痛は次第に消失することを患者に理解させるのはかなり難しいことがしばしばある．肘を体幹に固定するのと同様に，肩を動かさず拘束するのは軽率である．筆者らの経験上，リハビリを開始してから最初の効果を表すサインは夜間痛の軽減，そして徐々に鎮静化することである．患者は実際にときどき他動運動をしたほうが疼痛や機能障害が早期に軽減することを会得し始め，1日数回の規則正しい自主トレの効果を理解するようになる．

一般的には，治療においては，とてもやる気があるスポーツ選手や治療を受ける時間がある退職者のほうが，仕事の日程が不規則で勤務時間内にリハビリを組み込むのが難しい活動的な患者より容易である．機能障害がある場合は活動的な仕事を一時的に休む必要があるが，肉体労働の場合はとても難しい問題である．このような特殊な背景で休職を無理に延長しなくても，セラピストによる治療は迅速に行うことで効果的になるであろう．どのような症例であっても，モチベーション，身体能力，知的能力によって"結果"を獲得するのは患者である．

■ **セラピストによる訓練の補足として，患者は自主トレを行うモチベーションを持つ必要がある．**

アメリカでは術後リハビリのほとんどは手術を受けた病院外で行われ，数例においては，自宅での患者による完璧な自主トレの管理と新しい訓練の習得からなる．実際に，患者は術前入院中にリハビリ指示書をイメージした，短期間の教育を受ける．患者の住居が病院から遠方の場合，リハビリ通院は難しい．この場合患者は器具一式を備えて自主トレを行い，術後の検診

時に調整する.

　筆者らは治療の初期から自主トレの概念を治療体系に組み込みたいと考えていた. **これはセラピストによるリハビリを教育的な自主トレと置き換えることではなく, 徒手で個別的に, しかも体系的で効果があって必須の補助手段を組み立てる場合には, 直ちに必要かつ不可欠なことなのである.** リハビリは少しずつ繰り返すほうが, 間隔をあけるリハビリより望ましい. とくに拘縮がある場合はそうである. 週2, 3回のセラピストによるリハビリよりも, 癒着を防ぐ意味では多くの自主トレがうまくいくようであれば有効である. 一方, 患者の使える時間と経済的負担のためにセラピストの下で日常的にリハビリを受けるのは難しい場合もある. しかし手術的治療が考慮されているならば, セラピストにより観察され注意される自主トレは, 患者のやる気をみるのに意味がある.

　"自分自身の病気を自覚しないで, 良好な機能成績を得ることはできない" ということが言われることがある. **"担当セラピストの多大な助力に加え, 自主トレをしなかったならばこのような結果は得ることができなかったであろう"** と患者は治療が終了したときにしばしば言う.

　自主トレの準備はセラピストの役割で, 患者が自宅で同様にできるように指導しなければならない. 筆者らは日常においてポスターや教育ビデオを利用し, セラピストや患者はリハビリ室や自宅でそれを利用するが, それによる患者-セラピストチームの効果は明確である. 手術を予定する場合は, 術前期間にこの教育を行うことが必要である.

■**術前患者のリハビリの目的は身体的, 精神的下準備であり, 術後の状態についての情報と術後の患者-セラピストチームのプログラムを組んでいくことである.**

■**術前患者の身体状態の準備は**筋弛緩のマッサージ, 呼吸訓練, 頸椎〜肩甲背部の脊椎病変に対する不測の治療 (これは肩の術後のリハビリや完璧な可動域の獲得に苦労する要因になる) に向けられる. 実際にこのような身体状態の準備の重要性と様相は病因により異なる.

*腱板断裂のない腱板病変と腱板部分断裂あるいは腱板穿孔のような場合は, しばしば疼痛を伴う他動的, 自動的可動域制限の症例があるが, 前方挙上に関しては明らかに関節鏡や Open 手術も適応外である. まず, 身体状態の準備はセラピストの責任下で肩をほぐすこ

とで, 一方では頸椎や肩甲帯全体の筋肉を緩め, 他の内因的疾患, 例えば頸椎〜肩甲背部, 胸郭出口症候群, 内上顆炎, あるいは外上顆炎などが合併していないか調べる. 肩の拘縮や関節包の萎縮を伴う場合は, 疼痛が強く画像診断を行うのが困難でしばしばリハビリを先にすることがある. 1992年に報告したが, **手術適応の病変があれば, 関節造影前のリハビリは術前リハビリとして意義がある.** これには, セラピストが患者にリハビリ室で週2, 3回と自宅で1日数回, 他動運動, 介助自動運動, 自動運動の訓練や上腕骨頭を押し下げる筋肉や三角筋の訓練を行うように指導することである.

　術前リハビリの利点は, 術後早期からリハビリが行えるように, 患者があらゆるリハビリを正しく行えるように習得することにある. この準備は患者が治療施設を出た後も, 同じセラピストが患者の治療に従事するのがよい. これには次の2つの利点がある. 1つは患者とセラピストはお互い知り合いで, 信頼関係を形成しており, これがとても役に立つことで, とりわけ患者の不安が強い場合はなおさらである. もう1つの利点は, セラピストが患者に上手に準備をさせ, とくに訓練がうまく行われないときに矯正できる長所を持っている. 術前リハビリがうまく行われていれば術後リハビリはより順調に進む.

　一般的に腱板の病態においては次の3つが主な症状である. 自動運動の低下, 運動痛と夜間痛, 水平より上方に挙げるための筋力低下である. 腱板の断裂のない腱板病変と腱板部分断裂あるいは腱板穿孔の範囲内で術前リハビリの主要な目的は, 自動的関節可動域の回復である. **筆者らは経験上, 術前リハビリをしたにもかかわらず患者が疼痛と筋力低下で苦しんでいる場合を除いて, 術前リハビリによって患者の90%において腱板は回復しており, 自動可動域が戻った症例に対して手術は行わない.** 一方で術前リハビリの効果で疼痛と機能障害が全部消失する場合もあり得る. 筆者らの症例でしばしば経験するこういうケースは, 退職者で筋力を良い状態に保持し頻繁に自主トレをしている活動的なスポーツマンである. **1994年に筆者らは P. Gleyze** と一緒に次のように発表した. **"腱板断裂に対する修復術を行う前の患者の身体的状態の準備は, 機能回復の迅速さと最終成績に直接影響を与え, 準備の最適期間は3カ月である"** と.

*変形性肩関節症, 上腕骨頭壊死あるいは多関節リウマチの病変については人工関節置換術が考えられる. た

とえ頸椎〜背部と肩甲帯のマッサージを適度な可動域訓練と組み合わせて行い，障害関節の機能が改善していても，こわばりの大半は障害関節に関係している．患者の身体状態の準備はとくに術前教育で強調する．セラピストは患者に手術翌日の訓練とその後の段階別の内容について説明する．筆者らも術前に，人工肩関節置換術後のリハビリの詳細な計画について，DVDを使い説明している．患者–セラピストのチームも定期的にこのDVDを見て，医師との共同治療に役立てている．DVDを見ることで，患者は人工肩関節手術の機能成績を知り信頼するようになる．

* **手術や関節鏡視下手術で治療される肩関節の前方あるいは後方不安定症の疾患においては**，患者が手術治療について相談する前から，患者の全身状態の準備は筋肉訓練の実施と規定された固有受容感覚訓練が最も頻繁に行われる．患者とセラピストがリハビリ訓練の種々の内容を知り，お互いあるいは医師と討論ができるようにするために，筆者らは術前から患者–セラピストのチームに術後のリハビリに関する段階別の詳細な計画を指示している．

* **石灰沈着性腱板炎では炎症が強いので全身状態の準備をするのはかなり難しい．肩の外傷でも全身状態の準備が不可能の場合もある．**

■ **術前患者の精神状態の準備は全身状態の準備と同様に大切で**，手術に熟練した執刀医とセラピストの役割分担を心がける必要があり，ときどきいくつかの変性疾患で長時間を要し，難しい症例もある．

* **患者に図解または模型などで具体的な手術方法について**や術後いつ頃どの程度機能成績を獲得できるかを説明する．同様に，良好な結果を得るには，術後に正しく規則的な自主トレを積極的に行うなどの，患者自身の努力が必要であることを説明しなければならない．肩の手術領域では手術行為がすべての結果になるのでなく，リハビリが必要不可欠で最終結果の50％に影響することを患者に完璧に理解させておく必要がある．**術前リハビリの目的は，患者に十分にリハビリの役割を理解させ治療に対して前向きになるように誘導することである．**セラピストの役割は医師に患者情報，つまりモチベーションについてやリハビリ室や自宅でリハビリを行う能力があるかどうかを伝えることである．医師は術前予測可能な術後の機能障害を防ぐために，手術適応を決定するまで慎重でなければならない．

* 短期，中期の**術後経過の状態を患者の質問に正確に答**

えながら**説明する**．すなわち，入院期間，術後の生活動作，患肢の固定方法と期間，日常生活動作で機能的自立か介助を要するか，交通機関を必要とするリハビリ継続時間のリズム，自動車運転ができる時期，活動的な職業やスポーツに復帰できる時期，などである．これらの情報により，術前患者は状態を正確に理解し，不安を少なくして手術に備えることができる．

* これらの説明と情報や，すでに手術を受けた患者からの治療の実際の経験などから，**患者は安心し信頼する**．そのうえ，担当の医師とセラピストとが常時連絡を取り共通の専門用語を話し治療方針が一致していることを確認すれば，患者はなお一層安心する．現在では患者からの信頼獲得はさらに必要不可欠で，有害な間違った情報には注意しなければならない．

> 肩の手術領域では術前下準備という言葉は非常に重要とされ，最高の機能成績を保証するために患者–セラピスト，医師のチームプレーが必要である．筆者らの経験ではとくに腱板の修復手術に関しては，術前リハビリも術後リハビリと同様に重要と思っている．

> 筆者らは日常診療においては，患者の大半は外来通院で，私立の治療所でマッサージ師とセラピストの治療を受ける．しかし，リハビリの大原則は同じで，外来通院または機能的リハビリテーションセンターで治療することになる．患者が機能的に良好な結果を得るように，筆者らにはリハビリ内容と診断名をうまく適合させた処方を出す責任と，患者に助言する義務があることに変わりはない．

リハビリテーションの技術

筆者らは1980年代にトロントのWelshとニューヨークのNeerのところで見たリハビリのテクニックに魅了された．なぜなら，セラピストの監視下にせよ自宅での自主トレにせよ，患者が理解しやすく再現できる単純な訓練であったからである．複雑で精巧な機械を使用せず，マッサージだけでなく温熱療法も重要視されていた．さらに，関心を持ったのは術後の短期，長期でリハビリを受けた患者の診察時の機能成績の質の高さである．腱板修復術，スポーツ選手の不安定性，人工関節，などいかなる病因であってもそうであった．帰国後，1986年からこのリハビリのテクニックをそのまま採用したり，数例で修正したりして，日常診療でも処方を継続し，筆者

らの患者の非手術群，手術群の機能成績の結果を学術シンポジウムで報告し，適当な期間ごとに再検討した．

■温　熱

あまり肩を覆っていない術後の患者を見かけたら，次のように言う．"もう少し肩を覆って温めなさい！肩は温熱を好みます"．温熱は局所の代謝を高め，表面組織の血管拡張と血管増生を引き起こす．赤外線の温熱には神経終末を温めことによる鎮痛効果と手先のマッサージの前の筋肉，靱帯に対するリラックス効果がある．

■マッサージ

マッサージは重要で，すべての理学療法の治療の前に行う．局所の触知により状態がわかり，徒手による治療のため患者の信頼を得やすい．僧帽筋，三角筋，大胸筋のマッサージを繰り返して頸椎−肩甲骨−上腕骨領域を同時に治療するのが望ましい．筆者らは頸椎領域の筋肉の拘縮に対してとても効果のある"触知−転がす"マッサージを推奨している．

> 患者はマッサージの筋弛緩，緊張緩和，鎮痛，栄養などの効果を経験し，その継続を希望する．

■物理療法

物理療法はリハビリの補助的なものである．腱板の完全断裂の治療では無効と思われるが，疼痛肩に対しては鎮痛作用と抗炎症作用を持つイオン電気導入法と超音波を強く勧める．超音波の禁忌は金属や人工インプラント，骨移植，石灰化の存在である．

■温水治療

肩甲帯を35°の温水で温めると鎮痛作用やリラックス効果があるが，これは全身どこも同様である．温水治療は肩のリハビリには大事な補助療法で，素晴らしい治療成績を上げるには必須の条件である．筆者らの患者を任せる多くのセラピストはリハビリのプールを持っていない．温水治療は筆者らの施設では術後2カ月目，3カ月目に無重力に近い非外傷性の環境の中で身体動作を再開するときに使用している

■振り子運動つまり"肩のアスピリン"（図54）

■いずれのリハビリにおいても振り子運動で始め，鎮痛効果があると関節包も温まる．**どのような手術であっても翌日から振り子運動を開始する．**

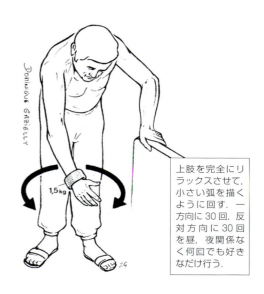

figure 54　振り子運動，"肩のアスピリン"

■この鎮痛効果から筆者らは1992年より肩のアスピリンと呼んでいるが，立位で体幹を90°に屈曲して手に1.5kgの負荷をかけ上肢を一方向へ回転させ，次に反対方向へ回転させる．上肢を完全にほぐすことが大切である．これは回転運動を優しく規則正しく行う治療法である．もし，昼間または夜，随意一方向30回転，反対方向30回転を3，4分以内行えば，鎮痛効果が期待できる．

■他動的関節可動域訓練

■この訓練はいろいろな状況でも行うことが可能である．
＊拘縮をほぐすための手順．
＊手術や関節鏡の術後早期からの他動運動．他動運動の種類と手術操作に関連した期間は手術の種類によって異なり，常に執刀医により確認されなければならない．
＊外傷性不安定性の症状がある患者の他動運動，単なる挫傷，腱板新鮮断裂，上腕骨近位端骨折（転位なし，または少し転位あり）

■他動的関節可動域訓練は2つのリハビリのやり方で常時補完的に行う．1つは，関節可動域を獲得するために，セラピストによるリハビリを週に数回私設のリハビリ室かリハビリテーションセンターで行う．もう1つは，患者自身で1日に数回自主トレを行うが，その目的はセラピストとのリハビリで改善した関節可動域を維持するためのものである．

■他動屈曲，患者は仰臥位で（図55）

*他動屈曲は常に振り子運動で温めてから行う（図54）.

*患者は仰臥位で：動かすときは腰椎が過度の前弯になるのを防ぐために膝関節は屈曲位が望ましい. 頸椎を楽にするために後ろにクッションを敷くが，腕の動きを妨げないようにする. **他動屈曲は絶対に立位や座位で行ってはならない.**

*他動屈曲運動では健側の手で患側の手を牽引しながら上方から後方に持ち上げる. セラピストの下で訓練すると（図55a），牽引により癒着を解離し，図のように訓練を繰り返すことにより，可動域は徐々に改善してリハビリの効果が得られる（図55b）. この他動屈曲訓練はいかなる場合も必要である. 術後や外傷後の他動運動は重要なので，屈曲拘縮の予防目的で関節の全可動域を早期に回復できるように継続する必要がある. 他動屈曲運動は痛みがなく容易であればあるほど，**セラピストが患者に息を吐くように指導するとリラックスできるようになる**. 完璧な他動屈曲運動は力で求めるのではなく，やる気で最初の痛みを乗り越え，優しくしっかりと前進的に繰り返し動かす. **肩拘縮では柔軟にする手順が重要だが，関節包や肩峰下の癒着を有効に除去する場合は，痛みを伴うことが多く，無痛のルールに則らないことを知っておく必要がある.**

*他動屈曲運動は患者1人で自主トレを行うことができる. リハビリベッドやリハビリ台に手が届くようにするときは，口を開けて息を完全に吐くことを肝に銘じておく（図55c）. 戻りは肩先が下がり肩甲骨が内転するのを保持して積極的に行う（図55d）. とくに腱板の修復手術後や人工関節置換術後に戻す動作を痛くないようにするには，肘を伸展位に保持し患側の手を積極的に健側の手に抵抗して力を加えることが重要である（図55e）. 患者には1日4回（8時, 11時, 15時, 18時），10回の動作を2, 3セット行わせる.

■他動外旋運動は仰臥位で行う（図56）.

*関節囊の前下方での収縮の予防，治療のためには，他動屈曲運動と同様に**他動外旋運動が健側と同じ可動域まで維持され回復することが大切である.**

*3つのタイプの他動外旋運動を行うことは必要である.：
  - 上腕を体幹につけて外旋を加える　RE1 [*]
  - 上腕90°外転，外旋を加える　RE2
  - 上腕90°屈曲，外旋を加える　RE3

*上腕を体幹につけて軽度外転させ外旋を加える RE1，これはセラピストの下で行うが，まず前腕を牽引-関節解離するように，前腕を徐々に外旋していく（図56a）. 1人でできる自主トレ，他動外旋RE1，肘90°屈曲，両手で棒を持ち健側から棒を押しながら行う（図56b）.

*上腕90°外転から他動外旋 RE2（図56c），上腕90°屈曲から他動外旋 RE3（図56d），これらはセラピストの下でのみ行える. これらの他動関節可動域を回復させることは重要で，手術の種類にもよるが一般的に術後45日目から行う. なぜなら，上腕骨頭を関節窩の前方に移動させ，自然収縮傾向にある関節包と，前方の筋肉の構成体を引き伸ばすことが可能になるからである. しかし，肩のリハビリの経験の少ないセラピストは，この2つの他動運動を無視するかまたは十分に行っていない. 実際にRE2の外旋運動で人工関節が脱臼するのではないかと心配するが，筆者らはこの13年間脱臼を1例も経験していない. RE3の外旋運動は外旋する前に垂直牽引によるアプローチが必要である（図56d）. **患者に寄り添い両手を使うセラピストだけが，十分な機能回復に必要なこの2つの他動運動を正しく全く安全に行うことができる.**

*RE2, RE3の組み合わせは両手を後頸部に置き昼寝の肢位と同じである（図56e）. セラピストは患者の両肘がリハビリ台につくように優しくしっかりと押さえる. この運動は関節の前方の構成体を引き伸ばし，上腕骨頭を中心に戻すためにとても重要である. この訓練は患者の自主トレでも可能である：健側の手で患側の手を握り項の後ろにやり，患側の上肢の肘がリハビリベッドにつくように徐々に押さえていく. セラピストの下，自主トレのどちらでも関節前方の軟部組織を十分に引き伸ばし効果的方法で肩を柔軟にしたいなら，初回の痛みの閾値を乗り越えることが必要不可欠である.

■立位，手を背中に回し他動内旋運動（図57）.

*セラピストの下で行う他動内旋運動は手を脊椎椎体の軸に沿い徐々に持ち上げる（図57a）. 患者が胸を前傾したり，肩を丸めたり，肩先を上にあげたりなどの"トリック"をしていないか監視しなければならない. この訓練を行う際，患者は立位で正面の鏡を見ながら，肩甲骨を軽度内転して行うのが好ましい.

*他動内旋運動は患者が1人でできる：健側の手で患

---

[*] REは外旋（external rotation）の意

Ⅶ章　肩のリハビリテーション

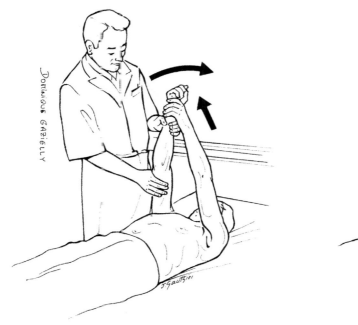

図55a　健側の手で患側の手を牽引し続ける．

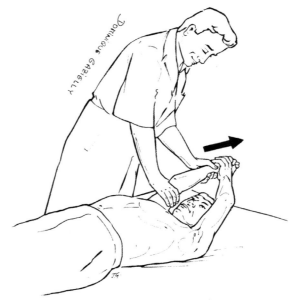

図55b　優しくしっかりと，徐々に力を加え，繰り返し行い，完全な関節可動域を獲得する．

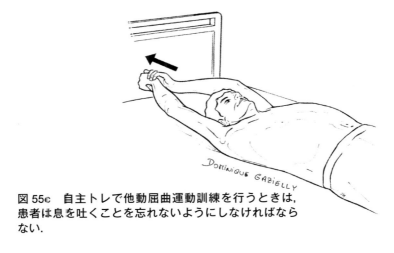

図55c　自主トレで他動屈曲運動訓練を行うときは，患者は息を吐くことを忘れないようにしなければならない．

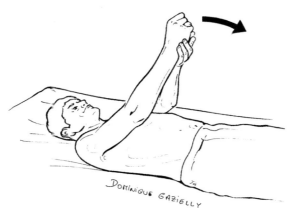

図55d　戻りは肩先を下げることを忘れないように自主的に行う．

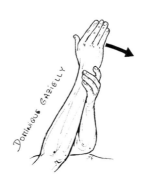

図55e　戻りを無痛で行えるように肘を伸展位に保持して，健側の手に抵抗して力を加え自分で動かす．

図56 他動外旋運動は仰臥位で行う．

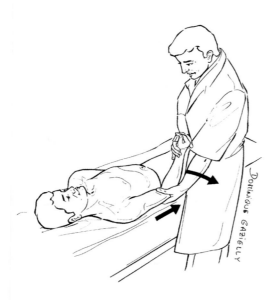

図56a：他動外旋運動 RE1，上腕を体幹につけわずかに外転．上腕を下方に牽引してから外旋運動を行う．

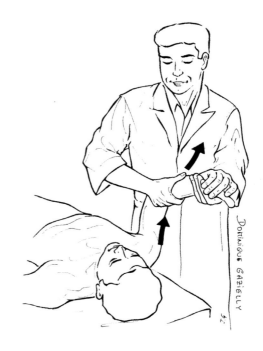

図56d：他動外旋 RE3，上腕90°屈曲位．セラピストは上腕を強く牽引してから外旋運動を行う．

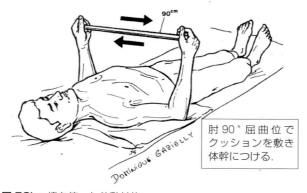

肘90°屈曲位でクッションを敷き体幹につける．

図56b：棒を使った他動外旋．

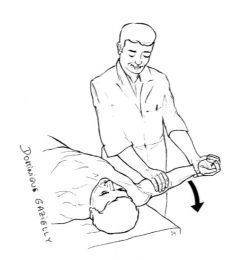

図56c：セラピストによる回旋訓練．

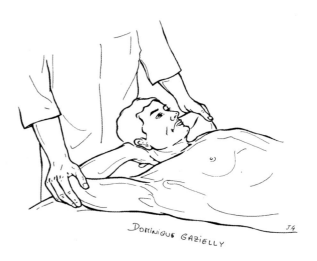

図56e：RE2とRE3を組み合わせた他動外旋"昼寝肢位"で行う．

VII章　肩のリハビリテーション

図57　立位，他動内旋運動

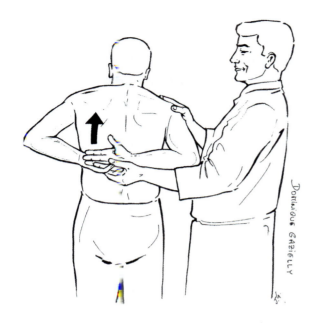

図57a：手を内旋し背中に回し，鏡を見ながら胸を前傾したり，肩先を上げていないか監視する．

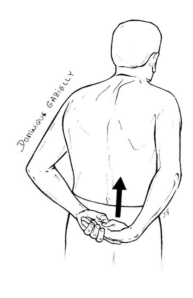

図57b：鏡の前で自主トレ．胸を垂直，肩を下げ，肩甲骨は軽度内転．

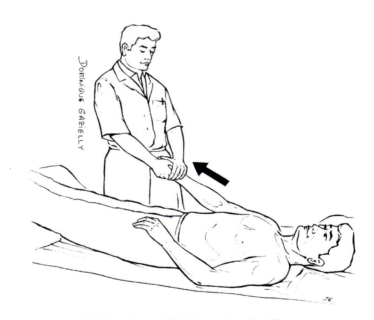

図58　セラピストと一緒にリハビリ訓練を行った後は肩の"パンピング"

側の手を持ち脊椎椎体の軸に沿い徐々に持ち上げて，患側に他動内旋運動を行う（図57b）．自主トレを行うときは鏡を見ながら，胸を前傾して代償したり，肩先が上がったりしていないか確認して行う．1セット10回を2, 3セット，1日に4回（8時，11時，15時，18時）行う．通常の切開による腱板修復術や人工関節置換術後よりもPatte法"triple verrouillage（3つの関節制動術）"*による外科的安定術後のほうが痛みが

*Patte法 triple verrouillage：3つの関節制動術（かんぬき状固定）（図98）．外傷性前方不安定症に対する安定化手術である．3つとは骨，筋肉，関節包のこと，すなわち烏口突起，烏口上腕筋，前下方の関節包である．

55

弱く，容易に他動内旋運動を行える．

≡肩のパンピング

患者はとりわけ腱板領域のあらゆる手術後においても，リハビリ終了後は鎮痛ととくにリラックス効果の有無を十分に確認することが重要である．セラピストは患肢を前方へ牽引し続けてできるだけ緊張を和らげ，患肢を繰り返し揺らす（図58）．こうして肩峰下の解離術を行い腱板を骨性肩峰アーチから離して，重力のある座位より仰臥位での痛みを伴う摩擦をなくす．

≡自動介助関節可動域訓練

自動介助関節可動域訓練は他動関節可動域が完全に回復したときのみ始める．

■ 手術例，非手術例に関係なく，疾患が何であれ，まずは振り子運動による加温を行い，その後，先に述べた他動的関節可動域訓練を行う．次に内科医，セラピスト，執刀医から許可をもらい自動介助運動を行う．

■ すべての自動介助運動は棒を使用して行うが，棒の長さは訓練の種類に応じて30〜90cm，両上肢を平行にして動かしてリハビリを行いやすくする．

■ すべての自動介助運動はセラピストの介助の下で行う．この運動の役割は関節可動域の獲得と代償性姿勢制御であり，自主トレは1セット10回を2，3セット，1日4回行う．"自宅での体操"を正確に規則正しく行うことで，肩の運動訓練自体により関節の軟骨の栄養状態が改善され，運動痛や夜間痛が軽減することを患者に話しておく必要がある．

■ 自動介助屈曲運動，仰臥位で行う（図59）．

仰臥位での自動介助屈曲運動を開始するのが望ましい．自動屈曲運動が回復するのに必要不可欠な肩先の引き下げは，当然ながら重力のかかる立位より仰臥位のほうがやさしい．棒を強く押し，肘伸展位で完全に持ち上げると，自動介助屈曲運動は痛みがなく完全に行える．運動の途中は腰椎が過前弯にならないように膝を屈曲する．

■ 自動介助屈曲運動，立位で行う（図60）．
＊立位の前に中間過程として座位で自動介助屈曲運動を

行うことも可能である．背もたれや壁に寄りかかり，テーブルに手や前腕を置いて，肘を肩の前に出す．両肩は同じ高さに下がり，患者がリラックスするので，筆者らはこれが休息の肢位，良肢位だとわかる．

＊座位でも立位でも，自動介助屈曲運動を痛みがなく効果的に行うには，5段階に分ける必要がある．

＊患者は積極的に両肩先を引き下げ，胸を前傾せず真っすぐ自然体で，棒を低い位置で持つ．

＊棒を低い位置で強く持ち，口の高さまで持ち上げる．この肢位で数秒止め，その間にセラピストは両肩先が完全に下がっているのを確認しなければならない．このようでない場合は患者に肩甲骨を下方回旋して肩先を引き下げるように指導する．90°以上の屈曲で大結節が肩峰下に衝突するため，肩先を正しく引き下げなければ上肢の自動屈曲が不十分になり，痛みを伴うことを患者に理解してもらう必要がある．

＊両手で棒を持ち，肩甲骨を上方回旋させて真上まで持ち上げる．この自動介助前方挙上はセラピストにより介助されるべきもので，一方では肩甲骨が内転できていることを確認し，もう一方では上肢挙上を手伝う．肩甲骨の脊椎縁の後方固定点をコントロールすることにより，肩甲骨固定筋の筋力トレーニングを行うことが可能である．

＊戻りも持ち上げと同じ行程で行う．棒を口の高さまで降ろし，肩先を引き下げて休息の肢位で終わる．

＊自動介助屈曲運動は患者にとって正確に理解し行うことは難しい．手術的治療が予定されれば，患者は術前リハビリの期間中にこの運動を理解しておく必要がある．セラピストの患者に対する協力意識，患者自身のモチベーションと集中力が必要である．しばしば腱板修復術後45日目の受診でこのリハビリ訓練を行うことがある．他動的関節可動域が完全に回復したら，術後30日目でセラピストによるリハビリを開始すべきである；患者が行う運動の質や患者−セラピストチームの行うリハビリの価値に応じて評価し，セラピストに電話で相談して必要であれば変更や矯正をすることが可能である．こうして筆者らは患者のモチベーションがあるか，あるいはやるべきことを再現する能力があるかどうか確認することができる．

＊自動介助屈曲運動を行う際，最も多くみられる問題点は運動開始時胸の前傾による，棒の把持力不十分，肩峰と大結節のインピンジメントによる痛み（肩先の引き下げ不足による）のため肘が屈曲し即座に棒を降ろすことである．

訓練中は関節解離するように棒を押す（挙上も下降と同様）．

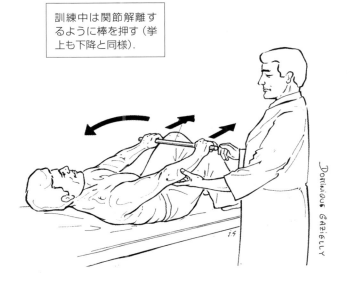

図 59　自動介助屈曲運動

仰臥位．10往復を2，3セット．

訓練中は棒を押して関節解離を促す（挙上も下降と同様）．

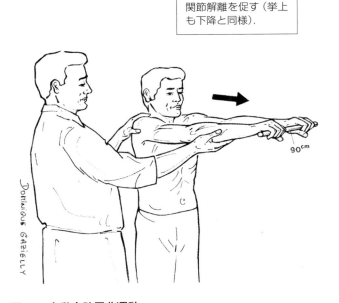

図 60　自動介助屈曲運動

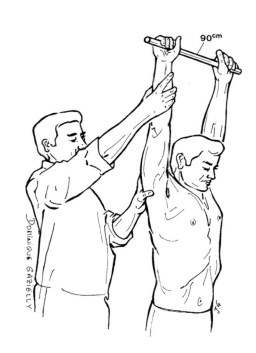

立位．10往復を2，3セット．

■ **自動介助外旋運動，立位で行う**（図61）．

　自動介助屈曲運動を立位で行う（図60）：最初は棒を頭上で止め，できるだけ肘を後方へ動かし，次に項の後方へずらす．セラピストは訓練の効果を発揮できるように，患者の頭が前傾せず，肘は後方に引っ張られていることを監視しなければならない．**もし疼痛が誘発されたら訓練は中止すべきである．**

■ **自動介助伸展運動，立位で行う**（図62）．

　立位で行う他のリハビリと同様に，この運動を行う

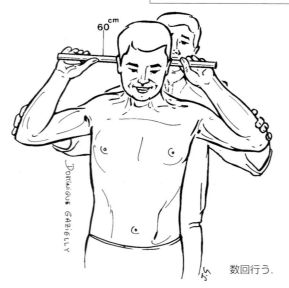

図61　自動介助外旋運動

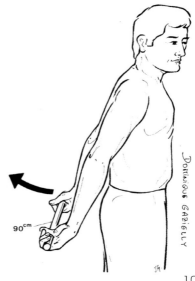

図62　介助自動伸展運動

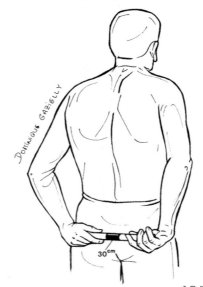

図63　介助自動内旋運動

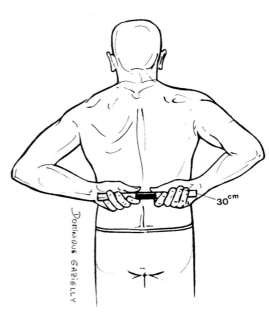

ときに注意すべきことは胸を前に倒さないことである．

■ **自動介助内旋運動，立位で行う**（図63）．
　このリハビリを行うときは30cmの短い棒を使用するのが望ましい．セラピストは患者を鏡の前に立たせ

58

て，リハビリの効果の障害になる胸部の前傾と肩先の挙上に注意して指導しなければならない．この運動はとくに腱板修復術や人工関節置換術の術後に疼痛を伴うことがあるので，患者が背中で手を内旋させて使えるように，リハビリを正確に規則正しく行うべきである．男性用下着やドレスのアンダーウェア，長ズボン，ブラジャーの着脱を支障なくできるようにする．

■自動運動の回復

> 自動運動はリハビリを行うことにより徐々に回復する．1日数回，すべての自動介助運動を正確に行わなければ，他動的関節可動域を完全に元通りに回復することはできない．すべての訓練において棒は徐々に不要になるであろう．

■ 自動介助屈曲運動をセラピストと一緒に，あるいは先に述べたように自主トレでも，正確に行えば行うほど，立位での**自動前方挙上**は完全に回復するであろう．自動屈曲運動はセラピストの介助の下で，立位で鏡を見ながら棒なしで行う．自動介助屈曲運動と同様に3段階を連続して行う．胸は真っすぐ，両手は回内位，両手首は背屈位で両肘は伸展位，下に物体があるのを想像して両肩先を強く引き下げる．次に肩峰下を大結節が通過できるように，患者は両上肢を自動的に前方挙上し，円弧の斜面を四輪車が動くように，下方に押し下げそれから前に進む．最後に，降下は肘を伸展位で肩先を引き下げるようにコントロールする．**自動前方挙上の回復には，1人で自宅で行う単純な訓練が役に立つ**．例えば，徐々に体幹の軸に平行に近づくように患側の上肢の指をできるだけ高く上げ，完全な前方挙上が可能である．

> 他動的関節可動域が回復して完全な自動前方挙上 (R) を達成するには，最初に自動介助屈曲運動を始めて，骨頭を押し下げる外在筋 (A) と三角筋 (D) の2つの筋力強化を行うことが必須の条件である．

■ **自動外旋運動**は肩を外転し手を項の後ろにやる運動である．洗髪，髪をとかすなどの日常生活動作は自動外旋運動の回復を助ける．

■ **自動内旋運動**を正しく行うために次の異なる手順を守る．すなわち，肩先を引き下げ体幹を垂直に保ち腕を

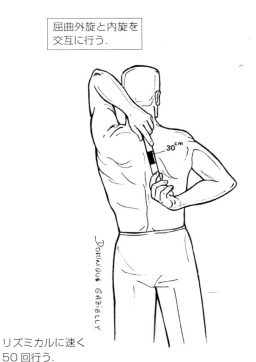

屈曲外旋と内旋を交互に行う．

リズミカルに速く50回行う．

図64 屈曲外旋と内旋を組み合わせる

伸展位に保つ．手を回内位にして中央軸を乗り越え反対の殿部に沿い，次いでできるだけ高く背中に沿い再び挙げていく．

■ **自動屈曲運動は外旋と内旋を交互に組み合わせて行う**（図64）．この運動は30cmの棒を使い，リズミカルに素早く行う．

= **筋力強化訓練**

■ **等尺性筋力訓練，肘を体幹につけ肩は内外旋**（図65）．等尺性筋力訓練は他動的関節可動域が完全に回復しないうちに始めるべきである．例えば，鏡視下靱帯修復術では患者は内外旋中間位で副子固定されている（図53c, d）；術後6週は肘を体幹につけ前腕は中間位，振り子運動で屈曲，伸展を行う．次いで手術した上肢の固定による筋肉の萎縮を予防するために，肩甲下筋の等尺性筋力訓練（図65a）と棘下筋の等尺性筋力訓練（図65b）を行う．この等尺性筋力訓練はセラピストが患者の手掌側と手首の背側に手を置き強く押すように指示する．同様に健側の手でセラピストの手の代わりに5〜10秒押さえることで，患者は1人で訓練ができるようになる．

図65 肘を体幹につけて等尺性筋力訓練

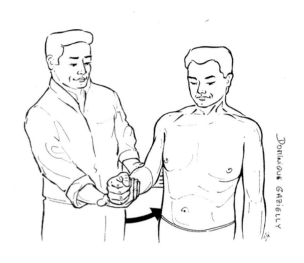

図65a：肩甲下筋の等尺性筋力訓練.

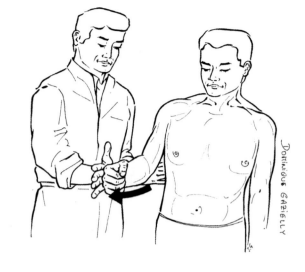

図65b：棘下筋の等尺性筋力訓練.

■ 骨頭を押し下げる外在筋の強化（大胸筋，背筋）（図66）

* この筋力強化の目的は力（A）を強化し，三角筋の力（D）と均衡を保つことである（図18a）.
* 骨頭を押し下げる外在筋の強化は他動的関節可動域が完全に回復したときに限り開始すべきである.
* 骨頭を押し下げる外在筋の強化は前方挙上を完全に回復させるのに必要である.
* 大胸筋と背筋の筋力強化は2つの方法で行われる.

- 立位で1.2mのストレッチフォーマーに10kgから15kgの**抵抗をかける**（図66a）．ストレッチフォーマーは簡単なゴムベルトでよい．抵抗の豊富なTheraband[※]もある．また自主トレのキットの材料（kimwork）（長さ調整できる棒，吸盤のついた取手）で補うことも可能である．30°外転位から開始し肘を伸ばし肩先を引き下げ自分のほうに引っ張る．この状態を5秒保ち，息を吐いて開始の状態に戻る．セラピストの治療室では必要なところは矯正し，自宅で1日4回（8時，11時，15時，18時），毎回10回の往復運動を5，6セット行う．
- 座位で上腕を強く押して堅い**平面を持ち上げ**，肘を曲げて再び降ろし，両足は床の上または他の平らな所に置く（図66b）．肩甲骨を内転させて体幹をさらに高くして行う．この訓練を週2，3回セラピストの治療室または自宅で1日4回10往復を3，4セット行う．体幹持ち上げ運動は平面あるいはテーブルで始め，両手で直接支えをつかむか吸盤のついた取手を介して行う（図66b），あるいは高さ約15cmで横幅55～60cmの2つの水平な支持台を備えた座席を利用するかである（図66c）．

■ 三角筋強化（図67）．

目的は力（A）と均衡を保っている力（D）を強化することである（図18a）．三角筋の筋力強化訓練中は，立位で鏡を見ながら肩先が下がっているのを確認するのが良い．伸展は後方三角筋，屈曲は前方三角筋の筋力強化である．

* 後方三角筋強化，伸筋（図67a）．

患者は肘を伸ばして，引っ張り器具を抵抗に抗して大腿側に引っ張る．そして，息を吐きながら肘を伸展し上腕45°屈曲位で止める．

* 前方三角筋強化，屈筋（図67b）．

患者は肘を軽く曲げ引っ張り器具を抵抗に抗して，手を肩の高さまで突き上げる．

2つの訓練は週に2，3回セラピストの監視の下での訓練と患者自身による1日4回（8時，11時，15時，

[※]Theraband：セラバンド，弾性のチューブ

図 66　骨頭を引き下げる外在筋である大胸筋と広背筋の筋力訓練

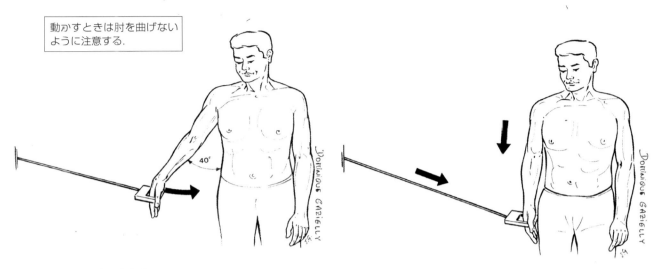

動かすときは肘を曲げないように注意する.

10回を5, 6セット行う.

図 66a：弾性器具による筋力訓練.

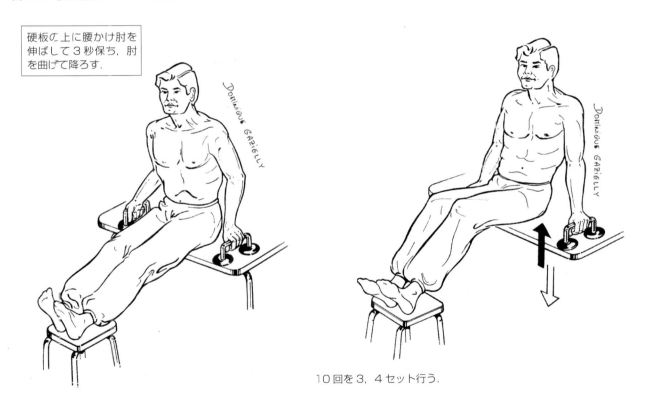

硬板の上に腰かけ肘を伸ばして3秒保ち, 肘を曲げて降ろす.

10回を3, 4セット行う.

図 66b：硬板の上で筋力訓練.

18時）10往復, 5, 6セットの訓練である.

■ 肩内旋筋の強化（図 68）.

＊力（A）の強化目的で上腕骨頭を押し下げる筋と内旋筋とくに肩甲下筋の筋力強化は重要である（図 18a）.
＊肩甲下筋の筋力強化には2つの方法がある.
- 弾性抵抗の引っ張り器具．訓練中は上腕の下にタオルを挟み, 肩先を下降させながら肘で押さえる. この運

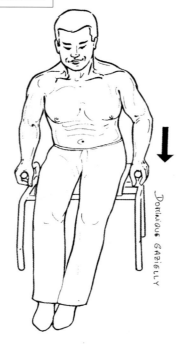
外在筋である大胸筋と広背筋の筋力強化

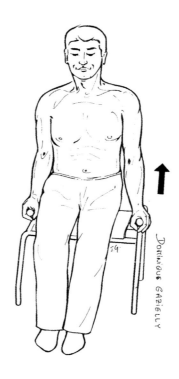

図66c：椅子に座り筋力訓練．

図67　三角筋の強化訓練

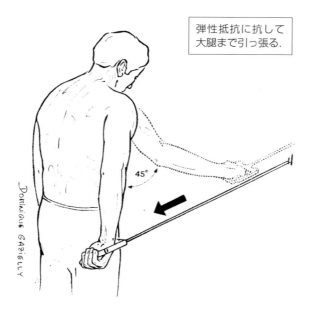

弾性抵抗に抗して大腿まで引っ張る．

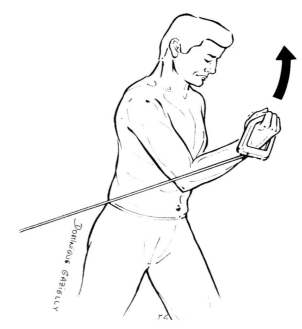

図67a：後方三角筋強化．

図67b：前方三角筋強化．

図68 肩の内旋筋の強化

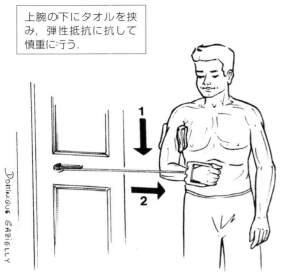

上腕の下にタオルを挟み，弾性抵抗に抗して慎重に行う．

10回を5，6セット行う．

図68a：上腕の下にタオルを挟み，肘を体幹につけて引っ張り器具で筋力訓練．

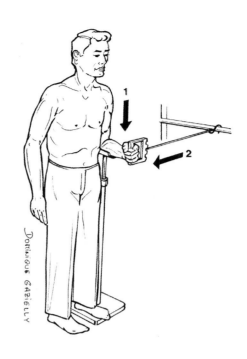

図68b：筋力強化の器具を使い上腕骨頭を引き下げる筋肉の固有受容器と筋力強化を組み合わせて行う．

図69 肩の外旋筋の強化

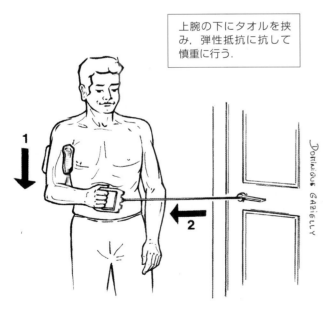

上腕の下にタオルを挟み，弾性抵抗に抗して慎重に行う．

10回を5，6セット行う．

図69a：肘を体幹につけて上腕の下にタオルを挟み，引っ張り器具で筋力訓練．

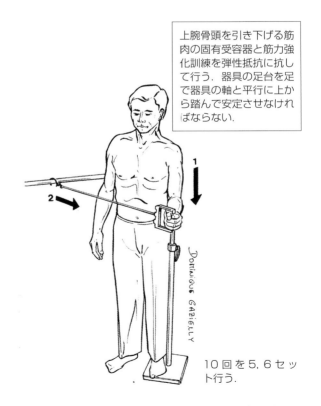

上腕骨頭を引き下げる筋肉の固有受容器と筋力強化訓練を弾性抵抗に抗して行う．器具の足台を足で器具の軸と平行に上から踏んで安定させなければならない．

10回を5，6セット行う．

図69b：筋力強化の器具を使い上腕骨頭を引き下げる筋肉の固有受容器と筋力の強化訓練を組み合わせて行う．

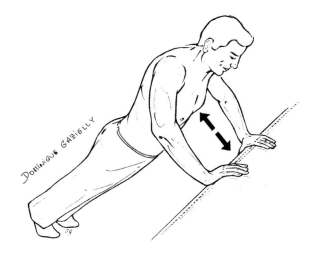

図70 腕立て伏せで前鋸筋の強化

動はセラピストの監視の下，あるいは自宅で10往復を5，6セット，1日4回行うべきである
- 骨頭引き下げ筋の固有受容器訓練と対になった弾性抵抗の引っ張り器具．この訓練は筋力強化の器具を使用してのみ行うことができる．もともとこの器械は患者は足で支えて下肢を伸ばしたまま，肘を押さえ強制的に回旋でロックを外すように考案されている．

■ 肩外旋筋の強化（図69）．
＊棘下筋の筋力強化は重要である．外旋筋で上腕骨頭を押し下げる筋．
＊肩甲下筋と同様に棘下筋の筋力強化には2つの方法がある．すなわち，弾性抵抗の引っ張り器具（図69a）と筋力強化の器具の使用である（図69b）．

外旋筋の強化も内旋筋と同様に，患者の屈強な体型，力，病因，術式，術後期間を考慮して慎重に処方を出す必要がある．この訓練はとくに石灰沈着性腱板炎では手術の有無に関係なく適応外である．上腕を胸に押しつけず肩先を引き下げないような間違った運動をすると痛みが誘発されるので，訓練を即座に中止すべきである．セラピストはこの訓練を監視し，患者1人で自宅で訓練するのを禁止しなければならない．もし間違って訓練すると腱板と上腕二頭筋長頭筋の炎症性疼痛の原因となり得るからである．

■ 前鋸筋の強化（図70）．
前鋸筋は肩甲骨を胸郭に押しつける肩甲骨の内転筋である．この筋力強化は腕立て伏せで行い，自動可動域が完全に回復してから始める．

■ 固有受容器訓練（図72a〜f）
■ 固有受容器訓練は筋力強化後自動可動域が完全に回復したときから最後のリハビリとして行う．

■ 固有受容器訓練の目的は肩の機能を元通りに取り戻すことである．
＊選択的な筋力強化で不安定性の治療を行い，総合的筋力強化で関節筋肉複合体を再調整する．
＊運動神経のプログラムの再構築．
＊職業あるいはスポーツによる肩の段階的な再トレーニング．

■ 肩のリハビリで固有受容器訓練の占める役割は大きくない．例えば腱板断裂の修復術や人工関節置換術の術後（図71）でセラピストと一緒に行う簡単な訓練がある．すなわち上腕を水平にして行うリズミカルな安定化運動（図71a），徐々に速く1kgのmedecin ballを屈曲位から水平に（図71b）または外転-外旋位から投げる（図71c）．

■ 固有受容器訓練は次の2つの病態で重要かつ不可欠な役割を果たしている．手術の有無に関係なく前方または後方不安定性，不安定性の有無に関係のない先天性関節弛緩症である．先天性関節弛緩症では固有受容器訓練のほうが筋力強化訓練より適応があり，常に集中的に行われている．上記の2つの病態に対する固有受容器訓練は，より多人数に対してより複雑に行って

図71　固有受容器の簡単な訓練

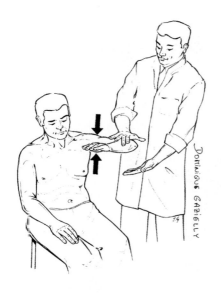

図71a：座位でリズミカルな安定化訓練.

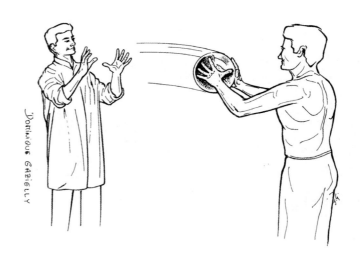

図71b：屈曲位から水平にボールを投げる.

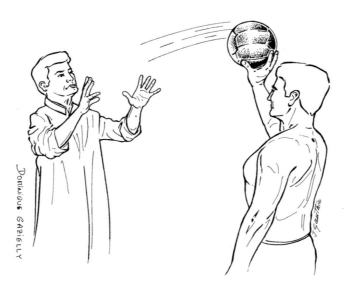

図71c：外転-回旋でボールを投げる.

いる．筆者らはこの著書のために，経験豊富で熱心なスポーツマンであるマッサージ師—セラピストにより提案された，固有受容器訓練の手技の説明書を作成した（図72a〜f）．

一般的に日常診療で処方する術前術後のリハビリは，次の条件が満たされたときが最も効果があり低コストである．

■ 治療する疾患に対する正確な診断を行うこと．

■ 徒手で行うマッサージ師—セラピストは肩についての知識や経験が豊富であること．

■ 患者は意欲的で，セラピストと協調し規則的に自主トレを行う能力を備えていること．

■ 患者とチームをつくるセラピストは，さらにMézières, Sohier, Kabat, 整骨師等の経験を積んでいること．

図 72　固有受容器訓練の全手技（Claude Germain 理学療法士の協力に感謝）

図 72a：セラピストによる徒手療法-a1, a2, a3, a4.

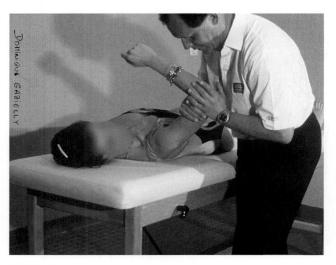

図 72-a1
安定性を得るため患者を仰臥位にしておく．最初に肘の上に抵抗を加えるが，このときのセラピストの手の置き方は非常に重要である．これは運動あるいは訓練の途中で常に患者の手を動かさないようにするためである．このリハビリの段階では比較的弱い力で行い，とくに安定性を得るようにする．このときに患者の反応を観察することができる．そして徐々に抵抗を加えて完全な訓練ができるように矯正するのである．この訓練ではセラピストの手を患者の手首のほうへ移動して，徐々に上肢に置くようにしていくと一連の進展がみられるのである．

図 72-a2
患者は壁に向かって立ち両足を揃えて少し前屈みになり，セラピストは両手を患者の肩に当て上肢を少し下げ，側方から押して力を加え不安定にする．上肢を伸展させ両足を壁から遠ざけるとより難しくなる．
もう 1 つの訓練：患者は壁に横向きになり手を低位に設置する．セラピストが前後から押すと患者は不安定性に抗して安定を保つ．手で把持する肋木の格子を高所に移動すると訓練はより進展する．

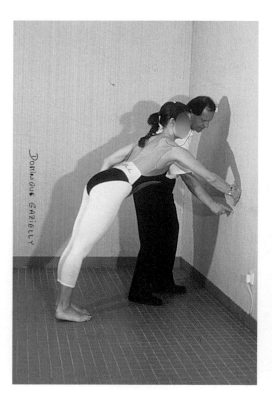

図 72-a3
患者は壁の正面に立ち両足を揃えて身体を前に倒して手を壁につける．足の位置が壁から遠いほど訓練は難しい．それからセラピストは患者に手の設置点をずらすように指導する．両足を壁から遠ざけるほど訓練の強さは増す．それは壁に手をつく強さが増し，患者の上肢の関節がよく伸びるからである．
手も肩も内旋位に保持して，その後中間位，外旋位に変えることができる．訓練中は肩の位置を調整して受容器を和らげる必要がある．最後は側方不安定の姿勢で受容器に同様の負荷をかけて行う．

Ⅶ章　肩のリハビリテーション

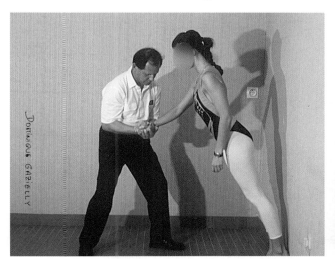

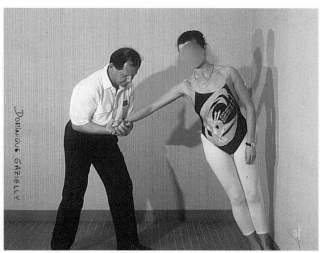

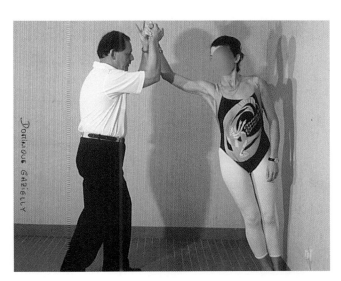

図 72-a4
支える訓練：患者は前屈みになり手をセラピストの手にのせ全体重をかける．安定するため両踵を壁に固定し，足の滑りを防止する．セラピストは患者に多方向の動きをとらせ抵抗を加えるように勧める．側面からの肢位によって難しくなるが，肩より徐々に高くしていくと訓練はより難しくなる．この訓練はかなりハードで完璧な集中力を要する．

67

図 72　固有受容器訓練の全手技
図 72b：ボールを使用する訓練-b1, b2, b3, b4, b5, b6, b7.

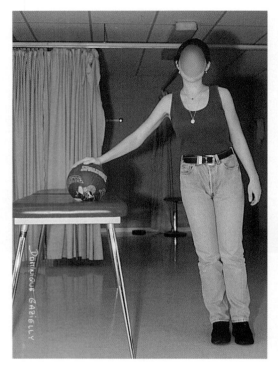

図 72-b1
まず患者は立位で両足を揃え，ボールをテーブルに置き，手を下げる．最初は極力弱い力で優しい訓練なので，この種の訓練は初期には非常に良い．この方法はとくに高齢者で安心して使用できる．患者の両足を後ろへ引いて前方を不安定にすると訓練は少し難しくなる．ボールを押さえすべての方向で安定させるように試みなければならない．高さを変えることが可能な椅子に腰かけて，高さを徐々に変更して肩の訓練を同様にすることができる．

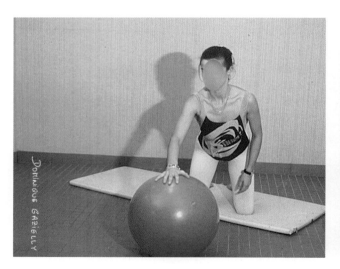 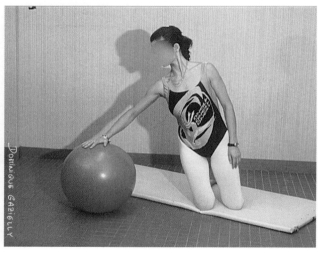

図 72-b2
同様にしてボールを把持する姿勢をさまざまに変更し肩を外転外旋位にする．セラピストはボールを少し押さえて不安定にする．患者は跪いて，体を前傾または側方に倒して不安定な姿勢になりボールの動きだけを止める．

Ⅶ章　肩のリハビリテーション

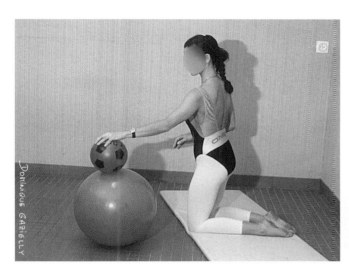

図 72-b3
前回使用したボールの上に小さいボールをのせ2つのボールを安定させる．この訓練はとても有用である．少し安定な状態から開始し，患者を最初は弱い抵抗で行い，訓練を行いやすくする．患者は弱い力で肩の動きと適度な安定性を制御する．ボールと患者の位置を変更することで，さまざまな角度や異なる強さで訓練が可能になる．

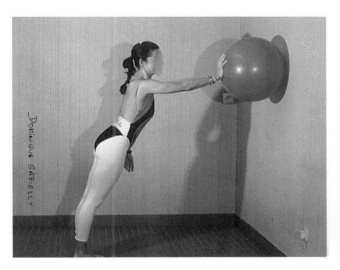 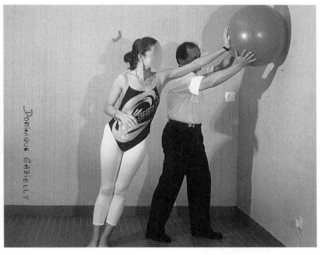

図 72-b4
この訓練は立位で壁に正面から向かい手でボールを把持し壁に寄りかかる．前屈みの不安定の体位で訓練する．側方不安定の体位も訓練可能である．ボールの位置は最初は低所から徐々に高所へ移動して訓練を進める．セラピストが手でボールを動かすこともできる．この訓練を初回は開眼，次に閉眼で行う．

69

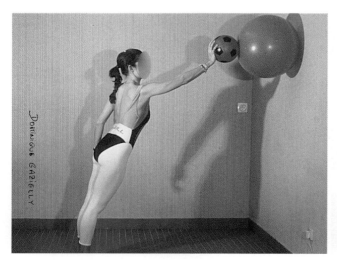

図 72-b5
2つ目のボールに正面や側方から寄りかかる．手でボールを把持し2つのボールの求心性とバランスを制御するのはかなり難しい．

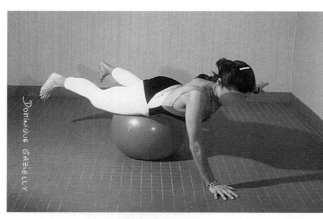

図 72-b6
患者はボールに腹臥位になり，ボールを多少下肢のほうへ移動する．患者に骨盤の高さにボールを置くように指導する；手で前方を支え安定性を得る．ボールを大腿や下肢で支えるとより難しくなる．同様の訓練を側臥位で行うことも可能である．ボールを使った訓練はさまざまである．跪いてボールに座り，足は床から浮かし，肋木の格子をつかむ；背骨を真っすぐにしてボールの上でバランスを保つ．

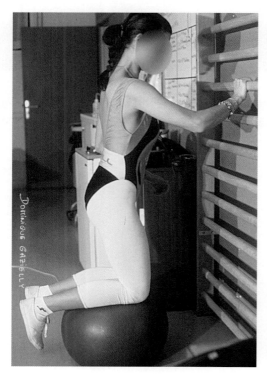

図 72-b7
次の段階では，患者は正面から次に側方から肋木につかまる．手でつかむ肋木の高さを徐々に高くしていく．患者はボールの上に跪いて肋木の格子を低所からつかみ徐々に高所へ移動する．次に側方からも同様に行う．

図72　固有受容器訓練の全手技
図72c：棒を使った訓練-c1, c2.

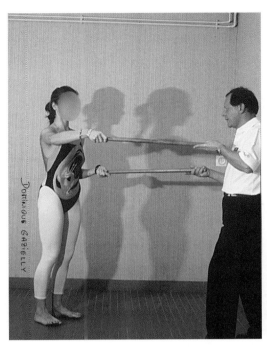

図72-c1
患者は立位でセラピストと対面し，両手におのおの棒を持ち患側の肩は軽度外転位とし，前後に力を加える．健側の肘を体幹につけ，訓練に最も都合の良い安定した状態にする．患者とセラピストは2本の棒を前後に引いたり押したり，あるいは対角線の力が発生するように交差させて押したり引いたりする．

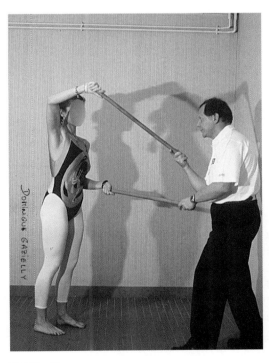

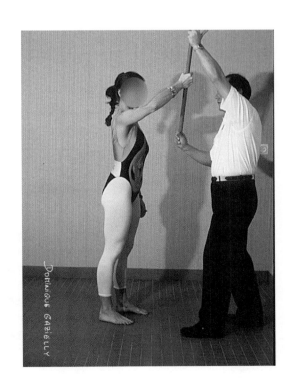

図72-c2
上肢を外旋挙上して訓練を進める．この訓練は患者だけでなくセラピストにとってもかなり力が入り，セラピストも患者と同様に肩の固有受容器を使うことになる．スキー選手や上肢を挙上するテニス選手に効果がある．セラピストは両手で棒を使い，棒の先端を垂直に押し外側へ力を加え，お互いに手を回内外して抵抗する．

図 72　固有受容器訓練の全手技

図 72d：弾性器具を使った訓練-d1, d2.

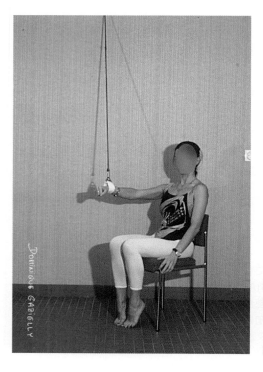

図 72-d1
患者は座位で，手首をマジックテープで固定し，弾性のかけ綱を肩関節面に垂直に上から垂らす．患者は軽く引き下げ，その後数往復した後に故意に動きを止めるように促す．これが肩の自動安定化運動である：患者は力を加えて動きを止める．

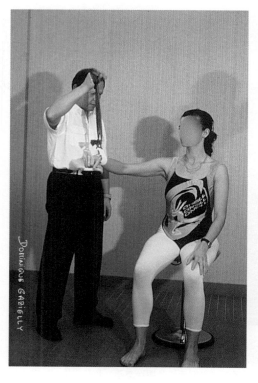

図 72-d2
第2段階ではセラピストの手が固定点に代わる：患者に完全にリラックスするように促す；セラピストは弾性器具を引っ張り患者はできるだけすぐに力に対して抵抗を加えなければならない．セラピストは垂直方向または斜め方向に力を加え，患者の手を挙上外旋して，徐々に完全に伸展した肢位にして訓練を難しくする．セラピストは患者の肩の力が完全に抜けていることを確認してから力を加えなければならない．この訓練では強度を徐々に上げるために，弱から最強まで目盛りのついた弾力器具を使用している．
かなりハードで若者や肩関節に負担のかかるスポーツ愛好者向けである（ハンドボール，バレー，カヤック，投球スポーツ）．

Ⅶ章　肩のリハビリテーション

図 72　固有受容器訓練の全手技

図 72e：他の種々の方法による訓練-e1, e2.
多くの種類の訓練を組み合わせると大変有用である．種々の方法で運動の感覚と知覚の訓練を行う．

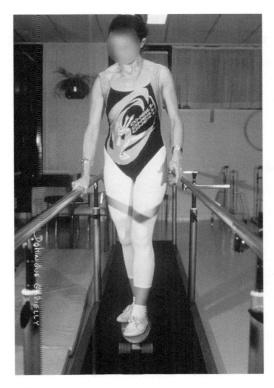

図 72-e1
平行棒の間のスケートボードにのり，スケートボードを前後に動かす運動を行う：患者は両手で平行棒を握る．肩は正しい位置に保ちスケートボードを前から後ろへ動かすと抵抗が増加する．

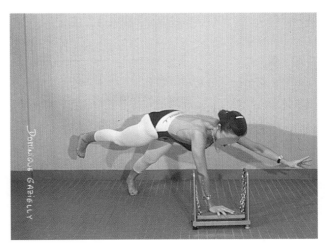

図 72-e2
まず四つ足の体位でブランコ型ガーデンチェアを支えにする；下肢を伸展，足の先端を支えにして，ブランコ型ガーデンチェアに手を置き支えにして，体位を変えて強さを調整する．上肢の支えをセラピストは変更してもよい．
また卓球や曲芸，ボール競技などのスポーツでも同様の訓練ができる．

図 72　固有受容器訓練の全手技

図 72f：プールで訓練．

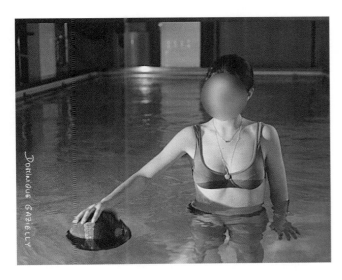

図 72f
プールで立位になり，ボールをつかみ水面でボールを安定させる．次に圧迫を徐々に強くしてボールを沈めて固定する．
ボールの径を大きくし深く沈めると，肩にかかる負荷が増えて訓練は難しくなる．

メゾテラピーと上腕二頭筋長頭腱腱鞘炎

この章を執筆することをお許しいただいたフランス・メゾテラピー学会会長の Denis Laurens 先生に感謝する.

メゾテラピーは 1952 年 Michel Pistor 先生により考案された治療法で,逆症療法(traitement allopathique)[1] を病変に応用する.これは上腕二頭筋長頭腱腱鞘炎の疼痛性肩のリハビリには補助的効果がある.

■定 義

メゾテラピーは最大の効果を出すために病変部位を治療部位と近づけることを目的とする簡単な方法である.皮内や皮下,浅層,運動器局所,多目的,微量注射する逆症療法である.

この定義は Michel Pistor は格言で"ときには的確な部位に微量の薬剤を"と表現している.

■歴 史

地方で総合医として働いていた Pistor 先生が末梢の疾患の治療法として局所注射を思いついたのは 1952 年である.

Pistor と Lebel は 1952 年から 1958 年の間,薬剤の混合物を多くの症例において実験的に局所に使用した.彼らの施療が成功したのは注射を容易にする Lebel の針[2] の発明のお陰である.

1958 年 Michel Pistor は mésothérapie という言葉を最初の出版である《Presse Médicale》No. 44 で用いた.

1964 年にパリにフランス・メゾテラピー学会を立ち上げた.1987 年メゾテラピーは医師アカデミーにより伝統医学の一部として認められた.

この承認により 2002 年 6 月 Pitié Salpêtrière の医学部長である Saillant 教授の支援により大学でのメゾテラピーの証書を設ける制度が許可された.この証書制度はマルセイユの Delarque 教授,ボルドーの Lavignolle 教授,パリの Perrigot 教授,ディジョンの Lambert 教授,クレモンフェランの Bisgard 教授へと広がった.残念ながら Michel Pistor は 2003 年 8 月 3 日この世を去ったが,彼の格言"ときには的確な部位に微量の薬剤を"のように患者の治療に対する素晴らしい欲望を残してくれた.

2003 年 12 月フランス医師会の会議で有効と認め,プレートに順番が記載された証書を DIU[3] の正式肩書とすることを許可した.

2005 年 1 月メゾテラピーの項目が黄色のページに書かれ,DIU の正式な肩書が定められた.

■材 料

材料はすべて無菌で使い捨てにする.2 つの方法が可能である.1 つは徒手で行い 5 または 10cc の注射器,4×0.30 または 6×0.30 の針を使う.もう 1 つは電磁気または空気の補助により注入する方法.皮膚は細心の注意を払いクロレキシヂンで消毒する.メゾテラピーが DIU の資格をもった医師により無菌操作で実施されるならば感染症の合併はまったくない.

■薬 剤

使用薬剤[4] は通常の薬物一覧表に記載されたものである.コーチゾン誘導体はまったく使用していない.注入量は 1 カ所当たり 0.1ml である.副作用は非常にまれで,あっても軽度である.カルシトニンが原因の潮紅と嘔気,注入量が多過ぎるときは注射初日に痛覚過敏,注射部位の血腫を起こすことがある.

■治療のリズム

典型的腱疾患の治療は 1 週ごとに 3 回の頻度で行い 30 日後に評価する.慢性の病気の場合は症状により治療を追加して 45 日後に評価する.

■上腕二頭筋長頭腱腱鞘炎に関する研究

上腕二頭筋腱溝での長頭腱腱鞘炎の 61 症例についての疫学調査は重要である.この研究は Laurens と Gazielly により 2003 年 9 月 Sport Med 154 号,p. 21-23 で発表した.36 例男性,25 例女性,18～59 歳(平均年齢 45.31 歳),46 例右側罹患,10 例左側罹患,5 例両側罹患.罹病期間は 10 日から 13 カ月平均 37.5 日.原因:37 例はスポーツ(15 種類のスポーツ),6 例は日曜大工,1 例は庭師,9 例は術後(人工関節,石灰化,腱板断裂),8 例は原因不明.

成績は優 47 例(77.05%),良 6 例(9.84%),可 5 例(8.20%),不可 3 例(4.92%).

---

[1] traitement allopathique 逆症療法:Dr Michel Pistor パリ大学医学部卒,地方で総合医として働いていたが,1952 年に簡単で革新的な治療法すなわちメゾテラピーを考案した.少量の薬をとても細い針を使いできるだけ痛む箇所や患部の近くの浅層に注入する.彼はレジオン・ドヌール勲章(シュヴァリエ)を受章.

[2] Lebel の針:短く先が斜めに切断されている.4mm×0.35 または 0.29-6mm×0.35, 12mm×0.29 または 13mm×0.30

[3] DIU:Diplôme interuniversitaire

[4] 使用薬剤:マグネシウムのシリア雲母,プロカイン局所麻酔薬,ビタミン B_1 など

VII章　肩のリハビリテーション

しかし，2つの母集団を区別する必要がある．まず，最初に40歳以下のスポーツマン22例中19例（86.36%）は優，2例（9.09%）は良，1例（4.55%）は不可．これらは単純な腱鞘炎についてである．

もう1つは退行性病変や手術の二次的なもの，成績の良くない母集団で，メゾテラピーの治療は長期間となり難しい．これはメゾテラピーが治療法に組み込まれるのが遅かったためである．結局，リハビリが重要な役割を占めた．

メゾテラピーによりリハビリがかなり容易になる場合や，上腕二頭筋長頭腱の複雑な腱鞘炎にも使用できる場合もあると思われる．

■結　論

上腕二頭筋長頭腱の腱鞘炎はメゾテラピーのとても良い適応である．40歳以下大人のスポーツマンの病気に対してメゾテラピーはきわめて有効で，最初に行うべき治療である．これは短期間の治療（1回から3回），有効かつ副作用がないからである．

退行性変性や肩の手術の二次的要因で起こる病気に対してメゾテラピーは，とくにリハビリと同時に行う治療である．

しばしば進行する症例の炎症を抑えるには，かなり経験を積んだ医師によるメゾテラピー治療が3回から6回必要である．

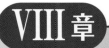

VIII章

肩の外傷

序論

　肩甲-上腕関節の前方または後方脱臼，肩鎖関節離開，転位を伴う骨折（鎖骨，大結節，上腕骨近位端または肩甲骨）のほとんどは，救急外来で診断できて，脱臼やわずかな転位の骨折も見逃さずにすむのは，質的に満足できる系統的なX線診断技術によるものである．

　転位のない大結節骨折，腱板損傷，単なる挫傷とは異なり，大きな助けになる．他覚的所見で肩痛と上腕の自動挙上ができない偽性麻痺は，初回X線所見は陰性のことがある．

　救急の場合，外傷に対する臨床的あるいはX線上の診断ができず，肩の機能的障害の原因が不明なときに"肩の挫傷"という曖昧な診断で，患肢の肘を身体に長期間固定するようなあやまちを犯すことがある（図53a）．実際，やみくもな固定の結果，外傷病変の診断と必要な治療が遅れ，固定を除去したとき非可避な拘縮を作り関節を柔軟にするための長期間で費用のかかるリハビリが必要となる．このような症例では，外傷の肩を固定しないで早期から他動的に動かしながら，診察とX線所見による確定診断が必要となる．

受傷の問診と診察

■現病歴のほかに受傷の問診と外傷歴は診断の手助けになる．肩甲-上腕関節の前方亜脱臼または脱臼の1回あるいは数回の発症の有無，腱板の退行性病変が原因と思われる夜間痛で苦しんでいる期間などを聴く．

　転落は手をついて直達か介達か，肩の後方脱臼については（系統的に）癲癇発作または感電によるものかなどを聴取して外傷の状況を正確に把握する必要がある．

■腰まで衣類を脱いで診察を行う．
　■肩甲-上腕関節，肩鎖関節と胸鎖関節をリラックスさせて診察する．上腕を見ると，上腕二頭筋長頭腱断裂の徴候を示す"筋肉の塊"を見つけることがある．

■脈の触知や肩先と上肢の皮膚の知覚と指の動きを観察して，神経血管障害を除外する．

■肩鎖関節と胸鎖関節の限局的激痛点と異常可動性がないかどうか系統的に調べる．鎖骨も同様で鎖骨表面全体を指で触ってみる．

　肩甲上腕関節の他動運動で回旋異常が見つかる．肘を体幹につけて上腕の外旋が不能な場合は上腕骨頭の後方脱臼を即座に考える必要がある（図73a）．肩の後方脱臼の診断は普通のX線検査では診断が難しくむしろ触診による．肩鎖関節腔狭小（図73b）と側面で上腕骨頭関節窩後方への転位（図73c）の正面X線像がある．肩の後方脱臼は最初にわからない場合が多いことを知っておく必要がある．後方脱臼を繰り返すため外科的整復と腱板修復をやむを得ず行っても，腱板周辺の合併損傷を伴っていることが多く，重大な機能障害をきたす．

■上腕の自動挙上はできないが他動運動は保たれる肩の偽性麻痺は，腱板断裂や腱板の筋肉の損傷を疑わなければならない．

■結局，肩の外傷の診察を迅速かつ系統的に行うことにより，脱臼，鎖骨骨折，肩鎖関節障害などの診断がつく．神経血管の合併症を起こす後方脱臼やまれだが胸鎖関節後方脱臼を見逃さないことが重要である．これは胸鎖関節の急激な腫脹を起こし，ショックで緊急入院が必要になることがある．鎖骨内側1/4の後方脱臼の整復は，胸部外科医や血管外科医と一緒に胸部大血管病変の存在の有無を確認しながら手術室で全身麻酔下に行う．

■診察の次は初回X線撮影結果の読影で，肩を動かさ

図73 後方脱臼は救急外来で診断できる．

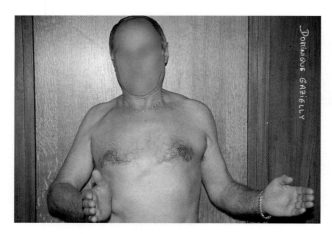

図73a：肘が脇について外旋ができない．

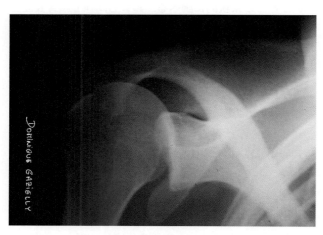

図73b：正面撮影．肩峰上腕腔が狭小化し二重陰影．

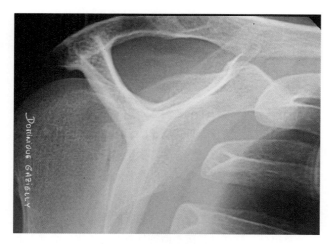

図73c：被覆部の側面像．上腕骨頭が関節窩後方へ脱臼している．

ず撮影した最低2枚の画像を含む．すなわち，内外旋中間位の正面像（図34a）と側面像（図35）である．この2枚の画像で上腕骨頭の前方脱臼か後方脱臼か，肩鎖関節離開，鎖骨骨折，転位を伴う大結節骨折や上腕骨近位端骨折，あるいはまれな烏口突起や肩甲骨骨折かがわかる．胸椎側面の撮影は肩領域外傷では解釈が困難なためまったく必要ない．

肩の外傷で初回のX線所見が陽性の場合の治療方針

整復，固定または外科手術を行うかどうかの治療方針は外傷の種類により異なる．ここでは次の外傷の治療方針を述べる．
- 肩甲-上腕関節脱臼
- 肩鎖関節離開
- 胸鎖関節離開
- 鎖骨骨折
- 大結節骨折
- 上腕骨近位端骨折
- まれな骨折：烏口突起，肩甲棘

■肩甲-上腕関節脱臼に対する治療
■肩の前内側脱臼（初めての発症）
＊肩甲上腕関節の前方脱臼は緊急治療が必要である．

外傷で最も頻度が高い．負傷者はショックを受け，疼痛があり，顔色が悪く，汗をかき，身体は前屈み，健側の手で受傷側の肘を支えている．触診で肩峰の下に空虚部があり，腋窩のくぼみに上腕骨頭があり，肩甲骨と鎖骨の離開がないことを確認する．

＊治療：
- **橈側の脈が触れることを確認**．
- **鎮痛剤で痛みを和らげ**，軸方向へ軽く腕を牽引しながら上腕を支え外転する．
- 鎮痛剤を使い**横にならず座位で移動**して，すぐに確定診断のために肩正面のX線撮影を行う．このときよく合併する大結節骨折が見つかることがある（図74a）．
- 上腕を軸方向へ軽く牽引し，肩先の感覚を調べて**腋窩神経損傷を確認する**．
- **上腕を軽く長時間牽引して**，前投薬を使いできるだけ早急に脱臼を整復する．整復と同時に痛みはすぐに消失する．前投薬で整復できない場合は全身麻酔が必要である．

図74 前内側脱臼の発症後には必ず肩正面のX線撮影が必要である.

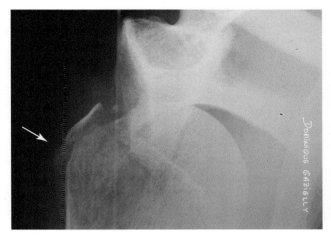

図74a：整復前，上腕骨頭の前方脱臼と大結節骨折.

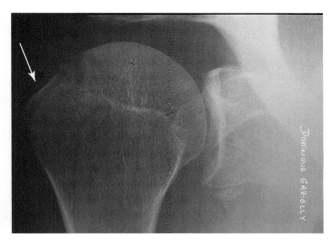

図74b：上腕骨頭の脱臼整復後，関節窩前下縁に骨片の存在.

- 整復後X線条件のコントロールを行う．内外旋中間位と外旋の側面像とGarth撮影2枚の撮影（V章，図34, 35, 38）．上腕骨頭は整復の確認をする（図74b）．整復後大結節骨折の転位は変わらず（図85b），関節窩の前下縁の骨折（図75a）があれば手術を検討する．
- 内外旋中間位で受傷した手指，手関節，肘をすぐに動かせるようにして上肢の副子固定（VI章，図53b〜d）をする．通常は肩を1週間以上固定しない．鏡視では3週間の固定がBankart病変の治癒に有利かどうかは確定的ではない．長期間固定は，筋拘縮と固有受容感覚の消失を引き起こし，外傷性不安定性を増強させるので，合理的ではないと考えられている．
- リハビリはプログラムに従ってすぐに開始する．拘縮を取るためのマッサージ，振り子運動と他動屈曲運動，肩内外旋筋の等尺性筋力強化，3週で関節可動域は回復し，筋力強化ととくに固有受容感覚のリハビリを行う．職場復帰は仕事内容，座業か肉体労働かによるが，受傷後2〜6週と考えている．スポーツ復帰は脱臼後6週目からスポーツ医の管理下で許可する．労働不能期間は平均6週間である．

> 40歳以上の患者において，リハビリ3週経過しても自動前方挙上が不十分であれば，腱板損傷を念頭に入れる．肘を脇に置き上肢を固定すると，肩の拘縮を引き起こし，後遺症の原因になるので，この症例では禁忌である．臨床診察と関節CTで腱板損傷は正確に把握できる．

- 20歳以下の若い患者においては初回脱臼後再発率が75％と高い．とくに関節窩の前下縁の大骨片が転位している場合は（図75a, b），コンタクトスポーツや格闘技（ラグビー，サッカーのゴールキーパー，ハンドボール，バスケット，柔道，空手）などのプロスポーツ選手においては，すぐに外科的安定化を行うことが重要である．

＊禁忌事項：
- 整復する前に，合併症である神経血管損傷の確認を忘れてはならない．これは医事訴訟発生の可能性がある．
- X線撮影をしないで脱臼を整復する．
- 乱暴な操作で整復する．

＊整復後のX線条件のコントロールをしない．
- 上肢の肘を脇腹に内旋位で3週間しっかりと固定する．リハビリのプログラムに従い，積極的な他動運動と等尺性筋力訓練を行わない．

■ 反復性前内側脱臼

＊初回発症からわずかの期間に軽微な外傷で発症するが，若いスポーツマンや関節弛緩症に頻発する．上腕骨頭のMalgaigneの後内側の切痕と関節窩前下縁の転位を伴う骨折ではとくに注意が必要である（図75a, b）．

＊行うべきこと．
- 初回発症と同様にすぐに対処して整復操作を行う．
- 固定は数日間だけ鎮痛目的で行い，リハビリのプログラムに従い早めに動かす．
- 不安定性のX線評価．内外旋中間位と外旋位の2方

図75 関節窩前下縁の転位を伴う骨折，前下方脱臼の初回発症の2方向の撮影

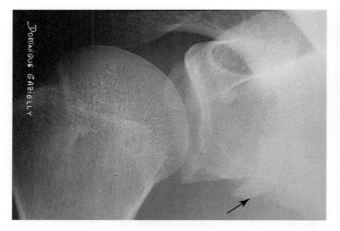

図75a：Garth 撮影，Malgaigne の後内側の切痕．

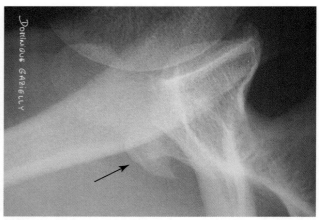

図75b：Bernageau の関節窩側面像．

向，すなわち Garth 撮影（両側）ととくに Bernageau の関節窩撮影（両側）は受傷後3週で関節自動運動が回復したときだけ行うべきである．Garth 撮影は上腕骨頭後内側 1/4 での Malgaigne の切痕がわかる．数例において関節窩の前下縁骨折（図75a），**Bernageau の関節窩側面像**※は必須の撮影法で，上腕骨頭が関節窩を通過したあとの病変がわかる（図75b）．しかし，この撮影は上肢の肢位を変えなければならないので，整復直後は不可能である．
- **患者に手術による安定化を勧める．**慢性の前方不安定性のため，日常生活や仕事，余暇に障害をきたすからである（Ⅸ章）．
* 禁忌事項
- 反復性脱臼は再発するので初回脱臼以降の処置が重要である．
* 脱臼再発後，最初から関節 CT あるいは MRI 検査を撮影することは避けるべきである．外傷後，しばらくして手術による安定化の適応については，慢性前方安定性を得るための検討は，不安定性に対する単純X線検査で正確に評価できる．単純X線検査で異常がなく不安定性があり治療が問題になれば補足的な画像を追加する（Ⅸ章）．

■ 上腕骨頭後方脱臼

後方脱臼には診断の落とし穴があり，今日でもまだ見

※Bernageau 関節窩側面像：図75a Malgaigne の後内側の切痕．アングロサクソン圏の Hill-Sachs のこと．

逃されることがある．

* 普通の外傷または感電や癲癇発作のような激しい外傷で起きる．痛みは中等度である．
* **受傷者が肘を体幹につけ内旋位，肘 90°屈曲位，前腕の自動または他動外旋がまったくできないとき，肩の後方脱臼を考える**（図73a）．自動外旋障害は上腕骨頭が関節窩を乗り越え後方へ移動したためである．
* X線で診断を確認する：正面像で肩峰上腕関節間隙が狭小化し，上腕骨頭が肩峰，関節窩と重なる（図73b），上腕骨頭が関節窩を乗り越え後方へ移動（側面像）（図73c）．
* 緊急に麻酔下に整復するべきで，上腕の軸方向に愛護的に牽引し，さらに外転と外旋を加える．
* 後方脱臼整復後，上肢の固定期間は1週間以内で，すぐに前内側脱臼と同じリハビリのプログラムで訓練を開始する．
* 40歳以上の患者においては，リハビリが3週を経過しても自動運動の不十分や筋力低下がある場合は，**腱板損傷**を念頭に置く必要がある．
* 労働不能期間は6週から3カ月である．
* 再発するときは**手術的安定化**が必要である（Ⅸ章）．

■ 肩鎖関節離開に対する治療

■ これは肩先から上腕を軽く内旋かつ内転して転倒したときに最も頻繁に起きる．柔道，ラグビー，自転車，オートバイのようなスポーツ活動でみられる．Didier Patte（1987）は，外傷の本質は外部からかかる直達外

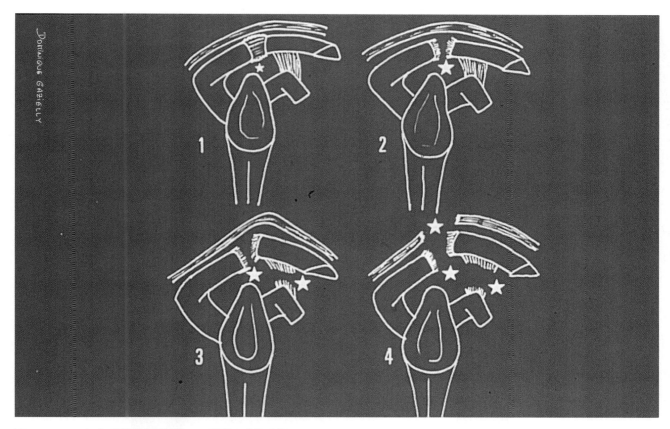

図76 Patteによる肩鎖関節損傷の4段階の病期分類
(1期) 1：肩鎖関節捻挫　(2期) 2：肩鎖関節離開　(3期) 3：肩甲鎖骨離開　(4期) 4：肩甲鎖骨脱臼

力で，最も関係があるのは肩鎖関節，次に鎖骨遠位端，最後に烏口鎖骨靱帯であると述べている．

肘や手をついての転倒による介達外力によるものは非常にまれで，これはあまり重症ではないという人もいる．

■ 肩鎖関節離開は肩の外傷の領域で最も診断がつきやすい．肩鎖関節に局在する痛みと腫脹は診断の手がかりになるが，常に腱板損傷の合併を念頭に置いておかなければならない．

■ しかしながら，肩鎖関節離開の重症度の診断はかなり難しく，救急診療では正確に分類することはできない．実際，痛みと腫脹のため，鎖骨外側の異常可動性の有無の確認が妨げられるので，肩鎖関節靱帯と烏口鎖骨靱帯の靱帯断裂の分類には，古典的な前額面でのピアノ鍵盤現象を用いる．救急診療で烏口－鎖骨間の長さを健側と比較するのはあまり信頼できるX線評価とはいえず，長さの増大が唯一重症度の客観的要素である（図39）．

肩鎖関節離開に関しては，治療方針を決めるのは臨床症状よりX線所見である．WeberとPatteにより提案された両側のX線の比較（図39）を頼りにするが，救急外来では難しい．

■ Patteにより提案された4段階の病期分類（図76）は，X線診断において3方向を比較し再現性があり，再検討できる長所がある．この分類により1期と2期の肩鎖関節離開の中での違いがわかり，治療法は経験に基づいて保存療法．そして3期と4期の治療法は外科的靱帯再建術を基本とする．後者，重症度中間程度3期と重症脱臼4期における外科的治療に関しては議論の多い点である．

肩鎖関節離開は緊急手術の必要はない．WeberとPatteのX線の評価法に基づき，治療法について検討する．治療法は客観的基準，病期，主観的基準，年齢，

図77 肩鎖関節損傷に対する救急外来での絆創膏固定

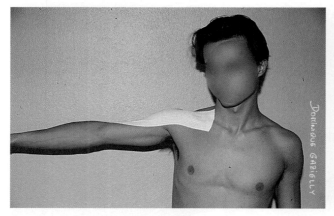

図77a：上腕外転位で前方の絆創膏固定.

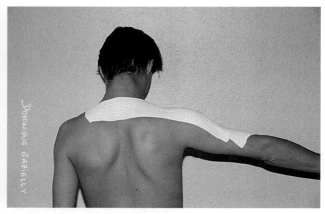

図77b：上腕外転位で後方の絆創膏固定.

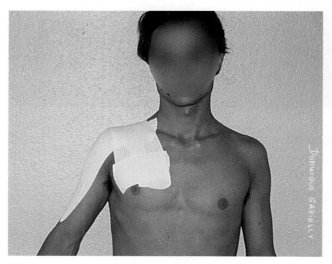

図77c：上腕を脇へ降ろすとき肩鎖関節離開は整復される.

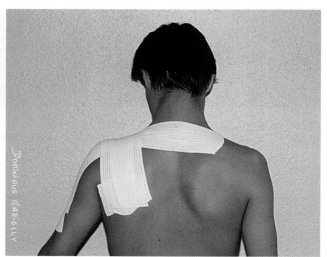

図77d：後方.

職業，スポーツの種類に応じて選択する.

■ 緊急ですべきこと：
* 幅10cmの絆創膏で固定し除痛を図る（図77）．この絆創膏固定は上腕外転位で行う（図77a, b）．患者が上腕を脇のほうへ降ろすとき，鎖骨遠位端が圧迫され関節が整復される（図77c, d）．この絆創膏固定は方法が簡単で，即座に除痛効果があるため有効であり，日常生活動作も行える．固定中は数回貼り替えなければならない．絆創膏固定をきちんと行っていれば，上肢を三角巾で固定する必要はない.
* 絆創膏固定の上から氷袋を48時間（昼夜）当てておくように患者に説明する.
* 消炎鎮痛剤を処方する.

■ 絆創膏を暫定的に除去してから1週間後WeberとPatteの両側のX線比較をする（図39）．治療方針は左右の烏口突起-鎖骨間の長さの比較の結果による.
* 烏口突起-鎖骨間の長さは両肩で左右対称である．捻挫（1期）と肩鎖関節靱帯の部分断裂または完全断裂（2期）を区別するのは困難である．筋肉質で短肢より長肢の患者のほうがピアノの鍵盤徴候の凸凹と動きを見つけるのは容易である．1期と2期どちらも保存療法で筆者らは3週間絆創膏固定する．物理療法中は週

に2回の絆創膏の貼り替えをし，肩鎖関節靱帯の治癒を促進する．3週以上経過してから僧帽筋-三角筋による被覆を強化するために徒手によるリハビリを行う．スポーツ活動の再開は受傷後6週目からである．

*烏口突起-鎖骨間の長さが健側より患側のほうが長い．

- 増加率が50%以上の場合．これはPatteの分類では第4期で，肩鎖関節靱帯と烏口鎖骨靱帯の断裂だけでなく，僧帽筋-三角筋の被覆の断裂がある（図76）．鎖骨遠位端は皮下にある．すなわち，肩甲骨-鎖骨の大脱臼である．

第4期は手術適応である．

しかし，**緊急手術の必要はない．**烏口鎖骨靱帯の縫合は困難で，断裂した靱帯を代用する形成術が必要である．

われわれは烏口突起-鎖骨間の二重靱帯形成術を行っており，この方法と成績を報告している．このテクニックは肩鎖関節を強固にする信頼できる再建法で，烏口突起-鎖骨間の長さの増大率が50%以上に対して，肩鎖関節アーチの凸の部位を再建する（図78a）．鎖骨遠位端を切除し，烏口肩峰靱帯を肩峰付着部から匃離してCadenat法で烏口鎖骨靱帯の代用をする（図78b）．ポリプロピレン製リボンの人工靱帯での再建法もある（Cadenat法）*（図78c）．まず最初に烏口肩峰靱帯を補強し，次に鎖骨遠位端の後上方脱臼を整復する（図78c）．この再建法にスクリューや鋼線を使うことがあるが，断裂や鎖骨遠位端で脱臼のリスクがある．僧帽筋-三角筋の被覆の強固な縫合により靱帯の安定化を得ることができる．

烏口鎖骨靱帯の二重靱帯形成術の術後プログラム化されたリハビリを行う．上肢は副子固定し回旋は中間位である（図53b）．しっかりと30日間固定する．治癒する間，頸椎自動運動と振り子運動に肩甲帯拘縮除去のマッサージを組み合わせて行う（図54）．上肢の他動運動は肘を体幹につけ外旋が0°を越えないようにする．

術後平均90日間は自主リハビリとセラピストとの週2，3回のリハビリを交互に行う．術後30～45日目で副子を徐々に除去する．屈曲，伸展，外旋，内旋の他動運動訓練を行う（図55～57）．術後45～90日目で患肢に使えるようになり自動屈曲は徐々に回復する

---

*Cadenat 肩鎖関節脱臼に対する烏口鎖骨間固定術：図78b（Cadenat FM：The treatment of dislocation and fractures of the outer end of the clavicle. Internat Clin 1：145-169, 1917）．現在もフランスでよく行われている術式である．

（図59～64）．三角筋と上腕骨頭引き下げ筋の筋力強化を開始する（図65～70）．その後僧帽筋の上部の筋力強化と三角筋の筋力強化を組み合わせ，次のように行う．すなわち，座位または立位で，足を開き，1～3kgのバーベルを持ち上げる．肩に垂直に持ち上げ上肢をピンと伸ばして，肩へ降ろす．これを10往復行う．スポーツマンの患者は固有受容器の訓練を仕上げることができる（図70～72）．

機能成績は術後3，4カ月目からスポーツ（ラグビー，格闘技，オートバイ，マウンテンバイク）あるいは肉体労働に復帰できる．突出の消失（図78d）は肩甲骨-鎖骨脱臼の整復を意味し，WeberとPatteの手法に従い手術成績をチェックする．肩鎖関節アーチ正面（図78e），30°アングルアップ撮影（図78f），昼寝肢位撮影（図78g）参照．

労働不能期間は最低3カ月である．

- 増加率が50%以下の場合．これは第3期で（Patteの病期分類）僧帽筋-三角筋の被覆の断裂を伴わない，肩鎖関節靱帯と烏口鎖骨靱帯の2つの断裂を意味する（図76）．ノンプロのスポーツ選手や座職の人はまず絆創膏固定（図77），鎮痛と創傷治癒を目的とする物理療法そして僧帽筋-三角筋の被覆の筋力強化による機能的治療を行う．肩鎖関節靱帯の二重靱帯形成は，保存療法したにもかかわらず機能障害が持続する場合と患者が希望する場合だけ行う．プロのスポーツ選手や手術を希望する患者に対しては，最初に手術による安定化を計画する．一般的に第3期の関節離開で患者でも体型がずんぐりで筋肉質であれば手術の適応である．

■胸鎖関節離開に対する治療

■胸鎖関節離開は肩鎖関節離開よりも頻度ははるかに少ないが，いくつかの要点を知っておく必要がある．スポーツ事故より交通事故で生じる．受傷機転は常に矢状方向または横からの圧迫である．若年患者の胸鎖関節離開の大部分は骨端線離開であることを強調しておく．

■新鮮胸鎖関節の前方と後方の外傷性病変は異なり，前方は機能障害は少なく整復後も安定している．しかし後方はとくに安定性がある．

■両方とも腫脹が急速に出現し転位を触知するのが難しい．

図78 肩甲骨−鎖骨の大脱臼（第4期）烏口突起鎖骨間の二重靱帯形成術

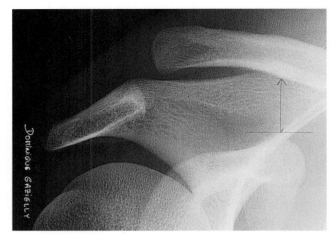

図78a：烏口突起−鎖骨間の長さ増加率が50%以上で第4期．

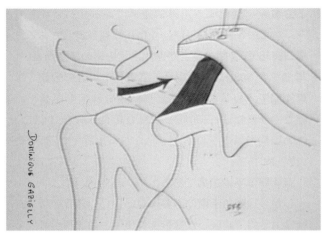

図78b：Cadenat法による烏口肩峰靱帯の走向変換法．

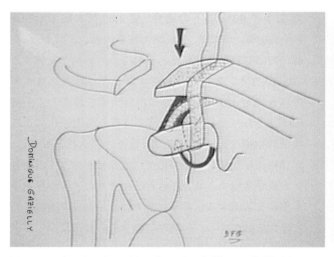

図78c：ポリプロピレン製リボンの人工靱帯で二重靱帯形成．

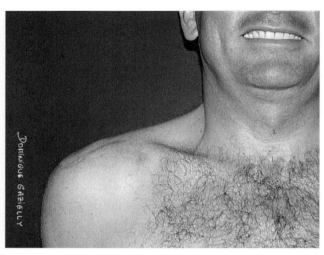

図78d：術後隆起の消失．

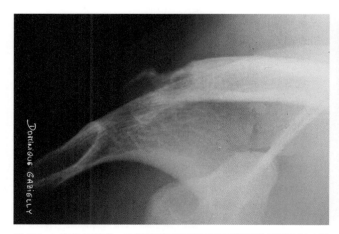

図78e：術後X線像．肩鎖関節正面像で烏口突起鎖骨間の長さは正常化．

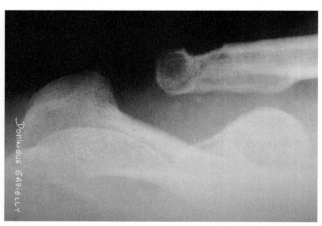

図78f：術後X線像．アングルアップ撮影で鎖骨遠位1/4の転位はない．

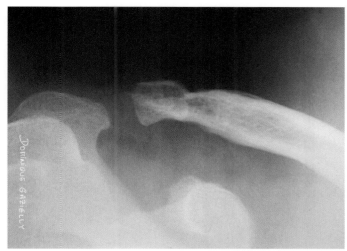

図78g：術後X線像．昼寝肢位撮影で鎖骨外側 1/4 において転位はない．

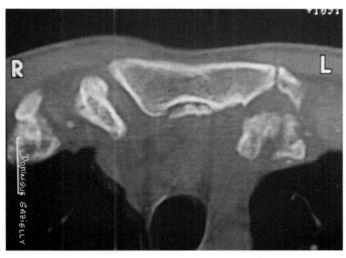

図79　CT 検査は胸鎖関節損傷の病態を知るのに参考となる．

- X線検査は確定診断に必要で，とくに前後の転位が正確にわかる．
* 基本的検査の目的は，鎖骨近位端の転位の有無を調べるために胸骨柄の側面像を撮ることである．
* CT 検査は胸鎖関節離開では参考となる検査である．
この検査は仰臥位で短時間に胸鎖関節の断面を撮影後，前後の転位の状態を正確に診断することができて，患者にとって楽な検査である．CT 検査は若年患者の鎖骨近位端骨端線離開と胸鎖関節脱臼の鑑別や，後方脱臼例で鎖骨近位端と食道，気管，縦隔との関係を正確に描出して，整復状態を確認するのに必要不可欠である．

- 緊急で行うべきこと．
* 局所の痛みと腫脹の場所を確かめて胸鎖関節の外傷性損傷の診断を行う．
* 生命予後を示唆する緊急手術の状況を除いては，転位の状態を確認するために，緊急でCT 検査をできるだけ行う（図79）．

> 神経血管の圧迫や呼吸困難の徴候が急速に出現したら，胸鎖関節後方脱臼による圧迫をすぐに考えなければならない．外傷性ショックを起こした患者はできるだけ早く手術室へ運ばれなければならない．そして，脱臼整復操作は挿管して胸部外科医または血管外科医の監視下で行う．多くの症例で整復後は安定性は良好であるため，6週間8字装具で固定する．

- 胸鎖関節前方離開に対する整復は，上腕を外転させ牽引しながら軽く後ろに引っ張り，鎖骨近位端を前から

後方へ押し込む．多くの症例で牽引を緩めると転位は再発する．
- 胸鎖関節後方離開に対する整復は胸部外科医または血管外科医の監視下に手術室で全身麻酔下に行う．この整復は難しいが安定している．8字装具で上肢を後ろに引き6週間の固定を要する．

■ 胸鎖関節の前方不安定性が日常生活に支障をきたすときは手術による安定化を必要とする．外科的治療は胸鎖関節と肋鎖関節の二重固定を行う．

■ 鎖骨骨折に対する治療
■ 中央1/3の骨折で第3骨片を伴わない症例が最も多い．肩甲帯への直達または介達外力により発症し，とくにスポーツ活動でよく見かける．例えば，自転車，オートバイ，乗馬などである．
* 臨床診断は容易である．上肢の同側の脈拍を触知し神経損傷の徴候がないかどうか系統的に調べる．開放骨折と神経血管損傷合併例はまれである．
* 骨折が疑われる場合はX線撮影をすぐに行う．鎖骨正面像で骨折のタイプ，横骨折か斜骨折か，主要骨片の転位や第三骨片の有無を重要視する（図80a）．
* 鎖骨骨折の治療はほとんど保存療法である．外科的治療は整復後プレートとビスを使う骨接合が適応されるであろう．例えば骨片の転位が大きい場合，開放骨折や神経血管の合併症を伴う場合，自転車競技のプロ選手などが保存療法による骨癒合を待てない場合である．とくにプロ選手の場合は抜釘が必要になるであろうし，抜釘後新たに転倒するとビスの穴での再骨折を考えなければならない．骨接合後の再骨折の骨癒合は難しく長期を要する．
* 中央1/3の骨折の保存療法の成績は機能的，骨癒合率，美容上すべてにおいて良好である．
- 8字の装具でうまく整復され（図80b, c），上肢を内旋位で肘を体幹につける固定をしたりしない．鎖骨は肩峰と胸骨柄の間に跨る堅い弓状の骨である．8字の装具により両肩甲骨は外旋位になり整復される．患者が"いかり肩"になるように行うと整復は成功する．
- ギプス包帯による8字固定が理想的である．患者の体にフィットし，整復状態を長期間保てるからであるが，皮膚からすると不快なことがある．今日ではもっと心地よい，ディスポでいくつかのサイズの8字の装具がある．
- 装具固定後，整復の状態を確認するために正面のX

図80 鎖骨中央1/3の骨折に対する保存療法

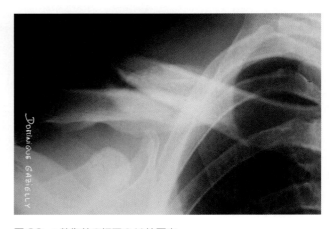

図80a：整復前の初回のX線写真．

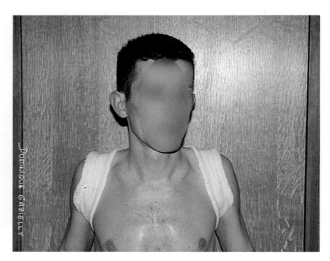

図80b：8字の装具着用による整復と固定．

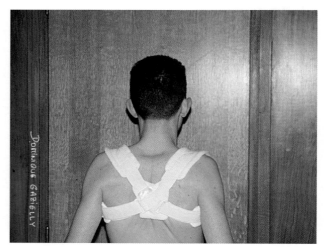

図80c：定期的に装具を締め直す．

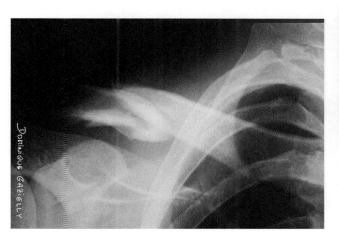
図80d：装具固定後整復の状態を確認するためのX線写真．

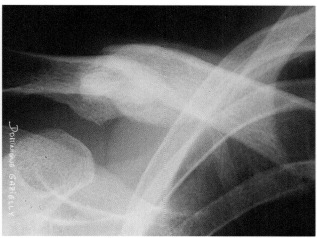
図80e：鎖骨の長さの短縮はなく，骨癒合完成．

線写真を撮影する（図80d）．
- 固定と骨癒合の状態を確認するために，受傷後1週，3週，6週にX線撮影を行う．ほとんどの症例で患者は6週間の装具着用を守る．このタイプの固定は日常生活に支障なく，自動車運転もできる．X線写真で仮骨形成の出現が認められるまで固定する（図80e）．コンタクトスポーツ活動は骨癒合の完成後3カ月目で再開する．
- 労働不能期間は6週〜3カ月．

> 鎖骨骨折は予後の良い骨折で，8字の固定装具による保存療法は簡便であるが，良い成績を上げるためには定期的な医学的チェックが必要である．

■ 鎖骨外側1/4の骨折は保存療法が難しい（図81a）．8字の固定装具で骨癒合が得られることが多いが（図81b），鎖骨骨折の中では手術による整復と固定術が最も多く用いられる骨折のタイプである．

= 大結節単独骨折に対する治療
■ 大結節骨折は頻繁にみられ，通常の転倒後あらゆる年齢層に起きる．とくに冬期積雪による転倒が最も多い（歩行，スキー，クロスカントリースキー）．

■ 臨床像はさまざまであるが，多くの症例で機能障害は必発で受傷側の自動挙上ができない．

■ 大結節の骨折については，この部位は棘上筋腱と棘下筋腱の付着面があり上・下関節面があることを認識する必要がある（図9, 10）．この骨折では，骨片は上方または後方へ転位する．なぜなら，骨折部の骨膜が完全に剥離すると，骨片は前述の腱により引っ張られるからである．そのため，疼痛があり，棘上筋腱損傷による症状がたとえ転位がなく骨癒合が早くても，骨折後約6カ月間は後遺症として頻繁に起きる．実際，血腫と損傷した棘上筋腱の瘢痕線維化は必発である（図82a）．骨癒合後の上腕骨頭の引き下げ筋の筋力強化は，二次性のインピンジメント予防と痛みなく仕事やスポーツに復帰するために常に必要である．

■ 大結節骨折の診断はX線撮影で行う．内外旋中間位の正面のX線像で大結節骨折は明らかになるが，転位の有無と単純骨折か複数の骨片を伴うか，ほかの上腕骨骨折がないことを確認するために，内旋位と外旋位の撮影の追加を勧める．

■ 大結節の転位を伴わない単純骨折．
* 転位のない骨折は骨癒合に3週間を要する（図82a, 82b）．外側の皮質骨は大部分連続性が保たれ，骨折部の骨膜の完全破損はない（図82c）．筆者らは日常診療の経験から無転位の大結節骨折は頻繁にみられ，他動運動を早期に開始しても転位しないと考えている．
* 緊急で撮影するX線所見により大結節の単純骨折や無転位例とさまざまな骨折を区別できる．
- 嵌入による陥没骨折（図82a）．上部の皮質骨骨折が棘上筋腱付着部の深層の病変を起こすのは当然の結果

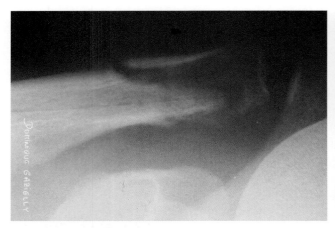
図81a 鎖骨外側1/4の転位のない骨折

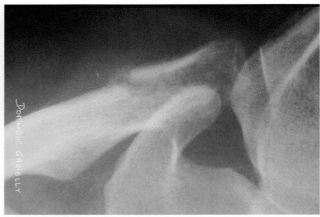
図81b 8字の固定装具による保存療法後の仮骨形成

図82 大結節の転位を伴わない単独骨折の種々のタイプ

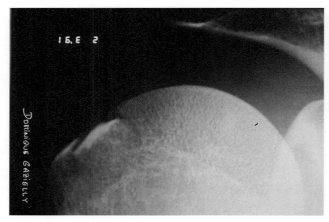
図82a：骨皮質の陥没骨折.

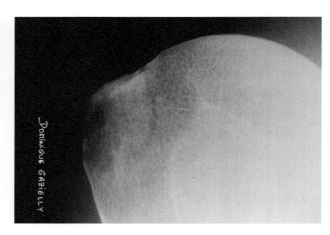
図82b：海綿骨の粉砕骨折.

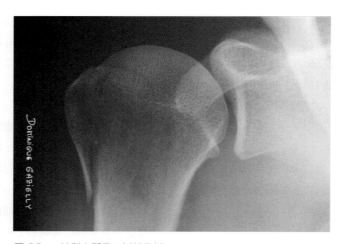
図82c：外側皮質骨の剥離骨折.

で，これは疼痛の後遺症の理由であり，前述のような治療が必要になる．

- 海綿骨の粉砕骨折（図82b）．
- 外側皮質骨骨折（図82c）．

＊大結節の単独骨折で転位がない場合は肘を体幹につけて固定してはいけない（図83a）．

- このタイプの固定は医原性の拘縮の原因になり肩の機能回復が6カ月延期する危険がある．この骨折は早期から他動的に動かせば平均2，3カ月で治癒する（図83b～j）．
- 特殊例には簡単に取り外しのできる装具を鎮痛目的で1週間処方する（図84）．この装具着用により受傷した上肢はセラピストによる他動運動と自主トレ以外の間，安静の肢位を保つことができる．
- 受傷日から昼も夜も1日中，鎮痛のために肩に氷袋を当てることを忘れてはならない．

＊すべての症例で患者は日常生活において患肢を使うように励す．なぜなら，トイレ，衣類着用，飲食など肩の早期他動運動は骨折の危険はなく，逆にあまり動かさないほうが拘縮や機能回復遅延で苦しむことになるからである．自動車運転は症例にもよるが，受傷後3～6週目で可能になる．

＊大結節の転位のない良好な骨癒合を確認するために，受傷後1週目，3週目，6週目，3カ月目で3つの回旋を含むX線撮影を行う．

＊労働不能期間は6週～3カ月で骨折のタイプや仕事の内容，座職か肉体労働かによる．肩の固定期間（肘を体幹につける強固な固定）が長ければ長いほど労働不能期間は長くなる．

大結節の無転位の単独骨折は，固定せず早期に他動運動を開始することで，後遺症なく早期の骨癒合を得る．肩甲上腕関節の前下方脱臼に関連する大結節骨折と脱臼整復後転位がない大結節骨折とは同じであることを心得ておく．

■ 大結節の転位のある単独骨折に対する治療．

＊転位を伴う大結節骨折は異なる様相を呈する．

- たとえば上腕骨頭脱臼整復後（図85a）も大結節骨折の転位は変わらない症例（図85b）．
- このほか，大結節の明らかな粉砕骨折で解剖学的に正しくない位置で骨癒合したために，肩峰下でのインピンジメントの原因となり，後遺症を起こす（図85c）症例．

＊一般的に，大結節の上方または後方転位は手術的整復と接合に非金属性で非吸収性の縫合糸を併用した軽い骨接合を必要とする．

術後45日間は外転位で副子固定を行う（図85d）．しかし，振り子運動と屈曲，伸展，外旋などの他動運動はすぐに開始する．介助自動運動は術後45日目から開始する．

＊術後の労働不能期間は最低3カ月である．

大結節骨折の上方または後方への転位は早期の手術的整復と固定術が必要である．事実，大結節の偽関節形成は機能障害の主な原因となる．

■ 上腕骨近位端の粉砕骨折に対する治療

■ 上腕骨近位端の粉砕骨折に対する治療の選択肢は外科頸骨折と大結節と小結節での two part 骨折または three part 骨折と関連しており，骨折のタイプ，患者の年齢と各術者の慣れによりさまざまである．全例において上腕骨頭頸部内側の骨皮質の離断がわかった時点から，阻血性の無菌性上腕骨頭骨壊死のリスクの存在と，壊死は外傷後いつでも突然発症することを常に患者に説明しておく必要がある．

■ 筆者らは多くの例で上腕骨近位端骨折の転位が軽度ならすぐに他動運動を行う保存療法を選択する（図86a, b）．

＊約3週間簡便で取り外しのできる装具を着用する（図84）．痛みのコントロールにクーリングと鎮痛剤を組み合わせる．

＊他動運動訓練のプログラムをセラピストの徒手により早期に開始する．振り子運動（図86c），セラピストによる他動屈曲（図86d），自主トレ（図86e），肘を体幹につけ他動外旋（図86f）である．

＊X線コントロールを回旋中間位（45日目図86g），外旋位（45日目図86h），内旋位（45日目図86i）の3方向で8日目，21日目，45日目に行う．受傷後45日目で骨性仮骨の出現を認め，早期他動運動は上腕骨近位端の形を整えるような印象をもっている

＊受傷後45日目から仰臥位で屈曲の介助自動運動訓練を開始する（図86j）．次に座位，最後に立位（図86k）で行う．患肢を背中に回す内旋運動は45日目以降に始めるべきである（図86l）．

＊受傷後4カ月で上腕骨頭の変形癒合なく，骨の脱灰もなく骨癒合は得られる（図86m, n）．自動運動の前

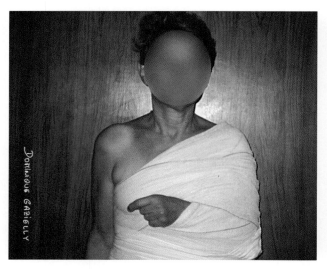

図83a 大結節の単独骨折で転位がない場合は肘を体幹につけて固定してはいけない．

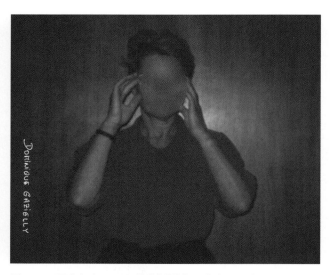

図83b 固定しないで日常生活動作は自由にできる．

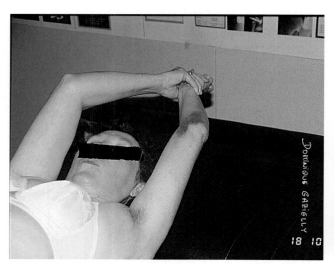

図83c 屈曲の他動運動をすぐに開始

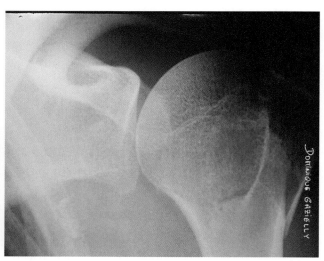

図83d 受傷後30日，骨折の上方と後方への転位なし

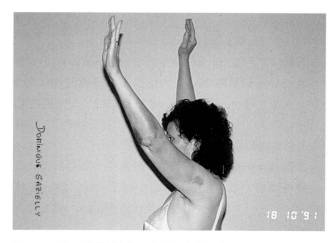

図83e リハビリ開始後1カ月，自動屈曲運動

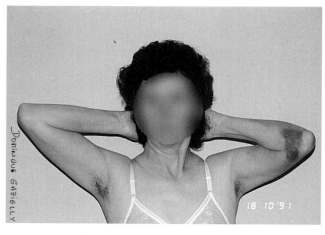

図83f リハビリ開始後1カ月，自動外転-外旋運動

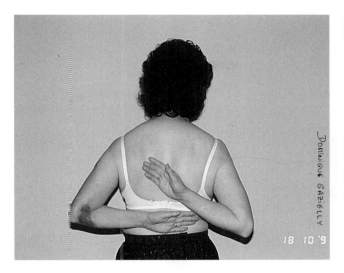

図 83g　リハビリ開始後 1 カ月，内旋自動運動

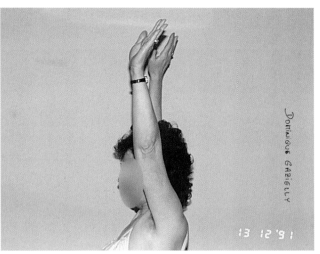

図 83h　受傷後 3 カ月目，自動前方挙上は完全に回復

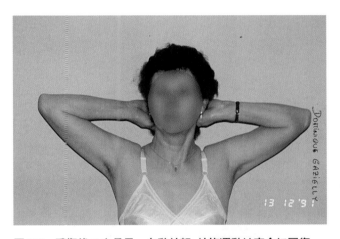

図 83i　受傷後 3 カ月目，自動外転-外旋運動は完全に回復

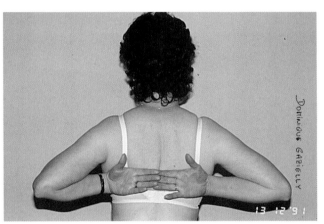

図 83j　受傷後 3 カ月目，自動内旋運動は完全に回復

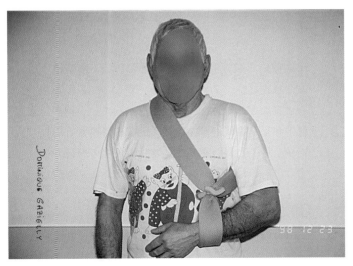

図 84　受傷後 1 週間，簡単に取り外しのできる鎮痛目的の装具を着用

図85 整復と外科的固定が必要な大結節骨折の転位のタイプ

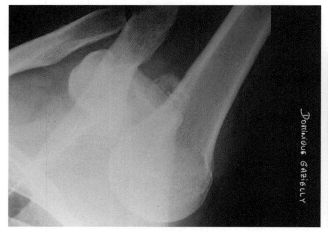

図85a：肩甲上腕骨脱臼に伴う大結節骨折.

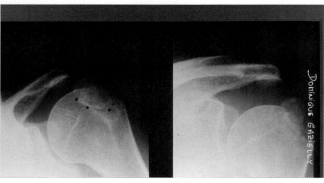

図85b：脱臼整復後も転位（＋）.

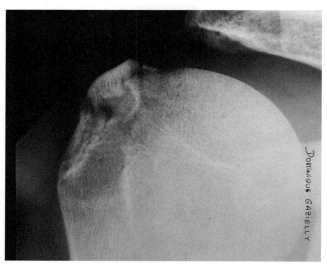

図85c：大結節骨折の多骨片と転位.

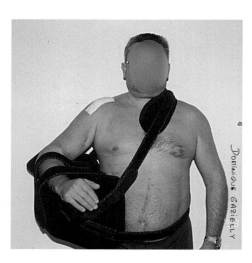

図85d：大結節の転位を伴う骨折に対して整復と骨接合を行い，術後45日間外転位で副子固定.

方挙上（図86o），外転-外旋（図86p），患肢を背中に回す内旋（図86q）は健側と比べほとんど同じで，機能的に回復し患者は満足している．

> Barchilon は12名の上腕骨近位端の粉砕骨折患者（女性7名，男性5名）平均年齢57歳に対して調査期間平均28カ月遠隔成績を行っている．Constant 機能スコア[*]の絶対値は平均88点（最大値100点）で，患者の83％は肩の痛みがなかった．無痛の自動運動は健側の自動運動の90％を達成した．偽関節，反射性交感神経性ジストロフィー，骨片の二次性転位，神経障害などの合併症は1例もなかった．今回の遠隔成績の結果，機能的かつ解剖学的成績の良さと受傷後拘縮がないことがわかり，上腕骨近位端の粉砕骨折に対する早期の他動運動を強く推奨している（図87a～f）．

＊70歳以下の高齢患者に発症した上腕骨近位端の粉砕骨折に対して，**上腕骨の人工骨頭置換術が適応となる**．骨の脆弱化はすべての骨接合術の危険因子である（図88a, b）．今日では70歳以上の高齢者の上腕骨近位端

[*]Constant 機能スコア：図32

図86　上腕骨近位端の粉砕骨折発症直後

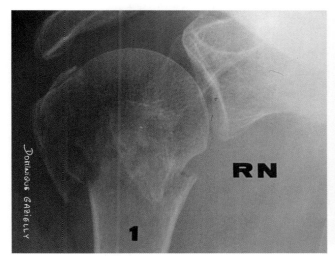

図86a：回旋中間位で初回の正面像．

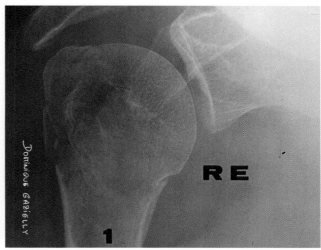

図86b：外旋位で初回の正面像．

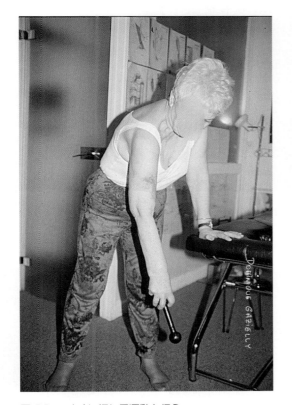

図86c：すぐに振り子運動を行う．

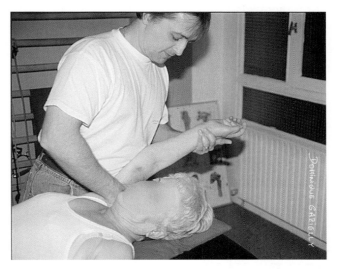

図86d：すぐにセラピストによる他動屈曲運動を行う．

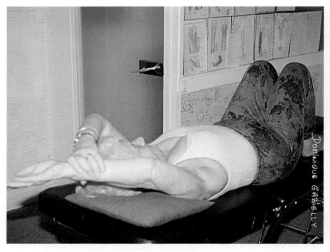
図86e：他動屈曲運動（自主トレ）.

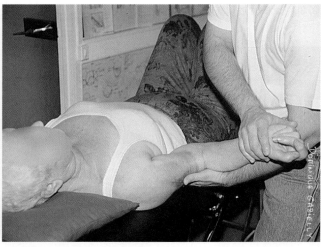
図86f：肘を体幹につけて他動外旋運動.

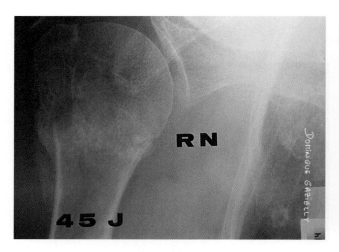
図86g：45日目で骨性仮骨出現（回旋中間位の正面像）.

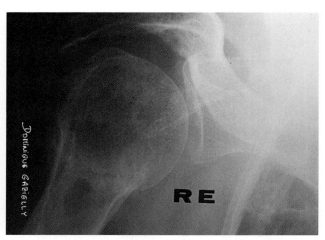
図86h：受傷後45日目（外旋位の正面像）.

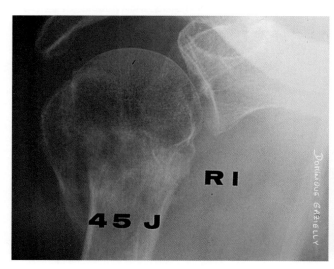
図86i：受傷後45日目（内旋位正面像）.

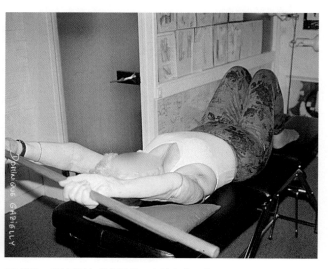
図86j：45日目から仰臥位で介助自動屈曲.

Ⅷ章　肩の外傷

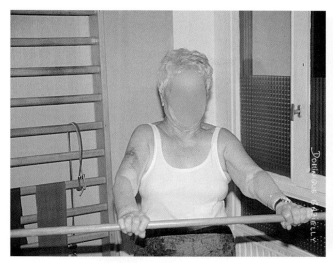

図86k：立位で介助自動屈曲.

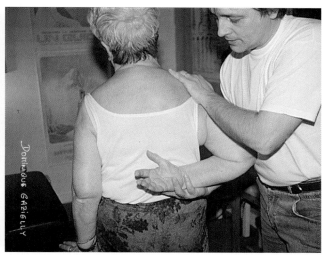

図86l：45日目から立位で手を背中に回す内旋運動.

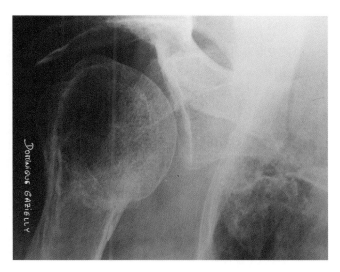

図86m：受傷後4カ月目，外旋位の正面像で，変形はなく骨癒合は得られている.

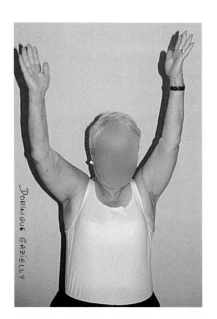

図86o：4カ月目，疼痛はなく自動屈曲.

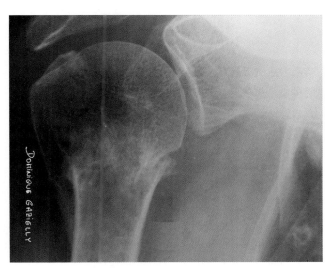

図86n：受傷後4カ月目，内旋位の正面像.

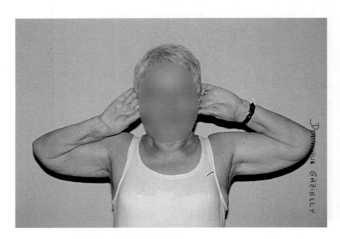

図86p：4カ月目，自動外転・外旋．

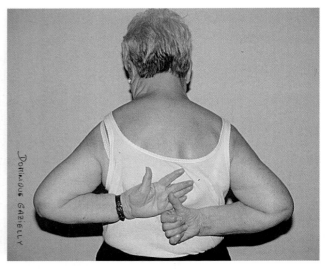

図86q：4カ月目，手を背中に回す，自動内旋．

の粉砕骨折の患者に対してリバース型人工肩関節置換術を行うことで一致した見解が得られ，XIV章で後述する．

* 上腕骨の大結節と小結節の骨接合の巧拙と，肩甲上腕アーチの再建を左右する大結節と小結節の位置により，機能成績は決定されるので，**かなり正確な再建術が必要である**（図88b）．
* **他動的前方挙上運動と外旋運動（肘を体幹につけて）は早期に行う**．手術した上肢は回旋中間位で術後45日間副子固定する（図53b）．45日目から手を背中に回す他動内旋運動と同時に仰臥位で介助自動運動を行う．自動運動は術後3カ月目で始める．術後6カ月目で肩の機能は回復する．

> 上腕骨近位端の複雑骨折に対するセメント使用人工骨頭置換術の機能成績は，外科的再建術の質の良さだけでなく，術後リハビリの順調な進行と関連している．高齢患者においては難しい．

■まれな肩甲骨骨折に対する治療

■肩甲骨骨折の症例：
- 烏口突起の骨折（図89a）
- 肩甲棘骨折（図89b）
- 肩甲骨柱の骨折（図89c）

■保存療法を開始するときの心得
- 即座に他動運動
- 簡便で取り外しのできる装具を着用して安静にする（図84）
- 骨癒合が得られるまで定期的にX線撮影

肩の外傷で初回のX線所見が陰性の場合の治療方針

■肩の外傷後の数例の患者において，初回のX線所見が陰性にもかかわらず**肩の偽性麻痺を伴う機能障害が出現する**．X線所見に異常がないことを明確にするには十分に質の良いX線写真が必要である．

> 肩の挫傷という曖昧な診断に満足して，鎮痛目的で3週間肘を体幹につけてきつく固定することはしてはならない．これは医原性の拘縮の原因となる．

■この症例で最も考慮すべきものは**腱板損傷**で，筋腱の急激な発作を起こす挫傷や高齢者に最も頻繁に発症する真の外傷性腱板断裂を念頭に置いておく．

■**他動運動のプログラムをすぐに開始すべきである**．振り子運動と他動屈曲と回旋運動を繰り返す．肩の外傷後は拘縮の予防のために動かさなければならないし，たとえ腱板剥離があってもまったく危険がないことを患者に説明する必要がある．このような症例は他動運動を行っても初回の病変を悪化させることはない．日常生活でできるだけ肩を使い，自主トレを行うように患者に強く勧

図87 62歳女性の上腕骨近位端の粉砕骨折に対する早期の他動運動のX線結果．Constant機能スコアは受傷後1年で85点に改善した．

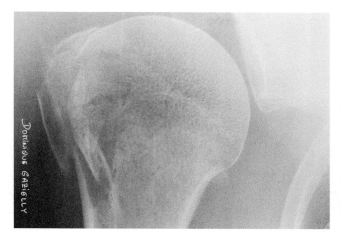

図87a：初診時のX線像（内外旋中間位）．

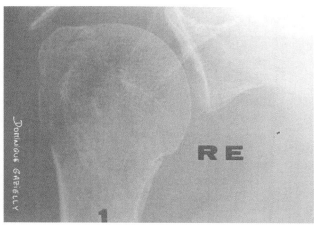

図87b：1年後．

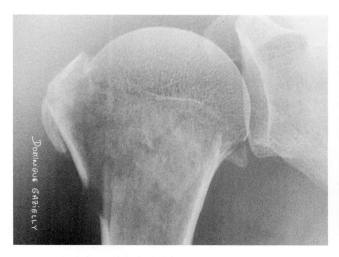

図87c：初診時のX線像（外旋位）．

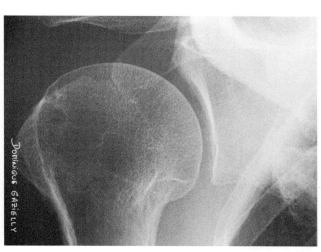

図87d：1年後．

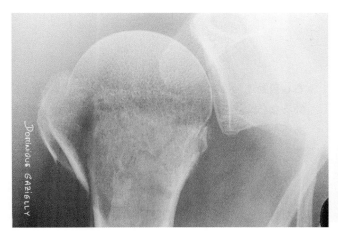

図87e：初診時のX線像（内旋位）．

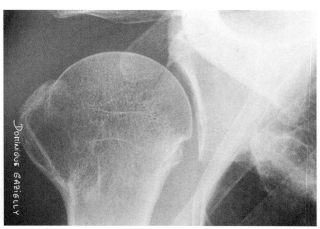

図87f：1年後．

図88　上腕骨近位端の粉砕骨折に対する人工骨頭置換術の適応

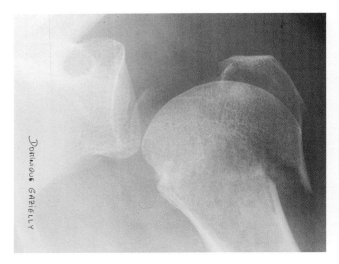

図88a：高齢患者のfour part骨折.

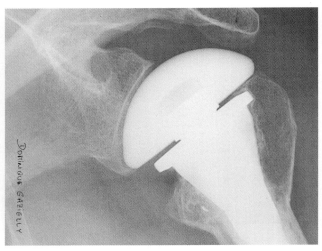

図88b：セメント使用した人工骨頭置換術を施行.

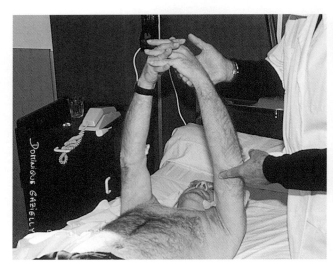

図88c：術後早期から他動屈曲運動訓練.

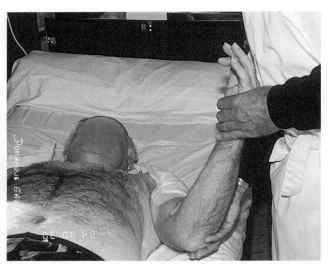

図88d：術後早期から他動外旋運動訓練.

める.

■患者は受傷後1週〜10日に再受診すべきである. 回旋（中間位, 外旋位, 内旋位）3方向の撮影では, 最初は見えなかった無転位の大結節骨折と受傷後の後方の骨の脱灰が明らかになることがある.

■ほとんどの症例で受傷後10日目のX線所見は陰性である. しかし, 腱板病変を考慮しておくべきである.

■もし自動運動の回復が他動運動の回復と同時進行しているなら, 腱板挫傷を念頭に置いておくことが大切である. リハビリのプログラムととくに三角筋や上腕骨頭の引き下げ筋の筋力強化を約6週間行うことで肩の機能回復は可能になる. Jobe test[*]が陽性でとくに腱板断裂が筋肉でマスクされている患者において少しでも断裂が疑われるときは関節CT検査を行う.

---

[*] Jobe test：図26b. 陽性は棘上筋腱断裂で強い痛みのために抵抗できない場合でエスケープ現象といわれる.

図89　肩甲骨のまれな骨折

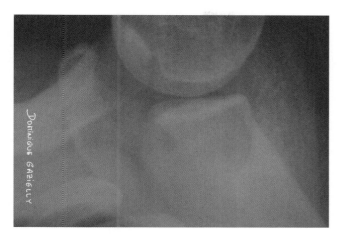

図89a：烏口突起基部骨折．

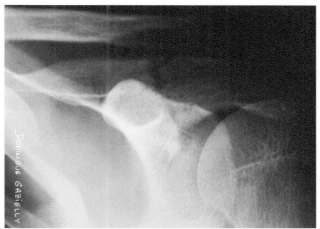

図89b：肩甲棘骨折．

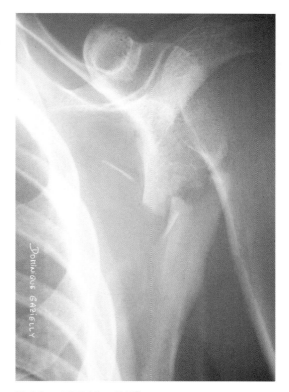

図89c：肩甲骨柱の骨折※．

■ 他動運動は回復したのに肩の偽性麻痺を伴う自動運動障害が持続する場合は，腱板断裂を念頭に置いておく必要がある．介助自動運動と外因性骨頭引き下げ筋の筋力強化をリハビリのプログラムに従い続行する一方，関節CTを考慮しながら，病変のタイプ，年齢，患者のモチベーションに応じて治療法を選択する．

※ 肩甲骨柱の骨折（Fracture du pillier du scapulum）：肩甲骨柱は英語でscapular pillarと訳されている．肩甲骨柱の場所を示す．Spalteholz解剖書ではこのような記載がある．

IX章

肩関節不安定症

3つの異なるタイプの不安定性に対する心得について順を追って述べる.
- 外傷性前方不安定症
- 外傷性後方不安定症
- 非外傷性多方向不安定症

外傷性前方不安定症に対する治療方針

解剖と生理
肩甲上腕関節の前方安定化の要素には他動的なものと自動的なものに分けられる.

肩甲上腕関節の他動的安定化要素は次の通りである;
*関節内は陰圧のため吸盤のような安定効果を有している.
*関節窩の表面は凹面で周囲は関節唇により補強されている (図7, 8).
*下関節上腕靱帯は正にハンモック状に張っている関節包を有している (図1, 5).

肩甲上腕関節の自動的安定化のために必要不可欠な要素は4つの腱板であり (図9～12), これらは基本的に肩の動きを安定させる靱帯である. 上腕骨頭を包んでいる4つの筋腱ユニットは常に関節窩に対する上腕骨頭の位置決定と安定化, あるいは運動の速さと強度に関与している. 腱板安定化機能は, この先天性関節弛緩症においてはとくに強く働いている.

病態生理
前方不安定症は肩甲上腕関節の軸に対する他動的, 自動的制御機能を超えているわけで (図90), そもそも靱帯と骨軟骨の解剖学的病変が原因である.

前方不安定症の解剖学的病変はまず靱帯である.
*初期病変は最も単純で関節唇・下関節上腕靱帯複合体の剝離, いわゆる Bankart lesion である (図6, 91, 93).
*関節唇と下関節上腕靱帯の間の剝離あるいは重大な Broca の関節包・骨膜剝離 (図92) は最も問題となる収縮を招き, 前方不安定症の症候を発生, 靱帯病変の悪化を惹起すると考えられる.
*下関節上腕靱帯の剝離は関節窩側や上腕骨付着部ではまれである.

上腕骨頭が急激に関節窩の凹面との接触をまったく失うとき, つまり脱臼するとき, その衝突により上腕骨や関節窩の骨性病変が生じる (図90).
*前方不安定症の上腕骨側の骨性病変はフランス語圏では Malgaine の後内側の陥没, 英語圏では Hill-Sachs の後内側の陥没と呼ばれている (図93). 上腕骨頭の陥没がX線上では回旋中間位, 正面像 (図94a) で観察され, 内旋位, 正面像 (図94b) でより明らかになり, Garth 撮影 (図94c) でさらに明らかになる.
*前方不安定症の関節窩の骨性病変は, 関節窩の前下方縁を上腕骨頭が前下方へ繰り返し通過した跡である. 前方不安定症の骨性病変は Bernageau 法による関節窩の側面像で完全に描出することができる (図37). 前方不安定症が以前から存在する場合は, 小さな骨折 (図95a), 骨折と面の骨欠損 (図95b), あるいは大きな骨欠損 (図95c) は重要である. しかし, 関節窩病変は正面像や Garth 撮影では見つかりにくい (図94c).

外傷性前方不安定症の診断
関節鏡視はしなくても, 診察とX線検査でほとんどの症例で診断がつく.

臨床診断は患者との問診と両肩の診察が基本である.
*患者の多くはスポーツ選手 (ラグビー, サッカー, カヌー競技, バスケットボール, ハンドボール, スキー, 格闘技など) で前方不安定症の発症はさまざまな状況で突然起こり, 日常生活に支障をきたすすべてのス

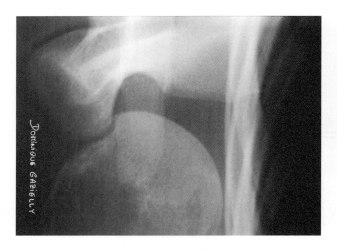

図 90　前方不安定症とは肩甲上腕関節の軸に対する他動的，自動的制御不能のことである．

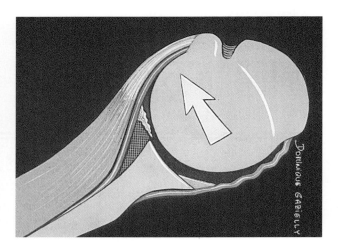

図 91　Bankart lesion は関節窩の前下方縁での関節唇・下関節上腕靱帯複合体の剥離のことである．

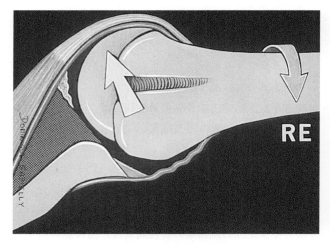

図 92　Broca の関節包・骨膜剝離は関節唇・下関節上腕靱帯複合体が関節唇の前下方縁から剥離して収縮した進行期病変である．RE：外旋

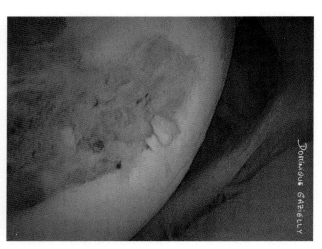

図 93　前方不安定症の解剖学的病変の関節鏡視．前面に上腕骨頭の後内側の陥凹，後方に Bankart lesion がある．

ポーツ禁止を余儀なくされる．

　反復性前方脱臼あるいは反復性前方亜脱臼の 2 つのタイプの不安定症が，2 つはまったく異なり区別する必要がある．
- 脱臼は上腕骨頭と関節窩の接触がまったく失われた状態で，第三者による整復が必要である．X 線検査をする．
- 亜脱臼は上腕骨頭と関節窩の一時的な接触の喪失で，患者が自分で整復できる．

＊系統的に全身検査を行い，**先天性関節弛緩症**と診断する．肘を体幹につけ外旋させて 85° 以上なら陽性と診断する（図 108）．

＊Apprehension test＊は健側と比べ，不意に脱臼感を訴える（図 31）．

＊前方引き出しまたは Jobe relocation test 陽性（図 96）は，真の前方不安定症というより上腕骨頭の動的前方偏位である．

■外傷性前方不安定症の骨性病変は X 線診断を基本とする．

＊臨床所見で外傷性前方不安定症が疑われる場合は，**まず基本的な X 線検査を少なくとも回旋中間位，外旋位，**

＊Apprehension test：La manœuvre de l'armé．図 31 敬礼動作テスト参照．

図94 上腕骨頭の後内側の陥凹

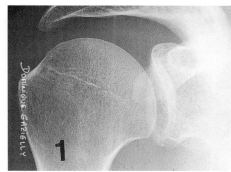
図94a：回旋中間位の正面像．

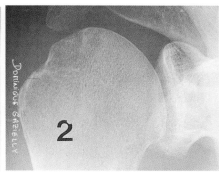
図94b：内旋位の正面像で陥凹がわかる．

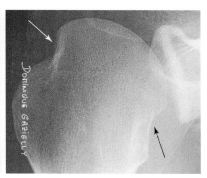
図94c：Garth撮影でよくわかる．

図95 前方不安定症の関節窩の骨性病変

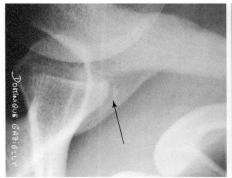
図95a：小さな骨折．

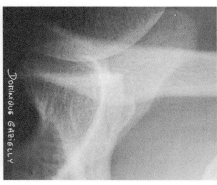
図95b：摩耗＋骨折．

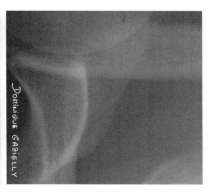
図95c：前下方の大欠損．

内旋位の正面像3枚と関節窩の側面像を撮り，これらにGarth撮影（図38）を追加するとさらに良い．上腕骨頭（図94）あるいは関節窩（図95）で骨頭通過跡の骨性病変を明らかにすることができる．**関節窩側面像で単独骨折または骨欠損が見つかれば外傷性前方不安定症の診断は確定する**（図95）．たとえ上腕骨頭側の骨性病変がはっきりしない場合でも，数例では上腕骨頭と関節窩の骨性病変がGarth撮影の写真1枚で同時にわかることもある（図94c）．

* 問診で反復性前方不安定症の既往があれば，正しく撮影されたX線所見で明らかに異常がなくても，または関節窩に異常はなく上腕骨頭の後内側の切れ込みだけしか認めない場合でも，**二次的に関節CTを撮影する**．
* 通常のX線所見が陰性でMalgaigneの後内側の切痕しかなくても，スポーツをするとき敬礼位に抵抗を何度も感じ，問診で痛みの訴えが強い場合は，肩甲上腕関節の関節鏡検査を勧める．関節鏡で真のBankart lesionが見つかれば，スポーツ活動中に気付かないでいた前方不安定性が問題となる．なお，靱帯剝離を伴わない前方の関節唇の単独病変が見つかれば，これは前方不安定症ではない．後方の関節唇と棘上筋腱深層面が後上方で衝突することもある．最後に，まれに関節鏡検査で異常のない関節弛緩や非外傷性多方向不安定症がみられるが，これについては後で述べる．

スポーツ選手における肩外傷性前方不安定症の診断
■ 比較的に容易である．
* 亜脱臼の既往または反復性前方脱臼．
* Apprehension testで明らかである．
* 上腕骨頭の後内側の切れ込みが重要．
* 関節窩側面像（部分的に改変）：骨折，骨欠損，骨欠損＋骨折．

関節CT検査が必要ない場合（下記項目）．

図 96 Jobe relocation test は真の前方不安定症というより上腕骨頭の動的前方偏位のことである．

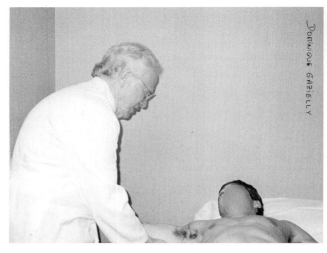

図 96a：患者は仰臥位で，検者は患者の上腕の後方に手を置き上腕骨頭を関節窩から前方へずらすと，脱臼の不安感はなくても疼痛が誘発される．

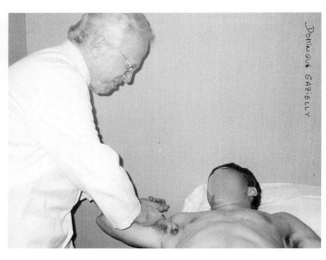

図 96b：検者の手を上腕の前方に置き上腕骨頭の軸を戻すように後方へ圧迫すると疼痛が消失する．

＊反復性前方亜脱臼のみの既往．
＊Apprehension test で痛みが誘発される．
＊上腕骨頭の後内側の切れ込みが軽度もしくは欠如．
＊関節窩側面像（改変の必要なし）．

関節 CT を撮像し，さらに診断のための関節鏡を行う必要があり，数例において治療が行える症例もある．

安定化の方法は？

外傷性前方不安定症に対する安定化の治療法はいくつかある．リハビリテーション，前下方の3つの関節制動術または関節包形成による在来の手術での安定化，または鏡視下靱帯の再接合による安定化である．それぞれの方法とその適応を述べる．

リハビリによる安定化

外傷性前方不安定症に対する外科的治療は緊急を要しない．数例は日常生活で支障をきたすが，仕事や家族の都合ですぐに手術ができない．筋力強化と proprioception の訓練を土台にした規則的なリハビリにより，反復性不安定症の発症の出現を予防できるが，常時生活にかなりの支障をきたした場合は，あらゆるスポーツ活動を一時中止し，外科的安定術を行う．

Patte の 3 つの関節制動術※

＊筆者らの症例はスポーツ選手が多く，Patte（1985）の方法を 500 名以上に対して 13 年前より行っているが，**生体力学的には成績が良く，Latarjet 法とは異なり"烏口突起形成術"と呼んでいる**．

＊Patte（1981）は上腕骨頭の安定性の脆弱さの原因が前下方の弱い部分にあることを明らかにした．上腕挙上から外転−外旋位（図 97a）は投球のテイクバックで作る溜め（図 97b）と一致する．この肢位は上腕骨頭が前下方へ移動し肩甲下筋から露出する．前下方の脆弱部位である関節包と下関節上腕靱帯が正常に機能しているとき，上腕骨頭は正常な位置におさまっている（図 97c）．

＊前下方の 3 つの関節制動術は繊細な手術で，ラグビー，柔道などの肩の筋肉を必要とする症例は時折回復が困難な場合もある．

前下方の脆弱な部分を補強するため，Patte（1981）は，骨，筋肉，関節包の 3 つの関節制動術を考案した．厳密にいえば，烏口上腕筋を肩甲下筋の下 1/3 へ移行させるが，上腕骨頭を押さえつけるには，投球におい

※Patte の 3 つの関節制動術：Patte の Triple verrouillage． 日本語で 3 つの関節制動術（かんぬき状固定）．図 98 外傷性前方不安定症に対する安定化手術である．3 つとは骨，筋肉，関節包のこと．すなわち烏口突起，烏口上腕筋，前下方関節包である．

図 97 肩の前下方の脆弱部とD. Patteの3つの関節制動術

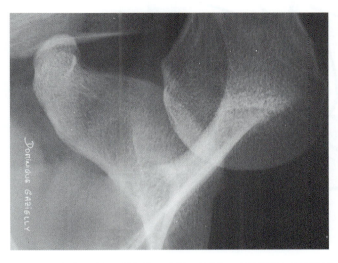

図 97a：上腕は外転・外旋位で垂直にすると，上腕骨頭の安定性が悪くなる．

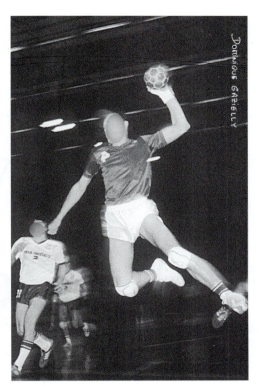

図 97b：投球の肢位．

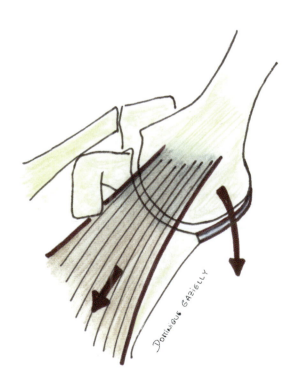

図 97c：この肢位で上腕骨頭は肩甲下筋から露出するが，肩の前下方の脆弱部位である関節包と下関節上腕靱帯のみで上腕骨頭は支えられる．

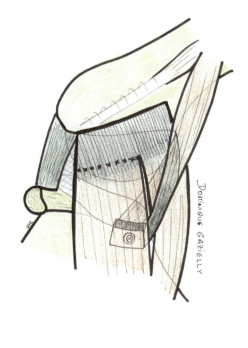

図 97d：投球のテイクバックでは，3つの関節制動術による"ハンモック状の筋肉"の形成のほうが生体力学的に"移植骨"より効果的である．

図 98　Patte による肩の前下方の 3 つの関節制動術

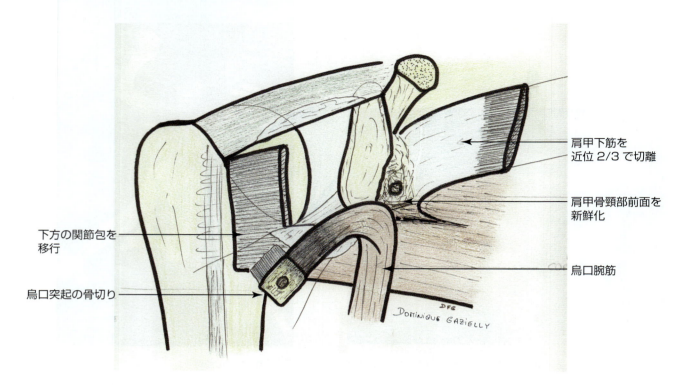

図 98a：手術の展開図.

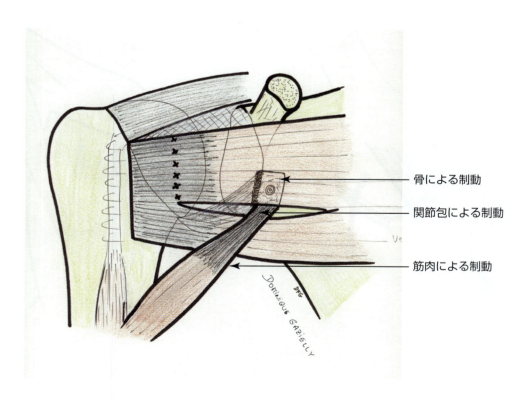

図 98b：骨，関節包，筋肉 3 つの関節制動術.

て烏口突起移行より烏口上腕筋のほうが強力だからである（図97d）．生体力学的に"ハンモック状の筋肉"のほうが"移植骨より効果的"で重要である．

* **三角筋-大胸筋前方進入による3つの関節制動術．**烏口上腕筋と小胸筋の間を切離し烏口突起の骨切りを行い，肩甲下筋腱と肩甲下筋を近位2/3でL状に切離，次に前下方関節包を切離後，烏口突起を移行するために関節窩の前方を展開して，前縁から十分離れたところに3.2のドリルの刃で前方から後方へ穴を開け，関節面に飛び出さないように1本のビスで固定する（図98a）．
* **前下方の脆弱な部分の補強は3つである．**すなわち
  ①烏口突起の移行によるビスを使う骨性関節制動術（烏口突起の締めつけによる骨折を避けるためワッシャーを使う）
  ②関節包による安定性（前下方の関節包を移行した烏口突起に縫いつける）
  ③筋肉による安定性（投球フォームで烏口上腕筋により肩甲下筋下1/3で押さえつける（図97d），肩甲下筋腱の上2/3の側側縫合（図98b））
* **前下方の3つの関節制動術は，危険な組織が多いので，愛護的に扱う必要がある．**烏口上腕筋の内側の剥離操作や烏口突起を強く引っ張りすぎることによる筋皮神経損傷，あるいは肩甲下筋の内側の切離での腋窩神経損傷，関節窩の前面に烏口突起を固定するとき，穿孔が中心からずれて烏口突起が脆くなり骨移植が偽関節を起こすリスクがある．烏口突起が関節内へはみ出すと中長期の経過で肩甲上腕関節の関節症の原因になる可能性がある．
* **3つの関節制動術術後，**移行した烏口突起のはみ出しがないことや骨癒合をX線条件をコントロールに確認する（図99a, b, c）．
* **正確な3つの関節制動術はリハビリにも良い．**セラピストは手術の生体力学の原理を知っておくべきで，少なくとも1回は手術を見て固定の状態を確認しておくのが理想的である．術後脱転の心配がないスポーツ選手にとって最良の固定なので，リハビリを順調に行うことができる．
* **術後翌日から振り子運動を開始し，1日3回繰り返す**（図100a）．**術後は簡単に取り外しのできる装具を着用**（図84）する．昼間は除去しても良いが，外出時乱暴に押されたりすることがないように術後6週間は着用すべきである．

図99　3つの関節制動術術後4カ月のX線所見

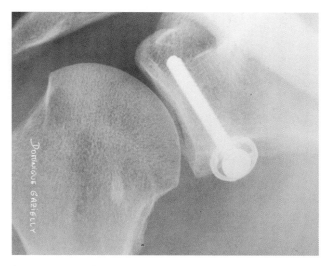

図99a：Garth 撮影．

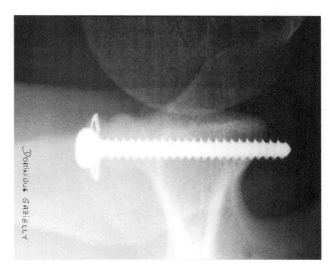

図99b：関節窩側面像．

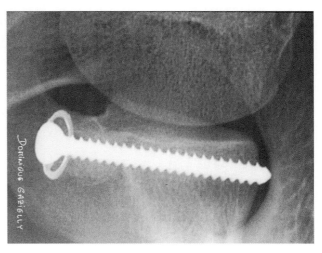

図99c：腋窩側面像．

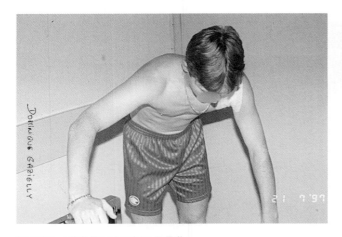

図100a：術後翌日より振り子運動.

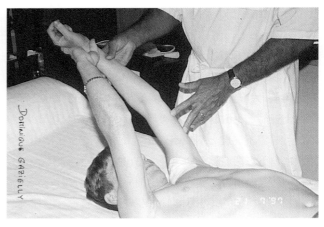

図100b：早期からセラピストによる他動屈曲運動.

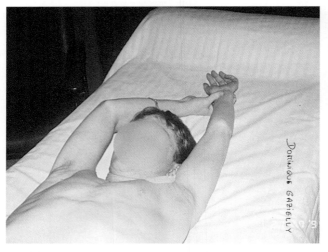

図100c：早期から自分で他動屈曲運動.

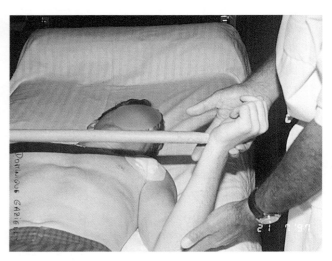

図100d：肘を脇につけて介助他動外旋.

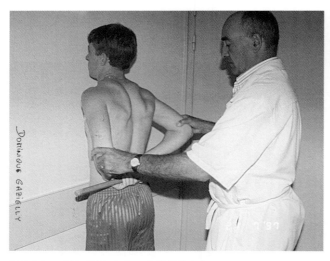

図100e：手を背中に回して介助他動内旋.

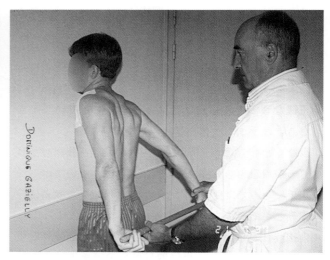

図100f：介助他動伸展.

IX章 肩関節不安定症

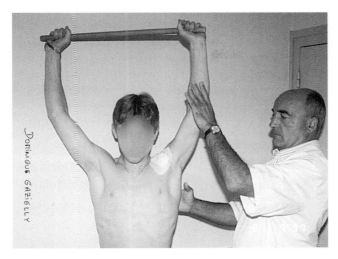

図100g：立位で介助自動屈曲運動.

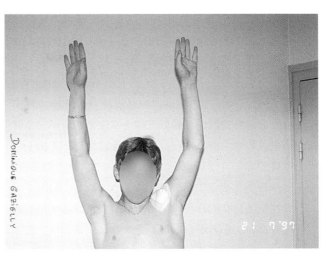

図100h：術後5日目自動屈曲運動.

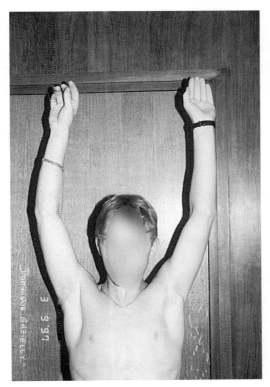

図100i：術後45日目自動屈曲運動.

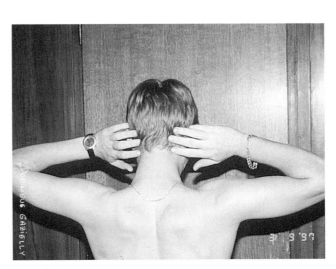

図100j：術後45日目外転・外旋位.

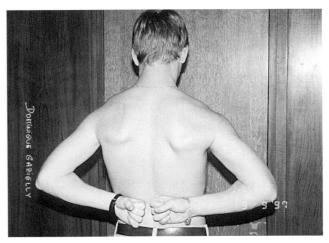

図100k：術後45日目手を背中に回す，内旋位.

109

＊術後のリハビリはセラピストによって早期から開始
し，仰臥位で他動屈曲運動を1日1回（図100b），そ
して自主トレを1日3回（図100c）行う．すなわち棒
を使い介助他動運動，外旋運動（図100d），手を背中
に回す内旋運動（図100e），伸展運動（図100f）．棒を
使った介助自動屈曲可動域訓練を立位でも行い，上腕
が肩甲骨の水平面と平行になるようにする（図100g）．
患者はすぐに自信がつくので，患肢で食事，衣類着脱，
トイレを済ませることができるようになる．肩のアイ
シングを1日3回行う．鎮痛剤や消炎剤は必ずしも必
要ではない．患者が自主トレをすればするだけ，痛み
は気にならなくなる．

＊患者は術後5日目で退院する．自動屈曲運動は完全に
行えることが多い（図100h）．肘を体幹につけての外
旋運動は回復にばらつきがあるが，実施しても良い．

＊このリハビリを同じリズム同じ頻度で術後45日目ま
で継続する．セラピストの重要な仕事は肘を体幹につ
けて外旋・内旋運動を行うこと．この期間次の2つの
動きは禁忌である．患肢で支える動きと投球フォーム
である．術後3週目で書字が可能となり職場に復帰で
きる．自動車運転は術後30～45日目で許可する．も
ちろん，転倒や肩への衝撃は避けなければならない．

＊術後6週で診察のため来院し関節窩の側面とGarth
撮影を行う．自動屈曲運動（図100i），外旋運動（図
100j），内旋運動（図100k）の回復の多くは可能である．
腱と筋肉の縫合部は治癒している．すべての運動はあ
まり必要ないと思われても維持する必要があり，三角
筋前方（図67）と上腕骨骨頭を中心で安定化させる内
外旋の筋力強化（図68, 69）が必要である．患者は走っ
たり腹筋を鍛えたりすることもできる．

＊術後4カ月目に再診する．関節窩の側面像で移行した
烏口突起の骨癒合を確認する．固有受容器訓練のよう
な筋力強化を集中的に行う（図70～72）．スポーツ選
手がトレーナーとスポーツ医によるリハビリを開始
し，集中的な回復訓練のプログラムで専門的なリハビ
リを受けるのはこの時期である．投球のテイクバック
などリスクの高いスポーツ競技（バレーボール，ハン
ドボール，バスケットボール，ラグビー，格闘技）へ
参加復帰できるのは術後5, 6カ月である．

＊**筆者らは1986年から1998年の間に500例以上に対
して3つの関節制動術を行い，147例について臨床成
績とX線所見により遠隔成績を調査した．経過期間平
均57カ月（最低2年，最大8年）**．147例（男性120
例，女性27例），平均年齢27歳，症例の86％はスポー

ツ愛好者であった．術後感染や血管損傷，脱転や転位
などはまったくなく，再手術もなかった．2例（1.3%）
に回復した筋皮神経麻痺を認めた．不安定性の再発や
再手術はなかった．患者の65％は同じスポーツで同
じレベルまで回復した．自動運動は88％において健
側と同じであった．屈曲（図101a），外旋（図101b），
外転外旋（図101c），背中に手を回す内旋（図101d）．
2％は偽関節，2％は移行した烏口突起の骨折後の
融解．術後の関節症は年齢（P=0.0023），期間（P=0.01），
移植骨の外側へのはみ出し（P=0.0003）と相関があっ
た．

3つの関節制動術は外傷性前方不安定症の安定化に
効果的である．スポーツ愛好の有無に関係なく反復性
前方亜脱臼や脱臼で関節窩の摩耗，骨欠損がある症例，
またはコンタクトスポーツで関節窩に骨性病変がある
症例である．患者の中には先天性関節弛緩症を伴う
場合もある．40歳以降では腱板を系統的に検査する．
この非常に繊細な手術は機能的に良好な成績を獲得し
ているが，この3つの関節制動術の概念は術後早期か
ら運動開始し，セラピストの徒手によるリハビリと患
者自身の規則正しい自主トレの2つの"利点"を持っ
ていることである．

■ 鏡視下靱帯再接合による外科的安定化

＊現在では関節唇・下関節上腕靱帯複合体の剝離いわゆ
る**Bankart lesion**に対して，吸収糸また非吸収糸を
使い（図102b），**関節鏡のみでの再接合術が可能になっ
ており**（図102a），さらに関節窩の前下方縁に2個あ
るいは3個のアンカーで留めることもある（図102c,
d）．

＊**術後のリハビリは3つの関節制動術の場合とは異な
る**．患肢を回旋中間位で30～45日間固定し，術後翌
日より1日4回振り子運動開始（図102e）．術後45日
間は外旋0°を超えないように注意して週3回45°以内
の振幅で前後運動する．内外旋の等尺性筋力強化訓練
は最初から行う．

術後6週で靱帯再接合部は治癒するので術後3カ月
で自動振幅運動を行い，術後3～6カ月の間は筋力強
化と固有受容器のリハビリを行う．

一般的に鏡視下靱帯再接合のほうが3つの関節制動
術よりリハビリに時間を要する．靱帯治癒の遅れに
より自動振幅運動の改善に時間が必要となる．**術後6
週間は軽くて調整できる副子を着用する．技術工学**

図101 ラグビー選手に関節制動術を行い,自動的関節可動域は完全に回復した.

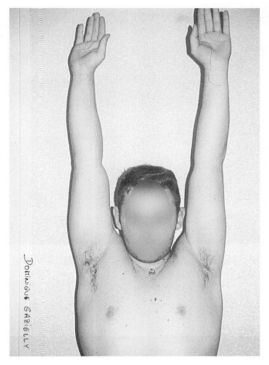

図101a：屈曲.

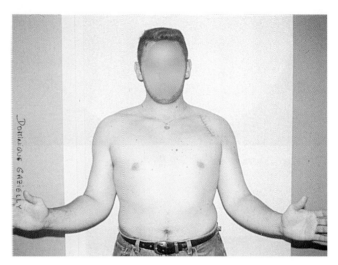

図101b：肘を体幹につけ外旋.

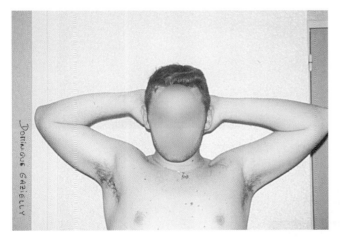

図101c：外転外旋.

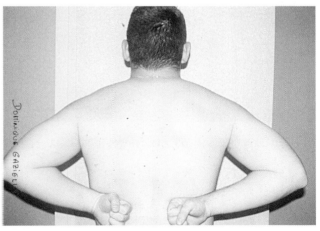

図101d：内旋して手を背中につける.

的,技法的に難しいこの方法は,筋肉を損傷せずにBankart lesionを解剖学的に修復できる利点がある.

* 筆者らは鏡視下固定術を施行した25名（男性13名,女性12名,平均年齢22歳）のスポーツ選手について調査（平均期間41カ月）した. 2名（8%）は前方不安定性再発,関節弛緩,スキー転倒で再手術. この調査の90%の患者は以前のスポーツ活動へ復帰していた.

* 鏡視下靱帯再接合術の技術の能力と外傷性前方不安定性の治療成績の信頼性は当然相関するが,一方では関節唇・下関節上腕靱帯複合体の組織の質の良さと,もう一方では関節窩縁の靱帯の収縮の程度により左右される. 鏡視下再接合に対する解剖学的選択基準はかなり厳しく,再発の危険の高い患者を危険にさらさないように設定されている. 鏡視下靱帯再接合術を考慮す

図 102 鏡視下テクニックだけによる Bankart lesion の再接合術

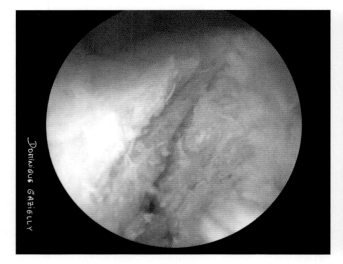

図 102a：Bankart lesion の鏡視所見.

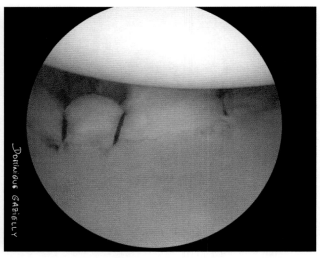

図 102b：関節唇・下関節上腕靱帯複合体を関節窩に再接合した鏡視下所見.

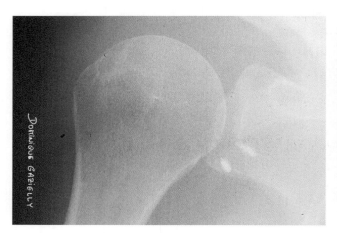

図 102c：術後，関節窩の前下方縁に縫合糸を使いアンカーで固定.

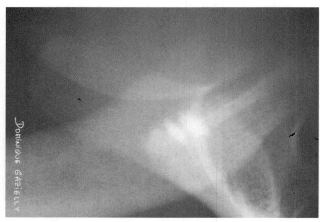

図 102d：術後関節窩側面像.

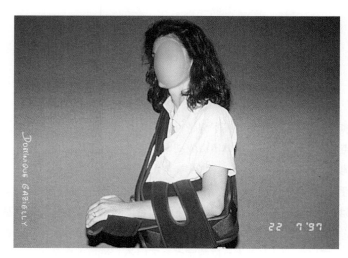

図 102e：術後 45 日目，上肢を回旋中間位で副子固定.

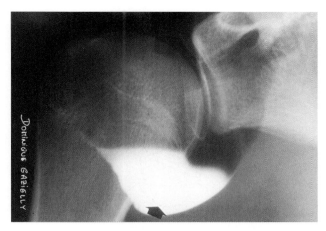

図103　先天性関節弛緩症が背景にある場合，関節造影検査で関節の前下方に関節包内の造影剤の貯留を認める．

る場合，関節CTで典型的Bankart lesion（図45）を認めたにもかかわらず，関節窩の骨性病変のほかに靱帯病変が進行し再接合ができないと考えられるときは再考すべきである．

* 筆者らは鏡視下靱帯再接合術の適応はスポーツの種類により決定する．コンタクトスポーツ，ラグビー，格闘技はこの手術の適応外と考えている．
* 術前の関節造影検査で関節の前下方の大きな造影剤の貯留（図103）を形成する先天性関節弛緩症においては，鏡視下靱帯再接合の適応外であると考える．たとえ関節の前下方の大きな袋を縫縮やレーザーを使った方法で小さくできても適応ではない．まず縫縮術については鏡視下部分縫縮術を試みたが，先天性関節弛緩症のため関節包に緩みを認めた．次にレーザーによる縮小については関節包の縮小の長期的組織調査がいまだ十分ではない．

関節唇・下関節上腕靱帯複合体の再接合いわゆるBankart lesionの鏡視下手術は，現在では解剖学的選択基準を厳守すれば技術的に可能で成績は信頼できる．再接合する組織の質が良く，あまり収縮していないことが必要である．この固定術の適応はコンタクトスポーツや格闘技をまったく行わず，先天性関節弛緩のない反復性前方亜脱臼だけの患者である．基本的所見では，上腕骨頭に中等度の陥凹がないことが必要である．とくに骨頭通過後の関節窩の骨欠損がないこと（図95b）である．関節CTにより前下方の関節包の伸張がないBankart lesionであることを確認しておく（図45）．

■ 外科的安定化．単独前方関節包形成術または靱帯再接合術併用

* この安定化手術は外傷性不安定症に対する第3の選択肢である．
* 先天性関節弛緩症の患者（図108）でコンタクトスポーツ，格闘技をまったく行わず，関節窩の側面像で骨欠損（図95b, c）などまったく異常を認めない症例に対して，この術式を好んで使用している．関節造影と関節CTでは前下方の大きく伸張した関節包を描出することができる（図103），あるいは単独またはBankart lesionを合併している（図44）場合である．前方不安定症は反復性前方亜脱臼であることが最も多い．
* 外科的治療はBankart lesionがあれば鏡視下にアンカーを使い靱帯再接合（図104a）を行い，次に前方関節包を2つの上・下の皮弁で形成して**関節包の前下方の袋状の緩みを小さくする**（図104b）．
* 術後のリハビリは鏡視下靱帯再接合術と同様である．

■ 外傷性前方不安定症に対する3つの外科的治療法のおのおのの適応についての総括．

* 現在鏡視下靱帯再接合が時代の先端を行っているが，外傷性前方不安定症のすべての患者に適応できるとは考えていない．筆者らは外傷性前方不安定症に対して3つの関節制動術が70%で最も多く，鏡視下靱帯安定化は15%，関節包形成術は15%と少ない．3つの外科的治療法はいまだ決定的ではなく，成績はまだ不明としても将来的には明らかになると考える．さらに治療法は外科医の技術の習熟度やスポーツなどの種類により異なる．
* 外傷性前方不安定症に対する3つの外科的治療法のそれぞれの適応についての総括．

3つの関節制動術の適応	- 先天性関節弛緩症（＋）または（－） - 反復性前方脱臼または亜脱臼 - 関節窩の大きな骨欠損 - コンタクトスポーツ，格闘技，関節窩の骨欠損中等度
鏡視下靱帯再接合術の適応	- 先天性関節弛緩症（－）または中等度 - 反復性前方亜脱臼のみ - 修復可能なBankart lesion - 関節窩の骨性病変（－）またはわずか，摩耗なし - コンタクトスポーツ（－），格闘技（－）
関節包形成術の適応	- 先天性関節弛緩症重度 - 反復性前方亜脱臼のみ - 関節包弛緩＋Bankart lesion - 関節窩の骨性病変（－）またはわずか，摩耗なし - コンタクトスポーツ（－），格闘技（－）

図 104　外傷性前方不安定症に対する関節包形成術

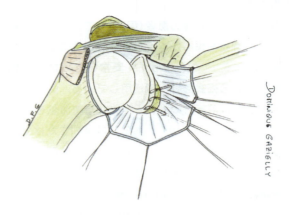

図 104a：Bankart lesion がある場合の治療．

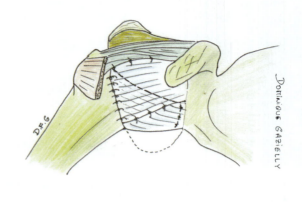

図 104b：前下方の関節包形成．

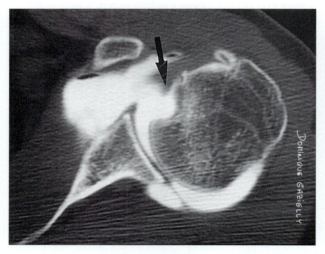

図 105　外傷性後方脱臼後に上腕骨前方の陥凹の大きさ（矢印）が関節面の 25% 以下であるのが CT 検査でわかる．

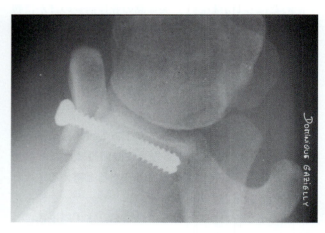

図 106　外傷性反復性肩関節後方不安定症に対し後方に腸骨より採取して骨移植を行った．

■ いつ安定化を行うか？
- 従来は反復性前方脱臼または亜脱臼の既往が 3 回以上のスポーツ選手に対しては外科的安定化を勧めていたが，最近では不安定症の初回発症から早期に外科的安定化を勧める傾向にある．

- 決定要素を挙げるとスポーツアマチュアかプロスポーツ選手か，関節窩の初回骨性病変の程度による．

- 大部分の症例において，外科的安定化手術を受ける時期を決めるのは患者である．どのスポーツ選手でも前方不安定性のためにスポーツ活動において不自由を感じるようなら，肩の安定化を回復する手術を受け，大好きなスポーツに復帰することを希望するのは明らかである．

- コンタクトスポーツ（ラグビーなど）や格闘技（柔道など）をするプロスポーツ選手においては早期手術が勧められるであろう．前内側脱臼の初回例で関節窩に大きな骨病変が存在し（図 75a, b），集中的かつ特殊なリハビリを行ったにもかかわらず競技への復帰が不可能な場合である．

IX章　肩関節不安定症

図107　陳旧性肩関節後方脱臼

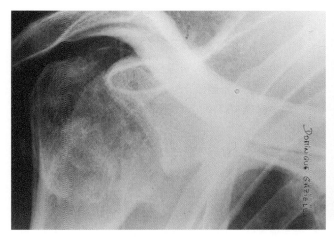

図107a：回旋中間位の正面像．

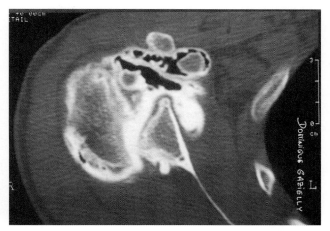

図107b：CT検査で後方脱臼の一定の所見を示しており，60歳以上では人工骨頭置換である．

後方不安定症

■後方不安定性は前方不安定性と比べ非常にまれであるため，臨床経験は多いものではない．そこで筆者らはこの疾患について1995年に結成した新しいフランス研究会に意見を求めた．この研究会は第2回フランスの肩肘研究会（G.E.E.C.）のときに11名の外科医のグループで構成されたものである．

■この研究会は外傷性後方脱臼と初回後方脱臼後で整復を必要とする再発例だけに絞っている．脱臼骨折と先天的に多くの要因（関節弛緩症，後捻した臼蓋形成不全）をもつ反復性後方脱臼はこの研究会では除外している．

■外傷性後方脱臼の新鮮例で3週までに治療した63例をまとめた．全身麻酔下での整復は63例中58例（92％）において可能であった．
■全身麻酔下で肩が安定していれば3週間の装具固定による保存療法を行う（図84）．

■全身麻酔下で肩が不安定であればCT検査を考え，上肢を回旋中間位で強固な副子で固定する必要がある．
＊前方の切痕はCT検査でよくわかるが，その大きさが関節面の25％以下の場合（図105）．回旋中間位で6週間の副子固定を行わなければならない．
＊CT検査で骨頭の前方の切痕の大きさが関節面の25～50％の場合．保存療法を行うかあるいは小結節を移動するか切痕を埋めるかなどは，一定した見解が得られていない．
＊切痕の大きさが関節面の50％以上の場合は，60歳以上は人工骨頭関節術の適応である．60歳未満は将来壊死を起こす可能性はあるが，骨接合を試みる必要がある．

■外傷性反復性後方脱臼の12例をまとめてみた．
■後方に腸骨骨移植（図106）は唯一多施設で用いられている方法である．上腕の前方の切痕が小さく，関節窩の後縁の骨折を伴えばこの術式が適応となる．

■後方関節包形成に棘下筋腱の縫縮を組み合わせる方法は，後方関節窩の骨病変がなく，背景に先天性関節弛緩があればおそらく適応となる．

■陳旧性の64例をまとめた．受傷後3週以上経過例で，前方の線維性瘢痕が原因で非観血的整復を試みたがすべて整復できなかった（図107a, b）．
■調査ではまだ多くの不良例があることは残念であるが，このことからも外傷性肩関節後方脱臼の初期診断についてあまりにも知識が不足していることを痛感する．

■初回受傷後6カ月以内であれば，治療方針は上腕骨前方の陥凹の大きさによる．
＊陥凹の大きさが関節面の50％以下であれば，前方進

115

入で陥凹を小結節を移行して埋めるのが良い方法である.

***陥凹の大きさが関節面の 50% 以上であれば**，治療方針は患者の年齢により異なり，60 歳以下は陥凹を埋め，60 歳以上は人工骨頭置換を行う．腱板の状態の把握には CT が有用である（図 107b）.

■**初回受傷後 6 カ月以上経過している場合は**，患者の年齢により人工関節または陥凹を埋める手術を行う．どの術式でも術後 45 日間回旋中間位で副子固定を行う.

■他動的に肩甲骨面に平行に挙げ外旋運動を即座に行うのが理想的である．内旋運動は禁忌である．結局どのような治療にせよ，治療が遅れた症例は機能成績が劣るが，早期に治療した症例は機能成績が良好である．**癲癇，感電死，あるいは外傷などの危機状況に陥った患者に直面したときでも，診察と最小限の X 線検査は必須であることを強調しておく.**

非外傷性多方向不安定症

■**幸いにもこのタイプの不安定症はまれ**であり，病態の治療方針を立てるのが難しい.

■**多方向不安定症を 2 つの面，前方-下方と前方-後方での上腕骨頭の不安定症と定義する.**

■**多方向不安定症の大部分はスポーツ活動をしている青少年や成人にみられ，すべての症例で先天性関節弛緩症を有している．** 例外的に，幼少期のとても早い時期に始めた活動性の高いスポーツ（床体操，ダンス）で起こった後天性関節弛緩がある．これは男児よりはるかに女児に多い

■**診察の最中に靱帯弛緩のチェックを系統立てて行うべきである．** 次のような多くの身体的異常と X 線所見を認めれば，先天性関節弛緩症とする（図 108）.
■**肘を体幹につけ両肩の外旋角が対称性に 85°以上**（図 108a）.

■**手関節の過屈曲のため，母指が前腕前面に触れる**（図 108b）.

■アングロサクソン派がいう肩の"**Sulcus sign**"（図

108c）．検者は患者の上肢を下方牽引すると肩峰下に陥凹が出現するが，これは上腕骨頭の他動的下方脱臼を意味している.

■患者の手首に 7kg の重錘をつけ上肢を下方牽引して，回旋中間位の正面像，つまり**上腕骨頭の他動的下方脱臼の X 線像**（図 108d）.

■**両側膝蓋骨症候群の既往と反復性足関節捻挫.**

■**先天性肩関節靱帯弛緩を有する青少年や成人が，とくにコンタクトスポーツやテイクバックスポーツを定期的に行う場合は，上腕骨頭の多方向不安定症が潜在していることを意識しておかなければならない**（バレーボール，ハンドボール，バスケットボールなど）．上腕骨頭は関節弛緩症ではバランスのとれない不安定症で，上腕骨頭と関節窩の 2 つの間の大きな"動きのあそび"のために，関節包の過度な弛緩も加わっているのである．腱板の 4 つの腱が活動的な靱帯で，被覆部と"固有受容回路"により上腕骨頭の面を支え，安定させている（図 13）．**関節弛緩症で多方向不安定症が潜在している患者では，肩が自動安定能を失うほどの機械的外力を受けると症状が出現する.**

先天性や後天性の靱帯弛緩の肩に対して系統立てて診療すべきである．靱帯弛緩は無症状である．肩には不安定症状がなくても弛緩が存在する．青少年や成人の靱帯弛緩の肩がスポーツにより外力を受けると症状が出現し，多方向性不安定性の臨床像を呈するようになる.

■**肩の非外傷性多方向不安定症の診断には臨床，X 線と関節鏡が必要である.**
■**臨床面では**患者は不安定性により痛みを訴え，"腕が抜ける"あるいは"何も持てない"というような共通の表現をする.

■**X 線上では**，手関節に重錘をつけ下方へ垂直牽引を加えると上腕骨頭の下方亜脱臼は明らかになる（図 107d）．上腕骨頭の動的中心が前後にずれる（図 109）．関節包の底が前-下方へ伸張しているのが関節造影と関節 CT で明らかだが，Bankart lesion は例外である（図 44）.

図 108　先天性関節弛緩

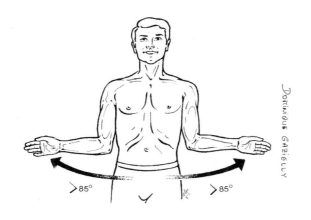

図 108a：肘を体幹につけて外旋 85°以上，両側対称性．

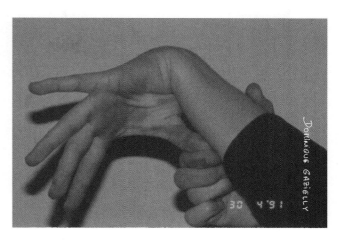

図 108b：手首と指の関節弛緩．

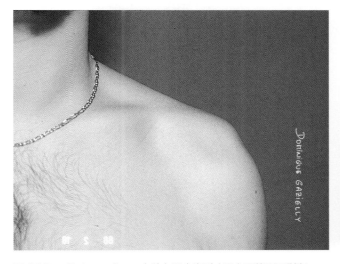

図 108c：Sulcus sign：上肢を下方牽引すると肩峰下で脱臼．

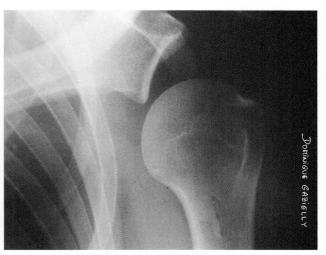

図 108d：手首に 7kg の重錘をつけ垂直に牽引を加えると，上腕骨頭は下方へ脱臼する．

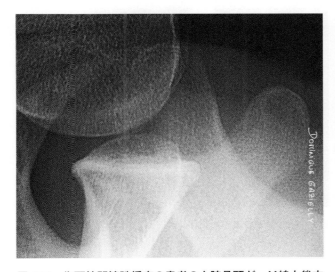

図 109　先天性関節弛緩症の患者の上腕骨頭が，X線上後方亜脱臼している．

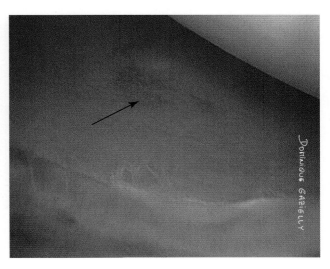

図 110　先天性関節弛緩症の患者の内側に偏在した軟骨炎の鏡視下所見

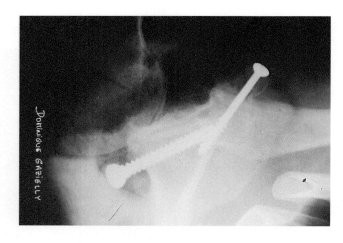

図 111　禁忌：関節弛緩症患者の多方向不安定症に対し，前後方に二重骨移植を行う安定化手術

図 112　随意性肩関節不安定症に対する外科手術は絶対的に適応外である．

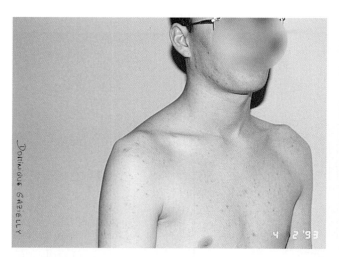

図 112a：随意性下方不安定症．

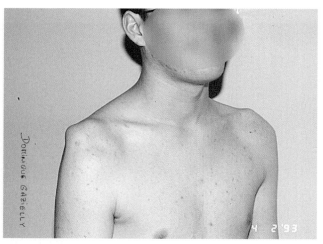

図 112b：随意性下方不安定症．

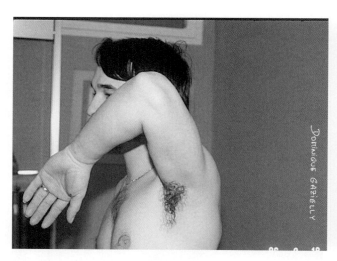

図 112c：随意性後方不安定症．

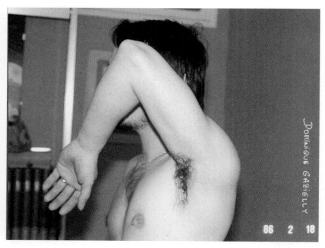

図 112d：随意性後方不安定症．

■アスリートで過弛緩の患者は不安定性よりも痛みを訴え，基本的にX線所見で上腕骨と関節窩にまったく骨性病変はなく，関節CT検査でもBankart lesionはまったく出現しないので，**多方向不安定症の存在を疑うときは，肩甲上腕関節の関節鏡検査が有用である**．入念な関節鏡検査を行うと，大部分の症例で前方の靱帯の剝離はなく，一方では関節包の前後方の伸展は多方向不安定症の原因となり，もう一方では上腕骨頭の関節窩に対する動的軸の連続的なずれが原因である関節窩の中心部の軟骨炎（図110）となり，患者の訴える痛みについて説明できる．

多方向不安定症の治療はかなり難しく，議論が多い．

■**禁忌**：特殊なリハビリの計画を立てないで，即座に患者に手術による安定化を勧める．

■**励行（行うべきこと）**：原因となるスポーツ活動を中止し，痛みのある腱に超音波照射や抗炎症性薬物を使用したイオン療法をベースに**痛みの治療をする．筋力強化と固有受容器の訓練による肩甲上腕関節の安定化を試みる**（図65〜72）．筋力強化は肩のすべての筋肉に対して，肩に痛みを誘発しないように初めは微力の抵抗で徐々に行うべきである．筋力強化は短時間頻回に行い，例えばそれぞれの訓練を10往復を3回と分けて休息時間を作る．これは長期的努力を要する訓練であることを知っておく必要がある．実際に関節弛緩症に対する筋力訓練は難しく，スポーツや医師，セラピスト，トレーナーが熱心に行っても達成できないこ

とがある．上腕骨頭のリハビリによる安定化には筋力強化よりも固有受容器の訓練のほうがはるかに優っているが，この目的を達成するには6〜12カ月の十分な期間を要する．

■**場合により励行**：最低12カ月の集中的かつ完璧なプログラムで治療したにもかかわらず，障害が残り手術を強く希望するスポーツ選手には手術を勧め，**関節包前後方二重形成術による安定化手術を慎重に行う．**

■**絶対禁忌**：前後方に骨移植を行うオープンの安定化手術（図111）．これは，関節包の問題を骨で解決しようとするので，再発の危険性は非常に大きく，しかも急速に医原性の肩甲上腕関節症が出現する．

随意性肩関節不安定症

若い関節弛緩症の患者では随意性に下方（図112a, b）または後方（図112c, d）の不安定症に進行することがある．実際には，子供が他人の前でする"運動チック"である．この随意性肩関節不安定症は長期の疼痛と機能障害を誘発する．**再発の危険がきわめて高いので，明らかに手術の適応外である．**事実，術後初期に肩の安定性が非常に良くても，患者が自分の"意志"で手術した肩を再び不安定性にする危険があるからである．治療は患者に"運動チック"をやめさせることと筋力強化，固有受容器訓練をプログラムに従って行うことである．

拘縮肩

拘縮は肩の疾患の中で最も頻度が高く，最も怖い合併症である．実際，肩関節はすぐ容易に拘縮を起こしやすい特徴がある．多くの軟部組織，関節包，靱帯，筋肉などに覆われた肩関節は多方向に最大の生理的可動域を持つ．拘縮は常に炎症性疼痛を伴い，**痛みと拘縮の悪循環を引き起こす**．拘縮肩はいろいろな場合にみられるが，一番多いのは仕事での酷使，次に外傷や術後である．**できるだけ早期から肩関節を柔らかくする徒手によるリハビリを行うのが基本である**．症例の中には全身麻酔下での関節授動術のほうが有用で時間的にも早い場合もある．拘縮はプライベートや仕事で深刻な結果をもたらす．そのため拘縮出現の予防法を知っておく必要があり，また拘縮は，一般的には靱帯や腱の再建術の適応外である．

定義と専門用語

■ 拘縮肩の定義は臨床的に三次元の動きの中で，他動的と自動的関節可動域の低下である．前方挙上，手を背中に回す内旋，肘を体幹につけての外旋や外転などである．

> "関節包炎"という専門用語は肩関節可動域の低下があるとよく間違って使用されている．筆者は臨床画像，進行，治療面が異なるので真の収縮性関節包炎と拘縮肩の2つを区別して考える．

■ 真の収縮性関節包炎の定義は関節が硬く，すべての可動域，とくに外旋の低下（図113a～d）である．関節包の収縮は関節造影で描出できる．厚い炎症性の関節包の収縮は滑液産生の停止と関節内の乾燥を伴う．これはDe Sèze（1960）によって，肩の動きが制限された状態で凍結肩，アングロサクソン系ではfrozen shoulderあるいは癒着性関節包炎と呼ばれている．

真の収縮性関節包炎または動きが制限された肩は，激しい痛みと患側の手指の腫脹を伴う有痛性骨萎縮症（algodystrophy）や肩手症候群とは異なる．

■ 収縮性関節包炎または動きが制限された肩の原因は原発性または続発性である．病因には内因性（肩の外傷，肘を体幹につけて堅く固定，石灰性腱板炎，腱板症，腱板断裂）または外因性（心筋梗塞，胸椎手術，肺疾患，片麻痺，パーキンソン病），あるいは全身性疾患（インスリン依存性糖尿病，甲状腺機能低下，甲状腺機能亢進，副腎皮質機能低下）によるものなどがある．

■ 他動的，自動的関節可動域の回復には，リハビリで平均12～18カ月かかり，しばしば回復が難しく痛みが継続する場合もある．

* **リハビリは徒手による他動運動であり，効果を得るには痛みは避けて通れない**．"機能障害"の原因は関節包の収縮で，滑液の産生を活性化し収縮性関節包炎の悪循環を阻止するには，関節包を引き伸ばすことが重要であることを患者に説明する必要がある．この引き伸ばしの手技は相当辛いので，鎮痛剤や抗炎症薬の処方は必須である．

* リハビリの前後での頸椎-肩甲骨-上腕（頸肩腕）領域の徒手による長時間のマッサージは，固有感覚受容器と本来の構成体の関節包の収縮に伴う喪失を補う．

* **"肩には温熱が良い"**．リハビリは毎回，肩甲帯を赤外線で温めることから始まる．われわれは患者に症状のある肩を温めるように助言する．

* 規則正しく，毎週数回（週に3回）のリハビリ訓練を行わなければならない．この疾患の治療に必要な患者のモチベーションを損なわず保つため，訓練の内容はさまざまである．患者は1人で毎日3，4回の自主トレを行わなければならない．それは，セラピストとともに行った他動的徒手訓練により拡大した関節可動域を確保するためである．

* **35°の温水の中で行う水治療法は収縮性関節包炎に有効であるが，単独で行われず**週数回の水を用いないリハビリと毎日数回の自主トレに水治療法を計画的に組み合わせるべきである．

図113 真の収縮性関節包炎の定義はすべての関節可動域とくに外旋の制限である．

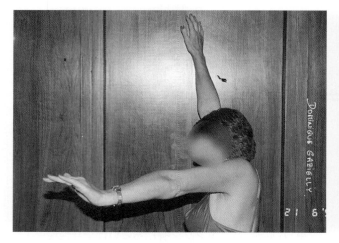

図113a：自動前方挙上の制限．

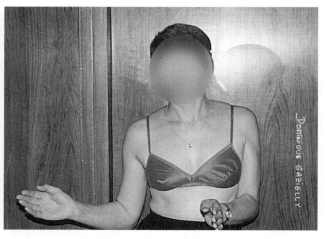

図113b：肘を体幹につけて外旋制限．

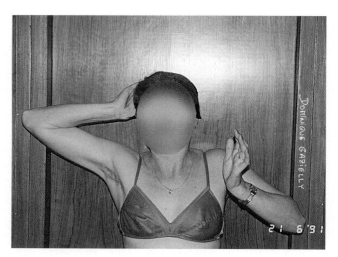

図113c：外転外旋の制限．

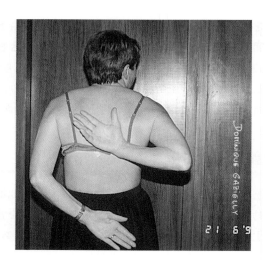

図113d：手を背中につける内旋制限．

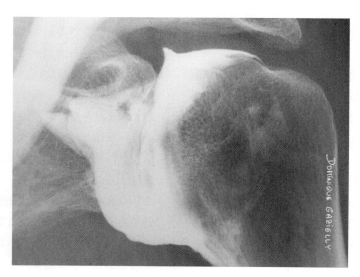

図113e：収縮性関節包炎の関節造影．

X章 拘縮肩

禁忌：他動的関節可動域が生理的に回復していないのに，機械を使用した滑車運動をする．そして，温めずに肩甲帯のマッサージを行う．

■ 収縮性関節包炎の領域でほかの治療の選択肢は，徒手によるリハビリを組み合わせることである．
＊徒手によるリハビリに水治療法を組み合わせて，初期の**関節造影**による伸張は有用かもしれない．
＊**鏡視下の関節解離術**は技術的に難しく，原発性収縮性関節包炎に対するその効果は議論の余地がある．
＊肩の外旋は回復したのに屈曲が130°で制限されているとき，全身麻酔下での関節授動術は危険だが効果的であるように思われる．

■ 痛みと拘縮を伴う肩関節は日常でよくみられる臨床像である．
■ 慢性疼痛肩では拘縮はあるが収縮性関節包炎とは異なり，他動的，自動的関節可動域制限は少ない．前方挙上は120〜150°で制限され（図114a），背中に手を回す内旋はウエストまで届かない（図114b）．収縮性関節包炎とは異なり外旋制限はわずかである（図114c）．

■ 痛みと拘縮の原因には，肩峰下滑液包という肩の滑りの空隙での進行性炎症による癒着が関連している．それに加え，必発している**上腕二頭筋腱の炎症と肥厚，骨性溝と腱鞘の癒着**のため，もはや骨性溝を滑れなくなる．関節包の炎症の初期は，外旋制限はなく症状は軽くあまり問題はない．

■ 初期症状は肩痛と前方挙上，内旋での軽い拘縮で，**早期から肩を柔軟にするリハビリをしなければ関節包の炎症と収縮は悪化する**．肩痛と前方挙上，内旋での拘縮は放置すると外旋制限を伴う収縮性関節包炎へ進行する可能性がある．効果的なリハビリを早期から行えば拘縮の悪循環（図115）を防ぐことができる．

有痛性拘縮肩の出現状況は，原因は常に内因性で，リハビリ期間中での進展は収縮性関節包炎とはまったく異なる．拘縮の悪循環をすぐに断たなければ，有痛性拘縮肩は収縮性関節包炎に向かって進展する可能性があることを知っておく必要がある．

図114　有痛性肩拘縮と収縮性関節包炎は臨床的に異なる．

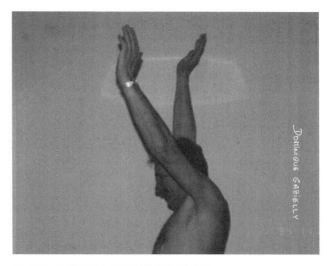

図114a：前方挙上の可動域制限は少ない．

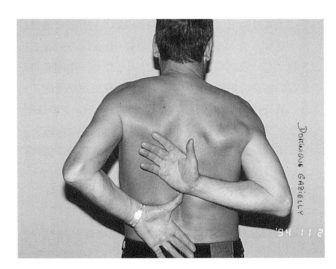

図114b：手を背中に回す内旋制限を認める．

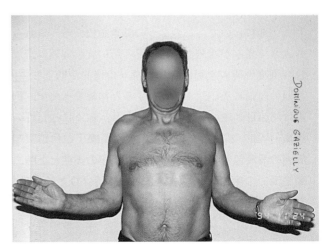

図114c：肘を体幹につけて外旋制限はわずかである．

有痛性拘縮肩の病因

有痛性拘縮肩の発症の主な原因は酷使，外傷後の固定，手術の3つである．

■肩の酷使

■スポーツ活動より仕事（左官，電気工，大工，張り紙職人）での酷使が多い．常に水平より上位へ繰り返す動作がある．この酷使は日常の動作でもある（日曜大工，家庭園芸）．

■すべてにおいて，痛みは拘縮に先行し徐々に進行する．最初は上腕外側の痛みと上肢全体の放散痛で，水平より上位へ繰り返す動作で悪化し，夜間痛で睡眠障害を引き起こす．この段階では頻繁に腱鞘炎や関節周囲炎など曖昧な診断で非特異的な治療が行われる．抗炎症剤，物理療法，メゾテラピーなどが行われるが，徒手によるリハビリはほとんど行わない．上肢の酷使は棘上筋腱と長頭腱の肩峰下での腱-滑液包の癒着を引き起こし，夜間痛や放散痛の原因となる．拘縮をきたさない初期の段階は以下の特殊な治療法が効果的である．消炎剤の投与，肩峰下滑液包にコルチゾンの注射，セラピストの徒手による15回のリハビリと自主トレで，関節をほぐして骨頭を押し下げる外在筋の強化により，運動時痛と夜間痛はすぐに消失し患者は拘縮の悪循環に陥らなくなる（図115）．

■拘縮の悪循環に陥ったほとんどの患者は治療歴がある．疼痛性拘縮肩の診断を早期に行えば疼痛-拘縮の悪循環は断ち切られる．棘上筋腱に炎症があると最大前方挙上時に痛み，背中に手を回す内旋時に烏口-肩峰の骨性線維アーチに棘上筋腱が接触すると痛みが生じる（図17）ので，この2つの動きを控える．これらの動きで痛みが誘発され肩峰下と烏口突起周囲の滑液包で炎症性癒着を形成して，滑りの機能が低下して，初期の運動時痛が徐々に進行すると拘縮をきたす．拘縮は関節可動域の低下の原因となり，徐々に進行性の疼痛-拘縮の悪循環を引き起こす．肩峰下と烏口突起周囲の滑液包での癒着のため，関節包の炎症と上腕二頭筋溝での癒着形成は進行し，悪循環はひどくなる．もしも関節を柔軟にする他動的リハビリを基本とした効果的治療をすぐに施さなければ，肩痛と拘縮から真の収縮性関節包炎へ移行することを理解しておかなければならない．

■臨床所見では他動，自動前方挙上の制限は120〜150°が最も多くみられる（図114a）．実際に診察に訪れる患者の主訴は痛みとくに夜間痛と痛みを伴う内旋制限（図114b）であり，日常生活動作でかなりの支障をきたす．肩に拘縮を伴う痛みが出現し，最初は痛みを伴うが，さしあたり唯一可能な治療法は肩をほぐすリハビリであることを患者によく説明する必要がある．

■一般的なX線撮影は回旋中間位，外旋位，内旋位の3つと腱板側面像で行う．石灰沈着性腱板炎，変形性肩関節症（中心性，偏心性），上腕骨頭骨壊死，腫瘍は明瞭になる．
X線像でおそらく正常か腱板断裂の間接的サインが認められる（大結節の硬化像，肩峰下腔の狭小化）．痛みと拘縮がある段階の治療は，肩関節の柔軟性を高めることを目標にする．病因的治療には肩を柔軟にしてから関節のCTの検査が必要である．

■新鮮外傷後の背景

肩の拘縮はしばしば単なる挫傷，腱板穿通断裂，大結節の無転位骨折などの外傷が原因となることがあり，基本的に次の2つが挙げられる．

■上肢の外傷後，肘を体幹につけて3週間固定（図53a，83a）し，さらに6週間振り子運動をまったく行わなかったか，もしくは固定期間中まったく他動運動を行わなかったかである．治療開始から間違って肩拘縮発生の原因を作ると，収縮性関節包炎の症状を呈するようになる．膝の固定は良肢位，つまり屈曲90°ではなく伸展位で行うのに，肩をどうして良肢位でなく肘を体幹につけて固定するのか？ 患者は拘縮の悪循環に陥っている（図115）．不適切な治療は重篤な機能障害の原因となり，日常生活への復帰の妨げとなり，通常の生活への復帰は6〜12カ月延び，リハビリの回数も90〜120回と早期可動域訓練の30〜40回と比べると増加する．

■次のようなことを銘記しておく必要がある：上肢を固定しないかあるいは短期間固定か．リハビリの処方が出されたが，徒手で柔軟にするリハビリや自主トレのプログラムがなかった．温水治療は不十分で物理療法だけ行っていた．最初は疾病が悪化するので肩を動かさないように患者に忠告して，肩が拘縮の悪循環に陥るのを放置していた．患者の職場復帰が3, 4カ月延び，

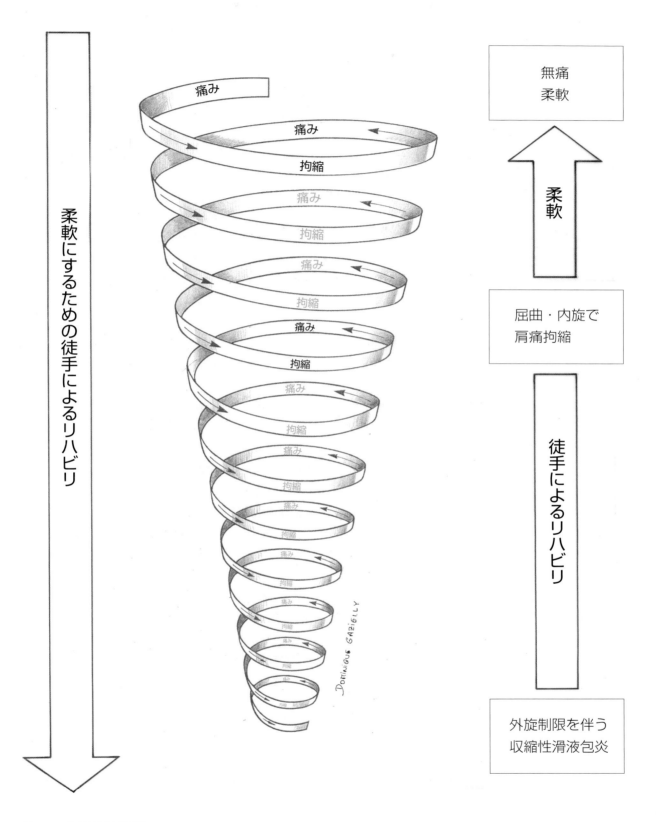

図115 拘縮肩の悪循環

正常の機能回復には 30〜40 回の柔軟のリハビリが必要となる.

■ 術後の背景

■ 肩のすべての外科手術の潜在的リスクとして術後拘縮は知られており無視できない. 軟部組織と多くの滑動面の存在する環境は肩関節面の特徴である.

■ 術後拘縮は長期のリハビリを要し, セラピストにとって難しく, 患者は痛みを伴い, 機能的後遺症を残す可能性がある.

■ 術後拘縮は手術した疾患（石灰沈着性腱板炎, 腱板断裂）が拘縮をきたしやすい性質を備えているため起こる. このことを患者自身, セラピスト, 医師でもあまり重要視していない.
＊肩を柔軟にする前に拘縮肩に対して人工関節置換のような手術を行うべきではない. 他動的前方挙上 130° までの拘縮を伴う腱板断裂に対し手術を行えば, 常に患者を他動的前方挙上 90° の術後拘縮の危険にさらすことになる.
＊手術に関連する確実な指示を行った術後のリハビリプログラムを, 担当のセラピストに伝えなければならない.
＊セラピストはリハビリプログラムを重視し, もしもそのプログラムの経験がないときや, 週に 3 回最低 1 回 20 分以上のリハビリを行うことができない場合は処方を受けてはならない. 患者が熱心にリハビリに来ないときや自主トレが拙いとき, また手術した上肢の使用禁止（書字, 電話, 車運転等）の指示を聞かないときは, すぐに主治医に連絡するべきである.

■ 一般に医師とセラピストの連絡網が迅速で長続きするなら術後拘縮をなくすことができる.

肩の拘縮の治療

■ 根治療法

■ 肩の拘縮に対する最も効果的な治療は, 他動的関節可動域の回復に重点を置くことである. なぜなら, 癒着の進行抑制により滑りの面を改善し, 痛みを軽減させ拘縮の悪循環を断ち切ることができるからである（図 115）. 痛みに対する対処療法（安静, AINS[1], 物理療法, 注射）は, とくに肩の柔軟性を高めるリハビリ

開始時には痛みを伴うので補助として有効である. 肩の痛みを除去する唯一の方法は, 肩の可動域を制限している癒着をなくして柔軟にすることであると患者にきちんと説明しておく必要がある. 肩を柔軟にするリハビリの最大の効果は進行性の夜間痛の軽減で, 柔軟になればなるほど痛みが軽減するので患者の自主トレに対するモチベーションが湧く.

■ 上腕の前方に痛みがあるときは長頭腱の走行に沿いメゾテラピーを行うべきである.

■ 疾患により個別にリハビリのプログラムを週に数回実行する（週に 3 回のリハビリ）.
＊毎回リハビリの開始時と終了時に頸肩腕領域の快適に拘縮をとるマッサージを 20〜30 分行う.
＊超音波やイオン化装置による物理療法は鎮痛作用の効果がある.
＊Sohier による肩甲上腕関節の再調整[2]はときどき行われている.
＊頸椎疾患の治療を軽視してはならない.
＊頸肩腕領域の筋膜剥離は痛みを伴うが, 拘縮にはとても有効である.
＊肩のアスピリンである振り子運動を毎日数回 3, 4 分続けると効果的である.
＊他動運動訓練を無痛の原則に従って行わなければならない（図 54〜59）. セラピストは他動屈曲運動を愛護的にしっかりと繰り返して行わなければならない（図 55b）.
＊患者の役割はセラピストとの訓練で獲得した他動関節可動域を, 毎日の規則正しい自主トレにより維持することである
＊肩の拘縮を柔軟にするには普通 3〜4 カ月のリハビリを必要とする（70 回のリハビリ訓練）.

■ 徒手による肩の柔軟リハビリ開始後最低 3 カ月経過しても, 他動的前方挙上の回復が横ばいになり患者とセラピストのチームでも硬くて屈曲 130°（図 116a）までしか動かず, 肘を体幹につけて外旋位（図 116b）と外転−外旋（図 116c）で軽い拘縮が継続する場合は,

---

[1] AINS：Anti-inflammatoires non steroidiens（非ステロイド性抗炎症薬）
[2] Réharmonisation selon Sohier＝recentrage passif 上腕骨骨頭の求心性の回復. Sohier：R. Sohier. リハビリ分析国際研究所の創設者, ソイエのコンセプト, ベルギーリハビリテーション学会の創設者（Hôpital universitaires de Strasbourg より引用）

図116　有痛性拘縮肩に対する全身麻痺下での関節授動術

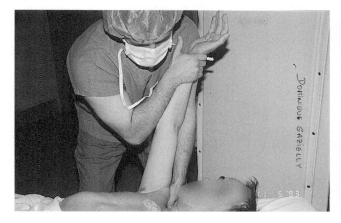

図116a：屈曲拘縮130°.

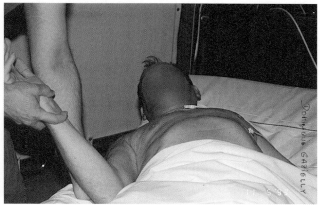

図116b：肘を体幹につけて外旋すると軽度拘縮を認める.

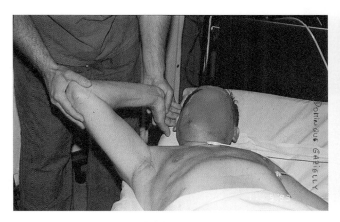

図116c：外転外旋で軽度拘縮を認める.

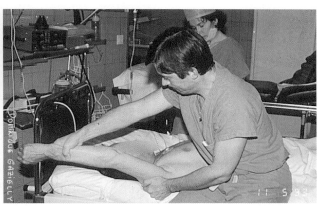

図116d：他動屈曲の可動域は容易に完全に改善.

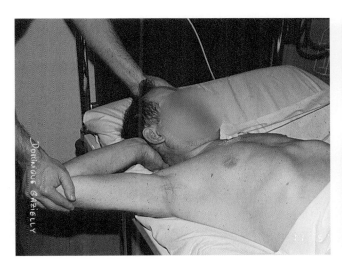

図116e：外転外旋は完全に改善.

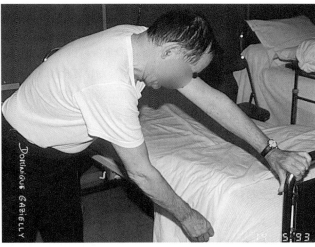

図116f：関節授動術後すぐに振り子運動訓練を開始.

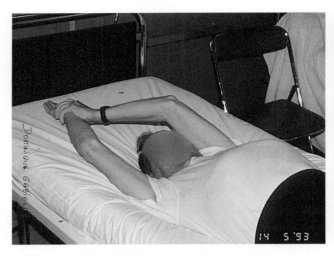
図116g：他動屈曲運動訓練.

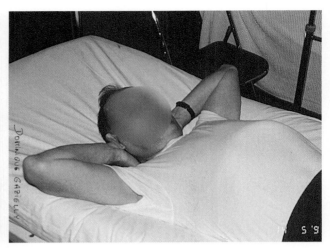
図116h：外転外旋運動訓練.

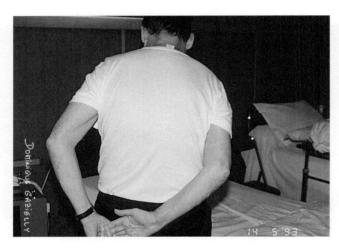
図116i：手を背中に回す他動内旋運動訓練.

全身麻酔下で関節授動術が必要である．
* 関節授動術は手術室で挿管なしの全身麻酔下で行う．関節授動術は上肢を愛護的に負荷をかけて他動屈曲することで，軋音が聴こえると同時に容易で完全な回復が得られる（図116d）．外転は禁忌である．多くの症例において全身麻酔下で関節授動術を行い，前下方の滑液包の癒着剝離を鏡視下に確認できた．全身麻酔下の関節授動術後に外転外旋位で前方不安定性を生じた例はない．
* 全身麻酔下での授動術後にその日から毎日1日数回の振り子運動（図116f），他動屈曲運動（図116g），他動外転外旋運動（図116h），内旋運動（図116i）を行い，再建された動きにより癒着を防ぐ．
* 最低3カ月間の肩を柔軟にするリハビリで効果がなかった患者に対して全身麻酔下に関節授動術を施行

し調査した．対象は24名の患者（14名女性，10名男性）平均年齢51歳，平均調査期間：23.5カ月，拘縮平均屈曲130°であった．最も頻度が多い原因は仕事での酷使，外傷性肩障害で3週以上肘を体幹につける固定と石灰沈着性腱板炎に対する摘出術と腱板修復術であった．他動的，自動的前方挙上は健側の87.5%，リハビリの回数は平均55回，期間は約6カ月であった．術後3カ月で患者の満足度は大満足（75%），満足（25%）で，骨折や神経血管損傷などの合併症はなかった．

■病因に対する治療
■すべての動きの他動的，自動的関節可動域が完全に回復することが見込まれるときに，この治療は考慮できる．

X章　拘縮肩

■病因別.

＊**上腕骨頭を押し下げる筋肉と三角筋の筋力強化のプログラム**. ただし, インピンジメントがなく棘上筋腱も損傷がない腱板症.

＊**肩峰形成術**. 鏡視下に肩峰下骨棘を切除する.

＊**石灰沈着性腱板炎の摘出術**. 拘縮出現前で患者が夜間痛のため不眠を訴えるとき行う.

＊腱板断裂の大きさと範囲そして筋肉の脂肪変性の程度を考え, **修復可能な穿通断裂の修復術**を行う.

　肩の拘縮は頻繁にみられる. この治療は長期のリハビリを要し, 患者にとっては疼痛を伴い, セラピストにとっても困難で, 公費負担がかかる. 上腕二頭筋長頭腱の腱鞘炎があるときはメゾテラピーの治療が有効である. 大多数において以下のルールを尊重すれば, 肩の拘縮を回避することができる.

■診察時とくに仕事で酷使の場合は肩の疼痛と拘縮の早期診断を行い, できるだけ早く肩を柔軟にするリハビリのプログラムを作成する.

■外傷後や術後の肩に対して肘を体幹につける窮屈な固定は最小限にして, 他動運動訓練をすぐに開始すべきである.

■徒手によるマッサージをする信用できるセラピストにリハビリを任せて, 患者のモチベーションを高めて自主トレも行うように努める.

石灰沈着性腱板炎

序論

　石灰沈着性腱板炎はまだ原因不明で議論が多く，日常の医学用語では"肩の石灰化"と呼び，臨床的に多様性があり，進行性で肉眼所見や画像診断上特有である．

病因

　4つの腱板のうち1つあるいはいくつかの腱にどうして石灰化が起きるかは現在でもまだ不明である．カルシウムが豊富な食事が原因ではないことはわかっている．目下明らかにされていないが，石灰沈着性腱板炎は30～50歳の女性に最も多く，仕事の種類，肉体労働か座職か，年齢，性別などでの流行の要素はまったくない．**全体的に，原因不明の腱の変性現象は石灰化への転換として出現し**，Hans Uhthoffが述べたように進行の過程に従い進展する．多発性石灰化病変の病態とは異なっているように思われる．

臨床と進行の多形性

- Uhthoffによれば3つの連続する過程からなっている．
* **第1期，臨床症状は無痛期で正常な腱の石灰化への移行期である**．この時期は静止期で，腱の石灰化変性の期間や拡大に関してはかなり多様性がある（図117a, b）．
* **第2期，疼痛と炎症出現期である**．その強さは"石灰化"の大きさや場所，X線所見とはまったく無関係である．長い静止期の後，一時的あるいは反復して肩を水平より挙上して酷使することにより疼痛期が始まる．
* **第3期，"石灰化"から"自然治癒"期に相当する**．石灰化は徐々に増大し開口して滑液包で占める肩峰下腔に石灰の破片が拡散する（図118）．臨床症状としては，激痛で肩には熱感があり炎症が強い．つまり，**石灰沈着性滑液包炎により引き起こされる痛みの大発作**で，組織像ではカルシウムのマクロファージによる吸収がみられる．石灰沈着性腱炎による痛みが出現後いつ"自然治癒"するか，日中，夜中，1週後，1カ月後，6カ月後，1年後なのかなどの予知は不可能である（図119a, b）．**"石灰化"を鏡視下摘出する"積極的治癒"を行う時期は，患者が痛みで不眠になり日常生活にとても支障をきたし"自然治癒"を待てず，患者側から希望するときである**．

肉眼的多様性

　腱板の石灰沈着性腱板炎または"肩の石灰化"は時間とともに大きさが徐々に増大する．"石灰化"の"自然治癒"の時期はさまざまだが症例の90％においてみられ，急性石灰沈着性滑液包炎の痛みの大発作の後にみられる．そのため，夜間痛で眠れず日常生活に支障をきたし"自然治癒"を待てない患者にだけ鏡視下摘出による"積極的治癒"を勧める．

　13年間で肩の石灰化230例の摘出術を行ったが，内訳は1986年から1990年までは従来の手術39例，1990年から1998年までは鏡視下摘出術191例であった．この経験から石灰沈着性腱板炎の肉眼的所見から次のような見解を述べることができる．

- **"石灰化"は症例の3/4以上において堅くて砕けやすい．しかし石灰化を完全に摘出することが重要である**．もしも術後すぐ石灰化を完全になくしたいなら（図129c, d），鋭匙で沈着した石灰を砕いた後に，"腱の空洞"の壁を鋭匙または関節鏡のシェーバーの刃で完全に"かき削る"ことが必要である．この技術の難しさは石灰化の砕けやすい性質と関連があり，"穿刺による吸引"の効果にも問題がある（図127）．

- **1/4以下の症例では"石灰化"は柔らかい**．石灰沈着は歯磨き粉のようでこの完全摘出は前述の砕けやすい石灰化よりはるかにやさしい．この症例においては穿刺‐粉砕による摘出のほうは，技術的に経験を積んだ放射線科医が行っても，効果的である．

図117 棘上筋腱の石灰化の進行過程

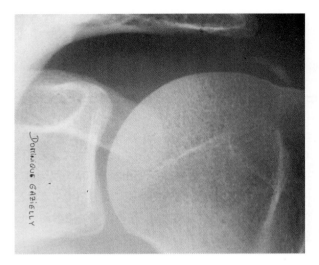

図117a：棘上筋腱の細い"石灰化"．

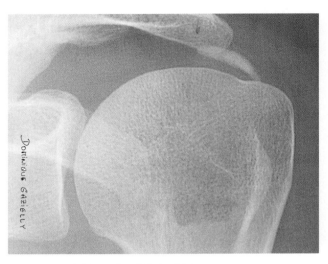

図117b：2年後石灰化は中等度に増大．

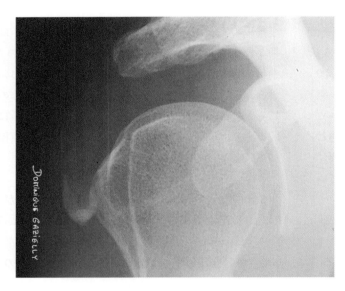

図118 "石灰化包"が肩峰下滑液包へ拡散して"自然治癒"したX線所見

図119 棘上筋腱の石灰沈着性腱板炎の"自然治癒"

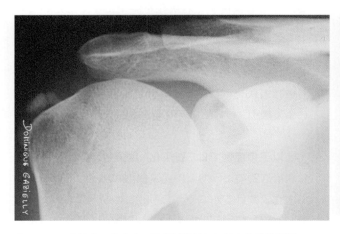

図119a：中等度の大きさの石灰が沈着した棘上筋腱腱板炎．

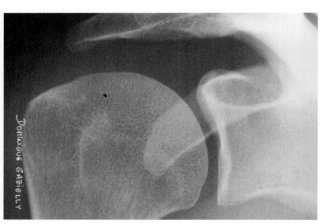

図119b：12カ月後"石灰化"の自然消失．

132

図120 石灰沈着性腱板炎のX線像の濃度の違い

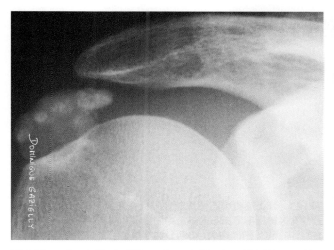

図120a：とても濃い石灰化．チョーク様のものが沈着している．

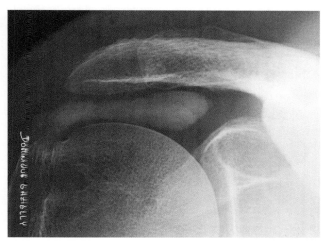

図120b：石灰化はとても薄い．液状のものが沈着．

- 石灰化のX線所見でその堅さを推測しても，**摘出前に石灰化の堅さを知ることは難しい**．例えば石灰化が濃ければ砕けやすく（図120a），石灰化が薄くて境界が不鮮明であれば柔らかい（図120b）．しかしこのことは個人的経験であり深く研究し確認されたものではない．穿刺-粉砕により摘出を試みる前に石灰が液状かチョーク様のものかどうかを知るのは不可能である．不十分な摘出は慢性微小石灰沈着性腱炎へ進行する危険がある（図127）．それは摘出困難な微小石灰が腱に多発性に浸潤すると，治療がとても難しくなるからである．

- 数例において石灰化の同じ部位に異なる堅さの石灰沈着を認めた．

画像の多様性
- 腱の石灰化の出現頻度は棘上筋腱，棘下筋腱，肩甲下筋腱の順に多い．同時に2つの腱に石灰化が起きることもある（図125）．小円筋に石灰性腱炎を認めた症例の経験はない．

- **種々の石灰化のX線所見**：濃くて均質（図123），濃くて不均質（図120a），薄くて均質（図120b），細い（図117b），あるいはかなり大きい（図120a）．

- **特殊な陰影を示す**．これは付着部の骨萎縮による石灰化で，棘上筋腱の大結節付着部での小さな石灰化（図121）は普通砕けやすい．

- 石灰性腱炎は約25％において両側罹患である．

診断

診断は臨床よりX線所見による．

臨床症状
非常に多くの臨床像を見かける．

- **患者は肩の持続する炎症性の痛みのために受診するが，この放散痛は複雑で特徴的である**．すなわち放散痛は上肢全体，同側の胸，後頸三角，などへ下行する．放散痛のため患者は昼間だけでなく夜間も気力がすぐれない．そして**夜間痛のための不眠が頻回に受診する原因となる**．診察では自動運動は保たれているが，**痛みや軽度の屈曲拘縮というような臨床像を呈する**．肩峰下の痛みを誘発する検査を行う．それはHawkins test（図30）で炎症性で石灰化した棘上筋腱を肩峰の骨性アーチに滑らせ（図122）激痛を誘発する方法である．

- **患者は肩の突然の痛みのために救急を受診する**．痛みはかなり激痛でまったく眠れず，肩は熱感がある．やさしい他動運動でも痛みを誘発する．完全な機能障害が起こるときは，石灰性滑液包炎の発作を考える必要

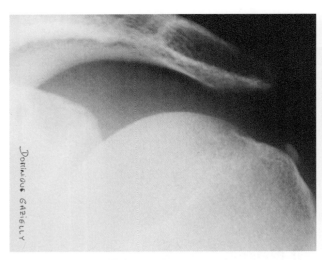

図121 付着部の菲薄化を伴う石灰化

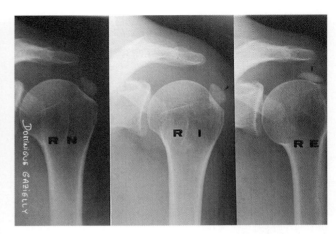

図123 棘上筋腱の石灰沈着性腱板炎を明確にするには，一般的なX線撮影である内外旋中間位（RN；左），外旋位（RE；右），内旋位（RI；中央）の新しい3枚の正面像が必要である．

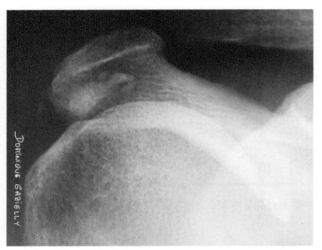

図122 石灰化した棘上筋腱と肩峰の下面の機械的接触は機械的な痛みと夜間痛の原因になる．

がある．

- **痛みは日中は軽く**，夜中の痛みはないが，とくに水平より上に挙げる動作をする職業やスポーツでは支障をきたす例がある．厳密には患者は肩よりも上腕で苦痛を訴える．痛みは上肢を水平から上に挙げる動作で一時的に酷使したときに出現する．例えば日曜大工，庭いじり，スポーツ活動などである．問診で最近の痛みの発作がしばしば日常生活動作で疼痛を伴う障害になっていることもある．

X線診断

一般的なX線撮影により石灰沈着性腱炎の部位，大きさ，形，進行過程を正確にすることができる．

- **新しいX線撮影が必要である**．1週以内に撮影した5枚のX線像，すなわち内外旋中間位，外旋位，内旋位の3枚と腱板被覆部の側面像と腋窩側面像である．
* **3つの正面像**により棘上筋腱石灰性腱炎と棘下筋腱のかなり後方の石灰性腱炎の区別が可能である（図123）．つまり内外旋中間位の正面像では見えないが，内旋位の正面像だけに見える（図124）．正面像で棘上筋腱と棘下筋腱の2つの石灰性腱炎がわかる（図125）．内外旋中間位の正面像で肩甲下筋腱の石灰性腱炎が明らかになる（図126a）．
* **側面像**で石灰化の正確な部位がわかる．後方に棘下筋腱，前方の肩峰下棘上筋腱（図129b）と肩甲下筋腱の前方（図126b）がある．
* **腋窩側面像**で肩甲下筋腱の小結節付着部の石灰性腱炎が明らかになる（図126c）．

- **新しいX線撮影により石灰性腱炎の経過を知ることができる**．とくに以前のX線と比較することができるなら，大きさの増大（図117a, b），消失（図119a, b）または自然治癒の途中（図118）かがわかる．

- **治療方針**は患者の苦痛と希望，そして症状の期間を考慮して，**石灰性腱炎のX線上の大きさと外観による．**

治療方針

石灰沈着性腱板炎の治療は薬物療法と対症療法あるい

XI章　石灰沈着性腱板炎

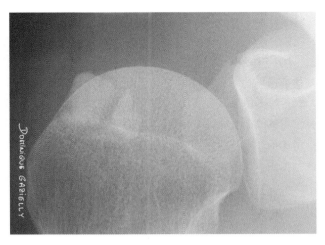

図124　内旋位の正面像で棘下筋腱に2つの石灰沈着した腱板炎を確認できる.

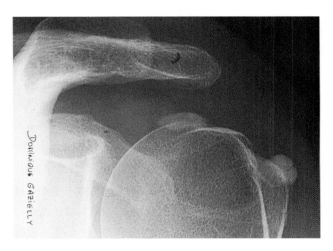

図125　棘上筋腱と棘下筋腱の2つに発生した石灰沈着性腱板炎

図126　肩甲下筋腱の石灰沈着は非常にまれである.

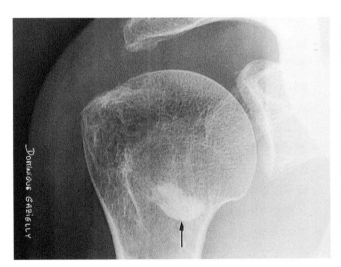

図126a：内外旋中間位の正面像.

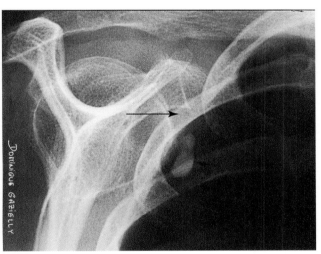

図126b：被覆部の側面像.

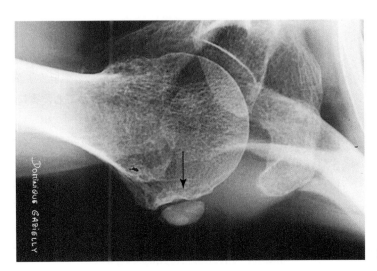

図126c：腋窩側面像.

135

は石灰沈着を摘出する手術のいずれかである.

■ 薬物治療
■ 痛みに対する対症療法
＊安静
＊鎮痛，抗炎症剤，肩峰下滑液包にキシロカインとコーチゾンを混合して注射（1回から最大3回）する.
＊イオン療法.超音波は痛みを誘発するので禁忌である.
＊消炎を目的とする放射線治療には最小600ラドから最大1,200ラドの線量が有用である.筆者らはかなりの例で石灰沈着性腱炎の自然消失を経験している.放射線治療は危険ではないが，2年以内は繰り返してはならない.

■ 薬物治療の適応
＊石灰性滑液包炎の激痛発作が1回ですみ，"自然治癒"すると推定できれば適応がある.抗炎症剤はまず非経口そして経口へ，それから寒冷療法を組み合わせる.自然治癒が不十分で痛みのため日常生活に支障をきたすようなら数回の放射線治療が効果的である.2週間のリハビリで約6週後には柔軟で痛みのない機能的な肩に回復する.他動可動域訓練と介助可動域訓練に集中してリハビリを行う必要がある.鎮痛前の筋力訓練は痛みと拘縮の原因になるので禁忌である.
＊石灰性腱炎の部位，大きさ，外観がどうであろうと，夜間痛による不眠を伴わない普通の機械的な痛みを訴える程度の患者は"自然治癒"の可能性を期待し，鏡視下摘出を希望しない.したがって仕事やスポーツで上肢を水平より上に挙げて酷使しないように指導する.拘縮があれば筋力訓練でなく肩の柔軟体操を指示する.1,2年後に患者が鏡視下摘出を希望して再受診することはまれではない.なぜなら石灰化が増大して痛みによる不眠や機能障害に我慢できなくなるからである.
＊石灰化が非常に小さくて鏡視下摘出が技術的に困難な場合も薬物治療の適応がある.

■ 鏡視下摘出術
■ 穿刺-粉砕はたとえ熟練した放射線科医が透視下で行うとしても所詮"ブラインド"と同じで，穿刺-粉砕よりも鏡視下摘出術のほうが好ましいと考える.石灰化摘出はかなりの頻度で不十分で，不均質な微小石灰により治療が困難な疼痛性腱炎へ進行する危険がある（図127）.逆に鏡視下テクニックを使い腱切開と石灰

沈着の完全摘出を直視下に行うことができる.

■ "石灰化"の鏡視下摘出
＊手術前に"石灰化"が1つあるいは複数かを確かめるためにX線撮影を行う必要がある（図129a, b）.
＊全身麻酔または局所麻酔，体位は側臥位か半座位で摘出する.
＊前方進入でなく後方進入（図52a）で鏡視下診断を系統的に行うことで，肩甲上腕関節の観察（図47c）が可能になる.すなわち上腕二頭筋長頭腱，上関節上腕靱帯，中関節上腕靱帯，下関節上腕靱帯，棘上棘下筋腱の深層面，肩甲下筋腱の上縁，上方前方，上方後方の関節唇，関節窩と上腕骨の関節軟骨である.
＊三角法（図52b）が可能な後外側と前外側の2つの進入により肩峰下腔（図47b）に達する.
＊肩峰下滑液包切除後に腱板の被覆部の上方，前方，後方面を観察する.関節鏡所見から次の2つに分けることができる.
－ 棘上，棘下筋腱あるいは肩甲下筋腱の表面に"石灰化"が見える場合で，石灰沈着を除去するには鏡視下では0.5cmの腱の縦切開で十分である（図128）.カルシウムを除去するときの様子はしばしば《歯磨きクリーム》のようである.
－ 腱の石灰化は深層で起きるので最初から"石灰化"が見えるわけではない.そのための大結節付着部から腱を腱線維に沿って切開する必要がある.カルシウムの顆粒の出現は，石灰化の発見を意味する.
－ 1990年から191名の患者に対して鏡視下石灰摘出術を行っている.
＊"石灰化した腱"の摘出は鏡視下で鋭匙を用い，できるだけ完璧に行うべきである.腱にできた空洞に付着したカルシウムを関節鏡カッターで除去する."健常な腱"に治癒するのに約6週かかり，これを予防するために"腱の空洞"壁を除去するときは関節包側を損傷してはならない.48時間ドレーンを留置する.
＊肩峰下の突端がすぐ下の腱板にとっても障害になると思われる場合にだけ肩峰除圧を行う.
＊"石灰化した腱"の完璧な摘出だけが患者の苦痛を和らげ治癒を可能にする.手術の翌朝患者は"ついに痛みを忘れて眠れた"としばしばいうが，これは鏡視下摘出術直後の効果のためである.筆者らの経験では石灰化摘出後に再発例はない.
＊手術翌日から振り子運動による他動可動域訓練を始める.入院は3日間でセラピストとのリハビリを毎日1

XI章　石灰沈着性腱板炎

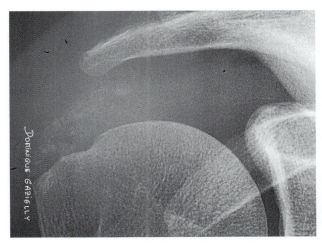

図127　穿刺−粉砕後，不均質な微小石灰化による痛みを伴う腱板炎

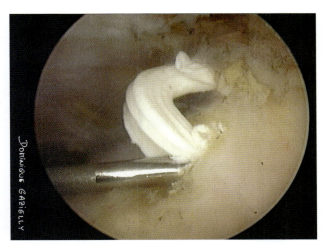

図128　棘上筋腱の《歯磨きクリーム》のような石灰化を鏡視下に摘出

図129　腱板石灰化の術前と術後X線

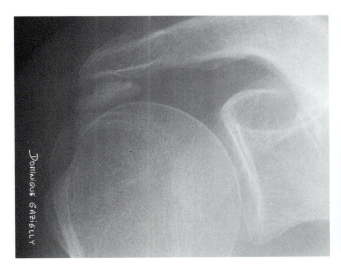

図129a：術前写真，内外旋中間位の正面像．

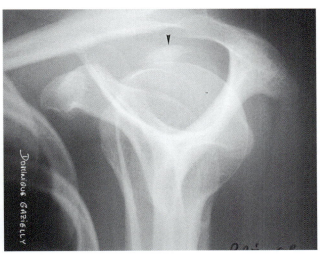

図129b：術前写真，被覆部側面像．

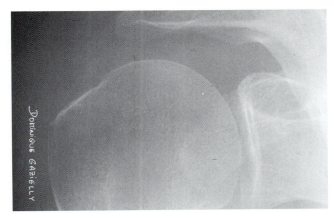

図129c：術後写真，内外旋中間位の正面像．

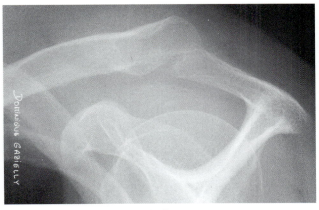

図129d：術後写真，被覆部側面像．

回と自主トレを毎日3回行う．他動前方挙上と外旋運動は3日目から始める．内旋運動は徐々に訓練する．取り外しのできる簡便な装具を着用して上肢を休める（図84）．術後のX線撮影で石灰化が消失（図129c, d）したのを確認し退院させる．

＊他動可動域訓練の次に介助自動可動域訓練を術後6週間行う．セラピストとのリハビリを週3回，自主トレを毎日3, 4回行う．屈曲拘縮が進行しないように注意しなければならない．この期間の筋力強化訓練は禁止である．簡単な日常生活動作で手術側の肩を使うことはできるが，水平より上に挙げる反復動作をするべき

ではない．例えば窓ガラス掃除，家事などである．実際には痛みを誘発するすべての動作は休止させる．術後6週で受診し，自動車の運転を許可する．

＊休業期間は職業の種類に応じて6週〜3カ月，あるいは4カ月である．

棘上筋腱，棘下筋腱，肩甲下筋腱の石灰沈着性腱板炎に対する鏡視下切除術は，痛みによる不眠を訴え"自然治癒"を待てず手術を希望する患者にとって福音である．患者は手術後ただちに楽になり，長期間安定した優秀な機能成績を得る．

棘上筋腱の障害

序論

腱板全体の中で腱障害はほとんど棘上筋腱に限局しているので，腱障害の治療の要点は棘上筋腱に限定した．

腱障害の定義

石灰沈着性腱板炎（XI章）と穿通断裂（XIII章）を除いて棘上筋腱のすべての変性疾患を"腱障害"としてまとめた．

棘上筋腱の断裂のない腱障害

定義上，腱板の表層から深層において腱線維の連続性はまったく問題がない（図130a）．これはNeer分類IIに相当する．すなわち"線維化と腱炎"である．

棘上筋腱深層の関節面の部分断裂

腱の深層と関節面での腱線維の不連続性であるが（図47），腱の厚さに保たれている（図130b）．Ellman分類では断裂が腱の厚さの1/4に達するもの，1/2以下のもの，1/2以上のものの3つがある．

棘上筋腱表層の部分断裂

腱の表層と肩峰側での腱線維の不連続性であるが（図47），腱の厚さは保たれている（図130c）．Ellman分類の棘上筋腱表層の部分断裂に属する．

これらの棘上筋腱の3つの退行性腱障害は，慢性肩痛で来院するが同じ臨床像を呈するため，これらを"腱疾患"という用語に含めることに決定した．

腱疾患の病因
棘上筋腱の断裂のない腱障害の病因：主に4つの原因
* **肩峰下での骨性インピンジメント**

  肩峰の前方の形状がカーブを描くが（図35c），カーブが増強すると（図35d）棘上筋腱と直下で衝突し，肩峰下滑液包や腱の慢性炎症の原因となる（図131）．

* **腱板の生理的老化**は人体の他の部位の腱と同時進行で，同様の変性過程のように思われる．生理的老化はメカニカルストレスで早まり，これは2つの因子すなわち血流因子と機能的な酷使による．
* **血流因子**，棘上筋腱付着部領域は血行に乏しいクリティカルゾーンで，変性疾患の出現が早くなる可能性がある．
* **上肢は前方挙上動作を反復して使用するので，棘上筋腱の機能的な負荷により腱の老化は生理的老化よりも早まる．**上腕骨頭を押し下げ求心性を保とうとする腱板全体の機能が低下する．このため上腕骨頭が上昇して，上腕骨頭が肩峰下面に擦れ棘上筋腱の軋轢を引き起こし，結果的に真の悪循環形成の原因となる**二次性肩峰下インピンジメントが出現する**（図132）．

結局，生理的老化，血管因子と腱にかかる機能的負荷は二次性肩峰下インピンジメント発症に影響を及ぼす．この二次性肩峰下インピンジメントには，鏡視下骨性除圧術を必要とするような肩峰前方の突出を伴う．一次性肩峰下インピンジメントがなければ，動作の休息と上腕骨頭を引き下げる筋力の強化による治療が効果的である．

棘上筋腱深層関節面の部分断裂の病因（図130b）
* **この変性疾患の原因は議論が多い．**1つは一次性肩峰下インピンジメントを原因とする，ほかには肩峰ではなく関節が斜面なので，断裂の原因とする考えもあるがこれには反論もある．**実際に，断裂のない腱症の原因も同様であり，多くの人において早期より腱の変性疾患が発症し，明らかに脆くなることから，腱線維の離断を説明できる．**
* **敬礼動作（投擲直前動作）のスポーツをする35歳以下の多くの患者**（ハンドボール，バレーボール）では，Walchの説明では負荷増大により上腕骨骨頭が求心性を失い後方偏位して，関節窩後縁と棘上筋腱深層関節面がインピンジメントを発症する（図133）．**これが**

図130 棘上筋腱の腱障害は3つの病変に分けられる．

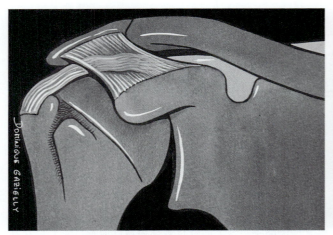

図130a：断裂のない腱板症．

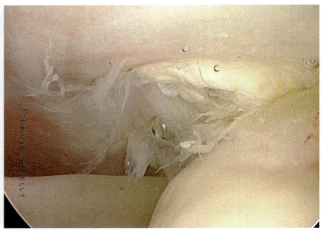

図130b：棘上筋腱の深層の部分断裂（肩甲上腕関節腔からの関節鏡視）．

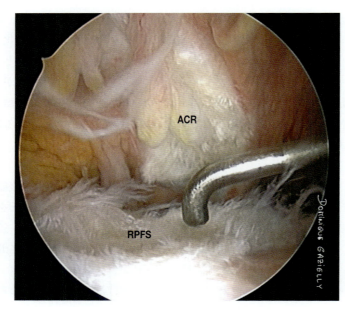

図130c：肩峰（ACR）による棘上筋腱の表層の部分断裂（RPFS）．鉤で示す（肩峰下鏡視）．

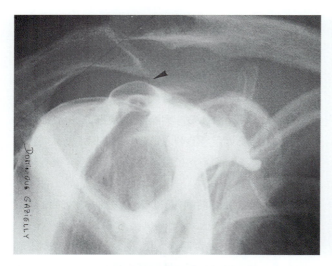

図131 肩峰の鉤と直下の棘上筋腱の肩峰下でのインピンジメント

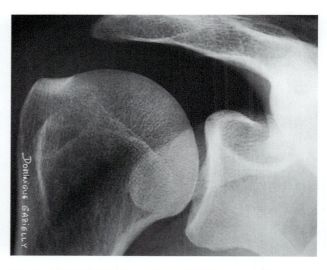

図132 肩峰の形はフラットだが，肩峰下での二次性インピンジメントのX線所見，大結節の硬化像と上腕骨頭の上方移動

後上方でのインピンジメントであり，棘上筋腱深層関節面の部分断裂の原因となる．

■ 棘上筋腱表層の部分断裂の病因（図130c）

このタイプの腱症の主な原因は腱の肩峰側での腱障害で，肩峰の突出部との一次性骨性インピンジメントによる摩耗現象であり（図131），BigilianiとMorrisonらの分類Type 3に相当する．

棘上筋腱の腱障害の診断

■ 確定診断

臨床症状と画像診断による．

■ 臨床診断

* **年齢と職業．** 40～45歳の年齢に最も多く，次のような人々に多くみられる．若い頃から前方挙上を繰り返す手作業の仕事の人：左官，塗装工，電気工，大工．上肢を外転位で水平線より下げて酷使する人：大規模スーパーマーケットのレジ係．余暇で使い過ぎ：日曜大工，家庭菜園など．最後はスポーツ競技で上肢を水平線より下げて酷使する人．
* **患者は**肩より上腕外側に生じる**痛みのために受診する．**この痛みは力学的機転により日常生活の多くの動作で出現する．衣類を着る，電話をかける，乗り物の運転，料金所でチケットを取るなどである．**患者が眠りたいのに夜間痛で目が覚めるときなどにも受診する．前方挙上時の筋力低下**を訴える例もある．
* すべての関節可動域が他動も自動も保たれているか，前方挙上と内旋で軽い拘縮と痛みを伴うかを**診察する**（図114）．Hawkins testは常に陽性（図30），Jobe test（図26）は数例において陽性である．上腕二頭筋長頭腱の圧痛がある（図25）．上腕前方の放散痛は上腕二頭筋長頭腱の腱鞘での炎症を意味する（図136）．

これは腱障害による肩痛なので，診察で推測することが可能である．男性患者，45歳以上の年齢，肉体労働，問診で利き腕の力学的痛みや夜間痛，診察で前方挙上＋内旋で軽い痛みを伴う拘縮，さらに手を背中に回すと肩峰下で苦痛を訴える，などである．

■ 放射線学的診断

* 最初に行うべき画像診断法は一般的なX線所見である内外旋中間位，外旋位，内旋位の3つの正面像を撮

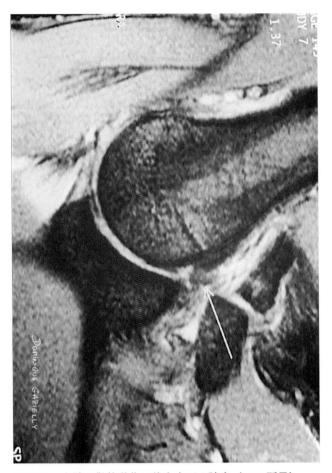

図133　上腕の敬礼動作で後上方での障害（MRI所見）

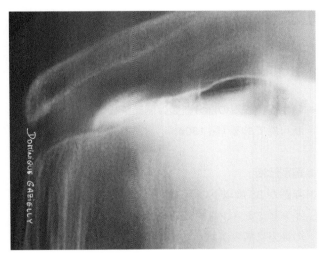

図134　棘上筋腱深層関節面の部分断裂（陽性造影剤による関節造影）

ることである（図34），側面像（図35），腋窩側面像（図36）.

- 内外旋中間位の正面像で二次性肩峰下インピンジメント間接的サインを見つける必要がある．大結節の硬化像と上腕骨頭の上方移動（図132）．石灰沈着性腱板炎がないことに注意する．
- 一般的側面像により肩峰の種類で，カーブ状（図35c）あるいは鉤状（図35d）であるかを決定することができる．鉤状の肩峰は一次性肩峰下インピンジメントの要因である．そして一方ではカーブ状の肩峰が腱障害を引き起こすという他の意見もある．
- 腋窩側面像で肩峰二分裂のような先天性異常を発見できる（図36b）．思春期における肩峰前方の骨端核癒合不全は不全部位が動くことで摩擦による腱障害を引き起こす．

*二次的画像診断
- 患側の上肢を仕事で酷使し長期に治療を行ったにもかかわらず痛みが改善しない場合は，初診後すぐに**検査を行う**．また3カ月間の治療継続にもかかわらず効果がなく，新たな痛みが出現し改善しない場合は**二次的検査を行う**．
- 陽性造影剤による関節造影は腱板深層の部分断裂を描出し，腱板の穿通断裂ではないことが診断できる（図134）．この造影検査は所見がないことがあり，一次性肩峰下インピンジメントがわかるだけで，表層面の部分断裂を発見することはできない．
- MRI検査は腱障害の原因となる非薄化し変性した腱を描出することはできる（図135）が，表層や深層の部分断裂の存在を確診することはできない．
- 棘上筋腱表層の部分断裂は関節鏡検査だけが確実に診断可能である（図130c）．

= 鑑別診断
■ 年齢が35歳以下のアスリートにおいては，後上方のインピンジメントを鑑別すべきである．肩甲上腕関節の後方に痛みがあり，Jobe relocation testで陽性（図96），前方か後方の関節唇の単独病変と上方関節唇の剥離（Superior Labrum Antero Posterior：SLAP）のような後上方での障害と鑑別する必要がある（図133）．診断によく用いるのは関節鏡である．

■ 内在する他の疾患と鑑別する必要がある．
*上腕二頭筋長頭腱鞘炎が臨床的に疑われる場合は，関節鏡検査で判明する（図136）．

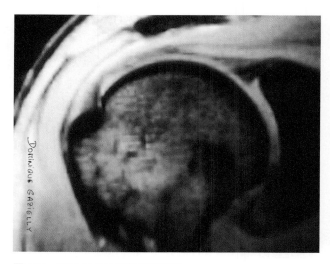

図135　MRIによる腱板症の所見

*肩鎖関節の裂隙を触知しての激痛と，上肢を水平から内転強制するときの激痛を認めれば，**肩鎖関節症**を疑う（図24）．肩鎖関節の正面像で肩峰の障害はなく，鎖骨外側1/4の骨透亮像が明らかであれば肩鎖関節症である（図137）．

■ 外因性の原因を除外する必要がある：頸椎，心疾患，など

= 病因診断
治療の方向性と的確な治療方針の決定には次の点が参考になる．

■ 単独の一次性骨性インピンジメント

■ 一次性肩性インピンジメントは，二次性肩峰下インピンジメントと関係があり，一次性肩性インピンジメントの除去は病気の進行や手術の必要性の有無に重要な影響を及ぼす（職業因子）．

治療法

= 保存的治療
痛みと上腕骨頭の上方転位を引き起こす二次性の発生の原因とその結果に効果はあるが，一次性骨性インピンジメントに対しては効果はない．

前もって一般的なX線検査を行わずに，肩痛に対す

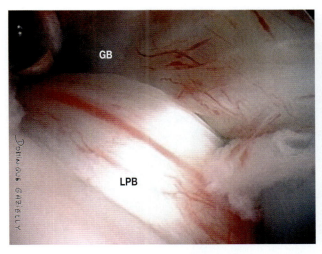

図136 上腕二頭筋腱溝（GB）での上腕二頭筋長頭腱（LPB）の腱鞘炎の関節鏡所見

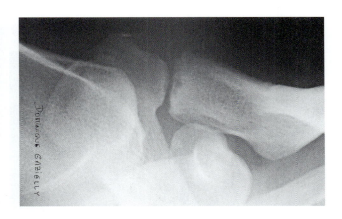

図137 鎖骨外側1/4に骨透亮像を形成するのが肩鎖関節症の特徴である．

る保存療法の処方を出すべきではない．

- 鎮痛薬，抗炎症剤，肩峰下注射（最大3回まで）そして物理療法は痛みを和らげるが，その効果は一時的である．

- 温熱療法は上腕二頭筋長頭腱腱鞘炎に対してとても効果的である．

- リハビリは最も効果的な治療法である．
  * まず最初から頻繁に他動的可動域訓練を行う．とくに前方挙上と内旋位で手を背中に回す運動により，肩関節を柔軟にすることが必要である．
  * 肩関節を完全に柔軟にしてから，三角筋と上腕骨頭を押し下げる筋肉のバランスを回復させ（図18a）骨頭の二次性インピンジメントを防ぐために，上腕骨頭を押し下げる外在筋と内在筋の強化が必要である（図66, 68, 69）．
  * リハビリの訓練は規則的に行うべきである．週2, 3回のペースでセラピストが徒手療法で行う必要がある．患者の意欲的な1日4回の自主トレが基本である．とくに機能回復の最初の客観的なサインである夜間痛の軽減，消失により，すぐに患者は効果を実感して，リハビリに通うようになる．リハビリ治療の効果判定には症例により3〜6カ月を要する．

- 二次性インピンジメントの原因をなくすことが重要である．
  * 生理的老化や血管因子に対しては残念ながら何も施せない：腱は老化する．
  * 機能的な負荷要因を軽減させる．自宅や別荘での"日曜大工"の手作業を止めるのは，芸術家が仕事を止めるよりはやさしい．不幸にも数週間から数カ月休職して，"腱鞘炎"または"肩関節周囲炎"の診断で抗炎症剤と物理療法で治療されるが，効果がない患者をよく見かける．このような症例は職場の配置転換，転職，労災転職斡旋などを考慮して，主治医や労災医と一緒に取り組むべきである．

= 外科的治療

- 一次性骨性インピンジメントに対する通常の鏡視下肩峰形成術（ACA）が行われる．
  * 現在は肩峰の骨性除圧は鏡視下で実施されており（図52b, c），この利点は三角筋の前外側部の筋損傷がまったくないことである．
  * 肩峰下骨性除圧は一貫して肩甲上腕関節の関節鏡視下診断の後に行うべきである（図52a）．明らかな棘上筋腱の深層関節面側の部分断裂を認める（図130b）．前方アプローチで上腕二頭筋溝にある上腕二頭筋長頭腱腱鞘の反対側をフックで触知する（図136）．関節上腕靱帯，関節唇，関節軟骨をチェックする．
  * 術前側面像※を指標に骨性インピンジメントの程度を評価して，骨性除圧術を行うべきである（図138a）．

※側面像：フランスでは側面像＝Lamy=Neer側面像．日本ではScapula Y像（肩甲骨Y）である．

図138 通常の鏡視下肩峰形成術前後のX線所見

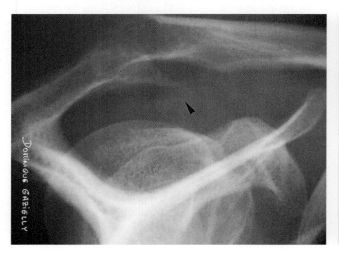

図138a：術前の側面．

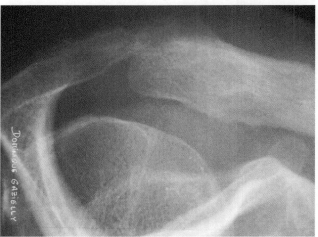

図138b：術後の側面．

* 1992年以後筆者らは独自の鏡視下骨性除圧術を行っており，"通常の鏡視下肩峰形成術"またはACAと命名した．これは電気メスで烏口肩峰靱帯を剥離し肩峰嘴を切除する従来の鏡視下肩峰形成術（図139a）とは異なる．非常に堅い骨棘の切除にはモーターバーは必ずしもあまり有用ではなく（図139c），むしろ前外側アプローチで通常の外科用オステオトームを使い，筆者ら独自の骨性除圧術を行う（図139b）．肩峰形成術にオステオトームを使用することにより，とくに肩峰前方の肩峰の厚みを確認しながら有用かつ迅速に薄くすることができる（図139d）．モーターバーは肩峰下面を滑らかにするのに有用である（図139e）．術後の側面像で肩峰下面が水平になったのを確認できる（図138b）．必要により鎖骨外側，下方の骨棘を切除する．

* 棘上筋腱の断裂のない腱症，棘上筋腱の腱板表層あるいは深層関節面側の部分断裂に対して同様に肩峰下骨性除圧を行う．腱板表層あるいは深層関節面側の部分断裂に対しては，病変の深さが腱の厚さの1/4を超えないようにシェーバーで腱の関節面と肩峰表面を滑らかにする．

* 上腕二頭筋長頭腱が変性伸展していれば，腱切りまたは腱固定を行う．

* 術後のリハビリはプログラムに基づき，すぐにすべての可動域において他動的可動域訓練開始と術後3カ月間の腱の絶対安静を守る．

- 術直後より他動可動域訓練を開始し術後6週間行う．

- まず介助自動可動域訓練を仰臥位で，そして半座位で最後は立位で術後45日目から90日の間，週に3回のペースで行う．こうして自動関節可動域を完全に回復させる．

- 機能回復が早いのでいつも受け入れられるのが難しいが，術後3カ月間はすべての活動休止を尊重するように，術前に患者に教えなければならない．手術の成功の鍵の1つは骨性除圧，もう1つは肩を使わないことで，除圧された腱の退行性病変は"治癒する"．リハビリ開始時に取り交わした"同意書"を患者が守らないときは，セラピストは執刀医に報告する必要がある．セラピストとの不規則なリハビリ訓練，自主トレを怠ける，あるいは反対に早期の機能回復を期待した過度のリハビリ，早すぎる患肢の使用（書字，電話，運転）などである．こうした患者の"怠慢と無知"は痛みの原因となり，手術した肩は拘縮の悪循環に陥る危険がある．

- 上腕骨頭を押し下げる内在筋と外在筋の筋力訓練は術後3カ月経過してから始め，週に2回のペースで約3カ月間継続する．

- 通常の鏡視下肩峰形成術後のリハビリ期間は全部で6カ月（60回）である．

* 労働不能期間は座業で3カ月，肉体労働で6カ月である．

* 棘上筋腱の"腱障害"に対して6カ月間の保存療法を行ったにもかかわらず症状が残存した200例以上に対して，1992年から1998年まで通常の鏡視下肩峰形成

XII章　棘上筋腱の障害

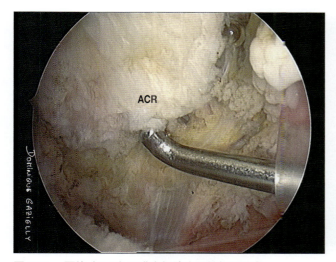

図 139a　肩峰（ACR）の嘴を切除する鏡視下写真

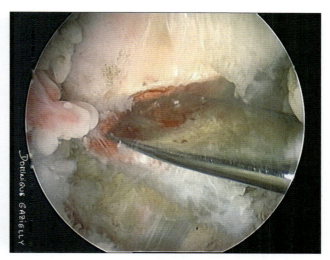

図 139b　オステオトームを使用した肩峰形成術の鏡視下写真

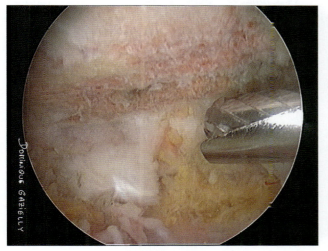

図 139c　とても堅い骨棘の切除には，オステオトームと違い，モーターバーはあまり有用ではない

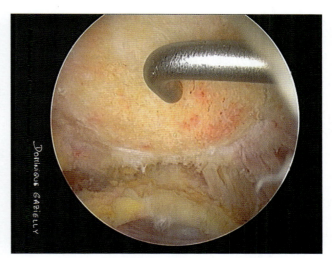

図 139d　肩峰の嘴を切除後に平坦になった鏡視下写真

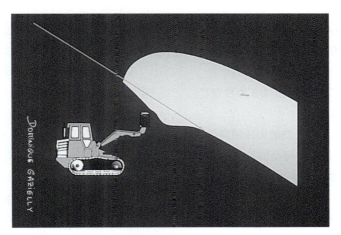

図 139e　肩峰の下面の切除にモーターバーを使用する

145

術（ACA）[※1] を施行した．1992 年 6 月から 1993 年 9 月の間に手術した 65 例中 63 例において，X 線像上正しく矯正（肩峰平坦）されていた．術前の肩峰の形態は鉤状（42 例），カーブ状（23 例）であった．術後の矯正不足は 2 例のみにみられた．

■ 切除-縫合により腱板の補強を行う．

＊腱の障害部位を切除して RCR[®][※2] タイプの腱板補強材を使用して修復する方法は，腱板の深層や表層の部分断裂で 6 カ月間の完璧なリハビリを行ったにもかかわらず効果がなく機能障害がある患者に対して，ときに骨性除圧と組み合わせて必要になる．

＊前外側進入で手術を行う（図 51a）．三角筋の前外側を筋線維方向に沿って切開するが，剥離はしない．

＊棘上筋腱の遠位部の腱障害領域を三角形に切除する（図 140a）．ポリプロピレン製の腱板の補強材の使用により腱板の再接合と縫合は確実である（図 140b）．このため腱の再接合部が早期に緩む危険がなく，術後早期より他動屈曲訓練が可能になる（図 140c, d）．また同様に，この補強の目的は長期間の酷使による再断裂の予防でもある．

＊術後のリハビリのプログラムは穿通断裂に対する修復と補強の場合と同様である（XIII 章）．

－ 術後早期からすべての可動域において**他動的可動域訓練**．

－ 1 カ月目終了から介助自動運動訓練．

－ 2 カ月目終了から自動訓練を開始する（自動車運転）．

－ 三角筋と骨頭を引き下げる筋肉の筋力強化，固有受容器の訓練のプログラムにより，3 カ月終了時に"機能的な肩"，6 カ月終了時に"実用的な肩"に回復が可能となる．

－ 患者は自宅で 1 日 3, 4 回の自主トレの実践に加え，セラピストとのリハビリ訓練を最初の 3 カ月は週に 3 回，次の 3 カ月間は週に 2 回行う（合計 60 回）．

＊臨時の労働休止期間に関しては，座職は 3 カ月から，肉体労働は 6 カ月から開始する．

＊1989 年から 1998 年の間に，棘上筋腱の深層関節面の部分断裂に対し最低 6 カ月間の機能回復の治療を行ったにもかかわらず，仕事の妨げとなる機能障害を訴える患者 60 例に対して，RCR[®] の腱板の補強材で置換する切除-縫合の手術を行った．

[※1] ACA：l'Acromioplastie Conventionnelle Arthros-copique 鏡視下肩峰形成術
[※2] RCR[®]：Renfort de coiffe 腱板補強材

腱板のヨーロッパシンポジウム（1996）で，13 人（平均経過観察期間 28.6 カ月）について調査した．13 人の内訳は男性 10 人，女性 3 人，平均年齢 50 歳，10 人中 8 人は肉体労働者であった．機能的安静とリハビリによる保存的治療を平均 5.5 カ月行った：2 人のうち 1 人は 3 カ月以上休職していた．肩峰の形態は平坦（8%），カーブ状（92%）で鉤状はなかった．すべての症例において棘下筋腱の深層に部分断裂を認めた．Constant の機能スコアは術前 54 点から術後 88 点に改善した．術後成績は全症例の 85% において満足されており，半数以上が同じ職場に復帰し，他は転職や早期退職していた．この調査で合併症はなく，超音波検査による再調査でも再断裂は認めなかった．

棘上筋腱の"腱障害"に対する現在の治療法の適応

■ すべての症例において，機能的な治療の基本は局所の安静とリハビリによる柔軟化，上腕骨頭を押し下げる筋肉の筋力強化で，最初の 3 カ月間はこれらを行う（30 回）．"生体力学的治療"の効果の有無を調べるには，次の 2 つの条件をチェックすれば良い．セラピストは処方された計画書を尊重し，患者は自主トレを規則正しく行わなくてはならない．肩峰の形態の基本的な X 線所見はカーブ状，鉤状，例外的に平坦である．

■ 患者を 3 カ月間計画書に基づきリハビリを行った後に診察する．

■ 〈患者が満足している場合〉屈曲拘縮だけでなく機械的な痛みや夜間痛も消失する場合．1 日 1, 2 回の自主トレを規則正しく行うことで徐々に仕事やスポーツ活動に復帰できるようになる．もしも痛みが再発するようなら，主治医に連絡するように伝える．二次的画像撮影はまったく必要ない．

■ 〈患者が満足しない場合〉拘縮が消失し患者は機能的に回復したと思っても，機械的痛みと夜間痛が持続する場合．系統的な関節造影と関節 CT 検査を行う．まったく病変がなく，腱板の穿通断裂ではないことを確かめる，あるいは棘上筋腱の深層の部分断裂を明確にする（図 134）．

＊関節 CT は陰性の場合．

－ 肩峰形態がカーブ状：腱が断裂していない場合，**保存**

図140 腱板の補強材RCR®で置換する切除-縫合の手術により，棘上筋腱の深層の部分断裂の治療

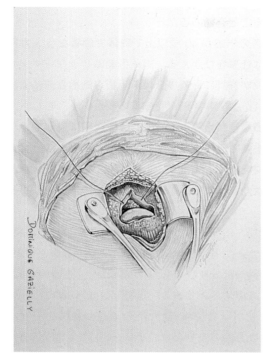

図140a：棘上筋腱の遠位部の腱"病変"領域を三角形に切除する．

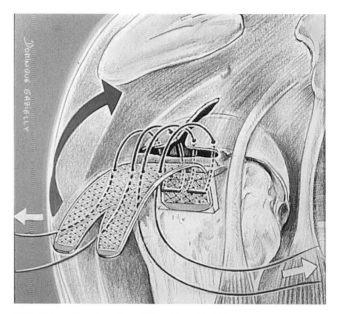

図140b：ポリプロピレン製の腱板の補強材の使用により腱の表層に縫合すると結合組織が再生する．

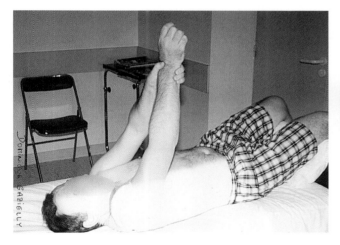

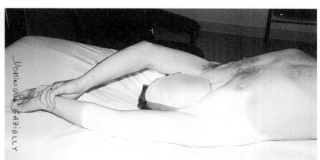

図140c，図140d
腱板の補強により術後早期から緩みが発生しないように他動屈曲を許可する．

療法を同じやり方で3カ月間継続する．仕事での酷使が問題なら（職場配置転換，転職），かかりつけ医と一緒に治療すべきである．スポーツ活動はレジャースポーツを中止する．

6カ月間の保存療法を行ったにもかかわらず，機能障害が持続し患者が希望すれば，高齢者でも通常の鏡視下肩峰形成を勧める．上腕二頭筋長頭に対する処置（腱切りまたは腱固定術）を行う．

スポーツ選手において後上方のインピンジメントが疑われる場合は，鏡視下による診断後，さらに治療を3カ月目で勧める．

- 肩峰形態が鉤状：腱断裂がないまたは棘上筋腱表層の

部分断裂の場合，リハビリを行ったにもかかわらず激痛が持続し患者が希望する場合は，**年齢にかかわらず通常の鏡視下肩峰形成術を勧める**．棘上筋腱表層の部分断裂がある場合は，シェーバーを使った腱表層の辺縁切除を追加する（図130c）．

　もしも患者が手術を望まなければ，とくに骨頭を押し下げる筋肉の筋力強化訓練に基づいた保存療法をさらに3カ月行う．主治医やリウマチ医の指示を受けて再受診する場合もある．

- **肩峰形態が平坦**：肩峰形成は不要で，リハビリと仕事上の問題点を見直すことを優先すべきである．

* **関節 CT で棘上筋腱深層の部分断裂が明らかになる**（図134）．

- **患者の年齢が 40 歳以上で肉体労働者ではなく，機能障害が仕事上問題なく，レジャースポーツや庭仕事だけのときは，セラピストとともにあるいは自主トレでの骨頭を押し下げる筋肉の筋力強化訓練に力を入れて保存療法を 3 カ月間継続する．6 カ月間の完璧な保存療法を行ったにもかかわらず機能障害が持続し患者が**希望する場合は，棘上筋腱深層関節面の"シェービング"を併用した通常の鏡視下肩峰形成術（ACA）を受けることを勧める．

- **患者の年齢が 40 歳以上で肉体労働者なら 3 カ月くらいは仕事をひかえる**．肉体労働のサラリーマンで労災事故が背景にある場合は，手術を勧める前に主治医や労災医により評価を受ける必要がある．**もしも，患者が職場復帰を望み，最終的機能成績に対してリハビリが重要であることを十分に理解していれば，腱板の補強材を使用した切除-縫合，さらに肩峰の形態がカーブ状か鉤状なら肩峰の骨性除圧術の併用を勧める．**

　結局，治療方針に従い棘上筋腱の腱障害の治療法を決定する．肩峰の形態が障害に影響するかどうかや腱の深層の部分断裂の有無を明確にし，患者の年齢と職業も考慮すべきである．鏡視下肩峰形成術または補強材を使用した切除-縫合術のような外科的治療は，3〜6カ月間の完全なリハビリを行ったにもかかわらず改善せず，手術を希望する患者に対してのみ行われる．

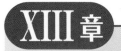

XIII章

腱板の穿通断裂

序 論

定義と専門用語

- 腱板の穿通断裂※の定義は，表層断裂や深層断裂のような部分断裂と異なり，腱の全層においての腱線維の離断である．肩峰下腔と肩甲上腕関節腔を分けている腱板の離断の大きさは種々であり，《遠位部（図141a），中央部（図141b），広範囲（図141c）》の3つに分類できる．

- 穿通断裂は解剖学的病変そのものを意味しており，解決すべき問題である．いつどのようにしてこの離断を修復すべきか？

- 腱板断裂の中には"肩関節周囲炎"あるいは"肩甲上腕関節周囲炎"と診断されているものがあるが，これらの用語は適切ではない．なぜなら，これらの用語は解剖学的病変を意味していないので，論理的で有効な治療法を導くことができないからである．

- 正確な解剖学的病変を表す共通の専門用語が必要である．それは，主治医，リウマチ医と整形外科医が同じ用語を使い，腱板の穿通断裂のために支障をきたしている患者に対して，最高の治療法を勧めることができるようになるからである．一方が"肩関節周囲炎"と言い，もう一方が"第4期の棘上筋腱断裂後変性退縮"とすれば，お互いにコミュニケーションがとれなくなり，医療側も患者側も混乱する．さらに，変性疾患に対してとても重要な役割を果たすセラピストは，用語を正確に使用することによって有効な治療法を選択し効果的なやり方で協力することができるのである．

- 筆者らが使用する専門用語は，断裂の部位と広がりさらに断裂が修復可能かどうかの性質も含んでいる．

※穿通断裂＝全層断裂

* 腱板を構成している4つの腱の中1つだけ，2つ，さらに3つにおいて腱線維の離断が起こる．棘上筋腱の単独断裂，棘上筋腱と肩甲下筋腱の断裂，棘上，棘下筋腱の断裂などがあるが，小円筋腱の損傷はまれである．

* 穿通離断は前額面では多少拡大している．腱の端は大結節の解剖学的付着部から多少離れ，解剖学的修復が可能なこともあるし，腱の骨内再接合により技術的に修復が可能な場合とそうでない場合がある．

* 解 説

- 棘上筋腱遠位での単独断裂．離断は小さく，腱の端は大結節に近い（図141a）．この断裂は鏡視下でも通常の外科手術でも修復は容易である．

- 棘上，棘下筋腱の中央部の断裂で"修復可能"な場合．棘上筋腱の中央での離断は，棘下筋腱近くの後方またはローテーターインターバル近くの前方で剝がれて，上腕二頭筋長頭が露出する（図141b）．中央部の退縮は外科的に修復可能である．ただし切開手術による．

- 棘上，棘下筋腱が関節窩まで退縮し修復不可能な断裂．上腕骨頭は完全に"露出している"．非常に変性した上腕二頭筋長頭腱が肩峰肩甲関節腔に横たわっている（図 49, 141c）．腱は存在しないので修復が不可能なことが多い．そこで，手術で筋肉弁で補充するか，または一時的鎮痛を目的とした鏡視下姑息的手術のどちらかを行う．

- 肩甲下筋腱の単独断裂．筆者らはこれを個別化している．なぜなら，この原因には外傷が多く，この断裂が上腕二頭筋長頭の安定化に影響を及ぼすため，解剖学的と病変において別だと考えているからである（図3）．

* この分類は解剖学的なものと病変の分類が一致している．なぜなら，この分類は臨床的にうまく適合し画像に基づき，多くの症例において先述した4つの病態の1つを診断することが可能であるからである．筆者らはこの表現を使用し，研究論文を《The Cuff》で発表した．

図141 腱板の穿通断裂の大きさはさまざまであるが，全層において腱線維が離断することを意味している．

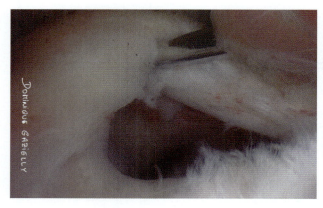

図141a：棘上筋腱単独の遠位での小断裂の鏡視下写真．

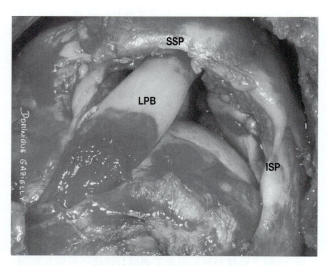

図141b：棘上筋腱の中央部の退縮断裂の術中写真．炎症があり，上腕二頭筋長頭の前方と棘下筋腱近くまで断裂が後方へ拡大している．LPB：上腕二頭筋長頭，SSP：棘上筋腱，ISP：棘下筋腱．

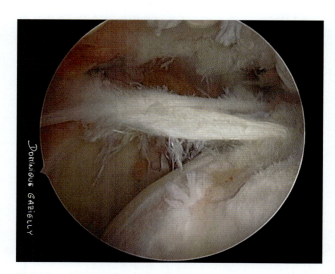

図141c：鏡視下写真．棘上，棘下筋腱の広範囲断裂で関節窩まで退縮し，上腕二頭筋長頭腱の変性が非常に強い．

■病　因

■腱板の穿通断裂の発生には，あたかも腱障害や生理的老化，血管因子，機能的負荷が仕事での酷使（肉体労働）やスポーツと関連しているように考えられているが，**常に退行性変化が関与している**．一次性肩峰下骨性インピンジメントが増悪因子となっている可能性もある（図131）．腱板の被覆部に"穴"が見つかったとき，その原因について患者から質問されたら，"おろしたグリュイエールのチーズ"あるいは"靴の縁の靴下の穴"のように摩擦により，進行性の摩耗病変により生じたものと説明する．

■腱板の穿通断裂は，酷使の背景の中で**徐々に**，一次性骨性インピンジメントの進行，悪化，**あるいは突然の外傷**などの場合に生じる．

＊腱板は"圧延"断裂する．

- 腱板の4つの腱の1つまたは2つ以上の進行性の断裂は，常時2つの要因を悪影響に結びつけて説明できる：**機能的な酷使**は，しばしば力仕事や上腕を水平より上にあげる肉体労働，そして肩峰前方の突出により下に横たわる腱板の"侵食"と関係がある．棘上筋腱は解剖学的には直接肩峰前方の不整で突出した下面と接しており（図142a），これが**棘上筋腱のほうが棘下筋腱や肩甲下筋腱よりも断裂が多いことの理由**である．

- 断裂面を見ると変性過程が肉眼で判断できる．棘下筋腱（図142d）も棘上筋腱も関節CT（図142b）や関節鏡（図142c）ではっきりと観察できる．

- 鎖骨の外側1/4の下面の骨棘（図142b）の存在は摩擦現象を惹き起こし，腱の摩耗悪化の原因となる．

- この変性疾患は慢性疼痛というよく見かける臨床像で**潜行性に進行**し，ときどき腱鞘炎または肩関節周囲炎として抗炎症剤，注射，物理療法で治療する．その間にはすでに穿通断裂が存在したり拡大が進行する．

＊腱板の外傷性断裂

- 腱板の穿通断裂に対して治療を受けた患者の半数以上において外傷歴がある．

- しかし，外傷がある患者の大部分はすでに腱板の変性が存在する．とくに棘上筋腱の遠位付着部では徐々に細くなり，外傷〈直達外力（転倒）または介達外力（強制運動，重量物の運搬）〉の発生で完全に断裂し，肩の偽性麻痺（図21，145a）のような臨床像を呈する．そのため，腱板の"新鮮（fraîche）断裂"という用語は混乱を招く．外傷の起源は"最近の（récente）"断

裂と呼ぶほうが望ましい．"最近の"は腱板の腱の以前の変性疾患の有無について考慮しないためにこう呼ぶのである．

- 中年の突発性外傷性腱板断裂の大多数は変性しており，すでに述べたようにしばしば慢性疼痛肩として治療されている．肩峰下注射またはリハビリの処方を出す前に，一般的なX線検査の実施は必要不可欠で，大結節と肩峰の硬化像（図147a）のようなX線像上の腱板断裂の間接サインを明らかにすることができる．
- 40歳以上に突発するすべての肩の前内側脱臼は，まず腱板の断裂を疑うべきである．
- 筆者らの経験では，若者の健常な腱板の外傷性断裂は非常にまれである．肩からの転倒では若者は"大結節の骨折"を起こす，一方高齢者は"腱板断裂"を起こす．

初　診

大部分は痛みのため，少数は筋力低下と自動可動域の低下のために受診する．**初診時に，患者が訴える機能障害と患者のデータ（診察と最近の一般的なX線検査の結果）を検討する．**

臨床症候学
患者の悩みを聞く前に"背景"を知ることが役に立つ．
- 年齢，性別，患側（効き手か否か）
- 喫煙，非喫煙
- 家族構成：既婚，独身など
- 職業：現役（座職，水平より上で作業を繰り返す，肉体労働），休職（病気または労災），病気，定年前退職者または退職者
- 余暇活動（日曜大工，家庭菜園，狩猟）

患者の主訴は痛みである．
*患者の訴えは肩痛というよりむしろ上腕外側への放散痛である．この痛みは朝方起床時，上肢全体から指先まで放散する．
*機械的な痛みは上肢を水平より高く挙上するときにみられ，次のように説明できる．力の不均衡（図18b）により上腕骨頭は上昇し大結節は腱板の被覆部で再び覆われることはなく，肩峰前方と接触し痛みを引き起こす．反対に，重量物を持つとき，上腕を体軸に平行に動かすときはまったく痛みを感じない〈離開により大結節は直上の肩峰から遠ざけられる〉．このことは

正真正銘の"肩のアスピリン"といわれる振り子運動の鎮痛効果の説明になる（図54）．また，患者にテレビを見るときに，肘掛椅子に肘をつかないよう勧める．なぜなら，大結節と肩峰が接触するからで，反対に，二腕を垂らすことは関節離開を起こす鎮痛効果のある姿勢である．
*このインピンジメントによる機械的痛みは日常生活の多くの動作で起こる（車のギアチェンジ，料金所でチケットを取る，窓ガラスを拭く，学校の掲示板に絵を貼る，など）．職業（壁や天井の内装工，電化製品の設置，ポスター貼り）やスポーツ（テニスのサーブ，槍投げ，アーチェリーなど）でも起こる．
*肩に問題があると患者は夜中に目を覚ます．診察に訪れる最も多い動機は夜間痛である．夜間は筋肉が弛緩し大結節と肩峰の接触により痛みが生じる．振り子運動を一方向へ30回，反対方向へ30回行うように指導すると，目を覚ますような痛みは軽減する．患者は手を頭の後方にやるとよく眠れるとしばしば話すが，これは断裂した腱板の穴が肩峰の前方から離れるためである．

2つの症状〈筋力低下と自動可動域制限〉は常に痛みと関係があり，患者は不自由で，その程度はさまざまである．
*重量物を挙上するのに，上腕を体幹軸方向へ垂らすことをしないで水平より高く持ち上げるような肉体労働で症状は増悪し患者は筋力低下を訴える．
*自動可動域制限は徐々に進行し，自動内旋の可動域の低下により患者はますます不自由になる（図144c），自動前方挙上が約20°の低下により衣類の着脱に支障をきたす（図144b），直達または介達の外傷後に，**突然上肢が挙上できない**（図145a）と患者は心配して来院する．

病　歴
急性発症：患者は転倒し肩の偽性麻痺の像を呈する．
転倒前から肩痛があったかどうかと医学的な治療を受けたかどうかを患者に問診しておくことは重要である．

陳旧性の場合：患者は次のように訴えることが多い．
数カ月前から，あるいは数年前から症状が続いており，痛みに対して"肩関節周囲炎"または"腱炎"の診断で医学的治療を受けるが効果がなく，私生活や仕事で

図142 腱板の穿通断裂は変性過程と関連している．

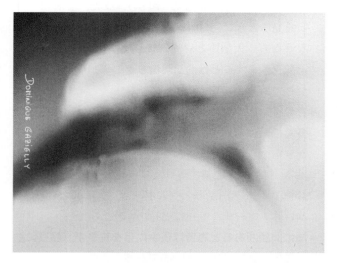

図142a：不整で突出した肩峰前方の下面で棘上筋腱の摩耗が進行．

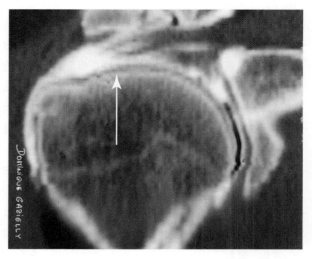

図142b：肩鎖関節の突出部の下で起こる棘上筋腱の遠位部断裂．

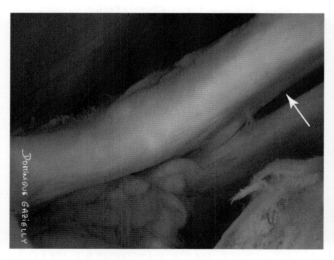

図142c：棘上筋腱断裂の辺りでの関節鏡視所見．

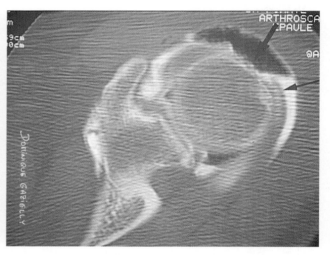

図142d：棘上筋腱断裂部の明らかな異常所見．

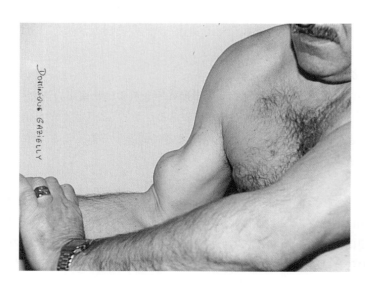

図143 上腕二頭筋長頭筋腱の断裂は腱板の穿通断裂の前か同時に発症する．

図144 痛みと拘縮を伴う肩は腱板の穿通断裂の患者にしばしばみられる.

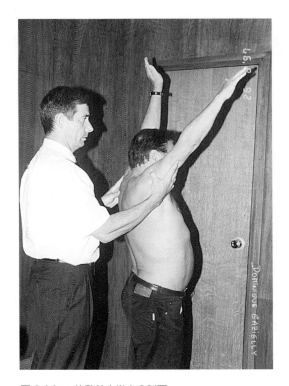

図144a：他動前方挙上の制限.

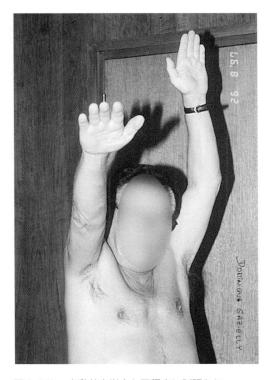

図144b：自動前方挙上も同程度に制限あり.

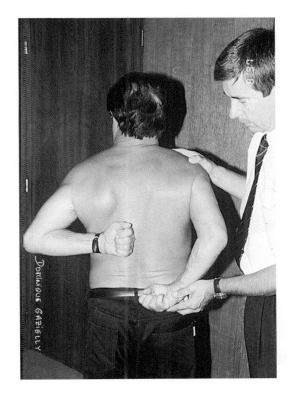

図144c：他動内旋運動の制限.

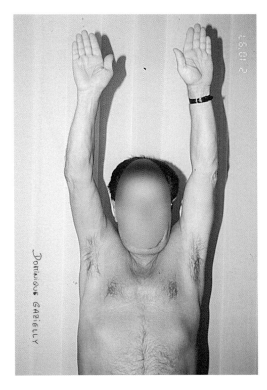

図144d：徒手によるリハビリ2カ月後，自動前方挙上の改善.

図145 外傷後の偽性麻痺の臨床像

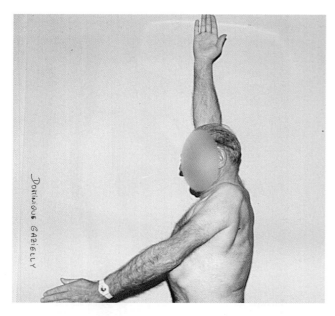

図145a：自動前方挙上不可.

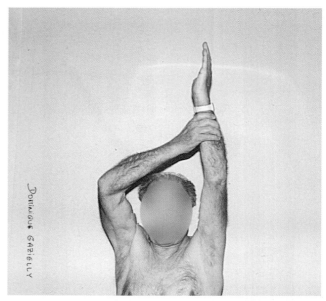

図145b：他動前方挙上は保たれている.

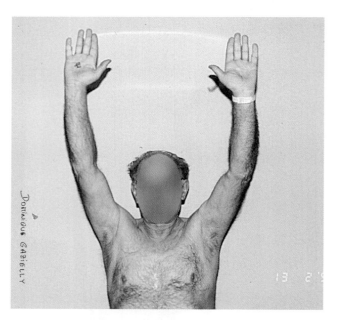

図145c：徒手によるリハビリ2カ月後，自動前方挙上の改善.

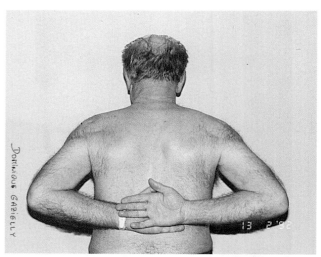

図145d：徒手によるリハビリ2カ月後，自動内旋運動の改善.

徐々に不自由になる．病気による欠勤としてかあるいは労災で数カ月休むこともある．ときに"難治の肩痛の経過"について積極的に話すことがある．

■肩の診察

■ Ⅲ章ですでに述べたように，患者の服を腰まで脱がせて，系統的に両側同時に比較しなければならない．

* 視　診

- 上腕前面の球状の膨隆に注意する（図143）．上腕二頭筋長頭腱の特発性断裂はしばしば腱板断裂の後または同時に起こり，肩峰下の疼痛などの症状を伴うことがある．
- 棘上窩，棘下窩の筋萎縮（図28）の所見は陳旧性の棘上，棘下筋腱断裂（図148b）を意味している．

XIII章　腱板の穿通断裂

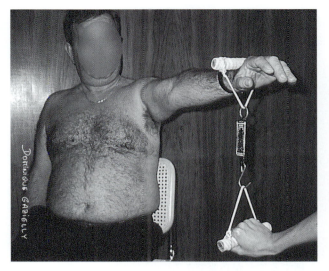

図146　Constant機能スコアによる筋力測定．患者は座位で上肢を水平に肩甲骨面に平行に保持する．

図147　内外旋中間位の正面像で腱板の穿通断裂の間接サイン．

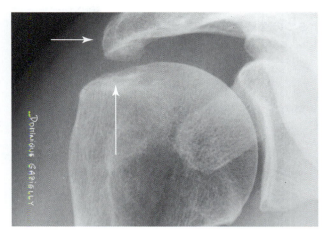

図147a：大結節と肩峰前方の硬化像．

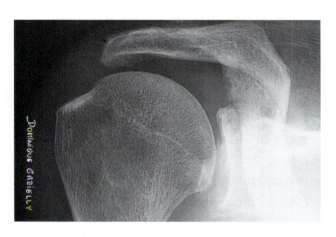

図147b：上腕骨頭の上昇は棘下筋腱の断裂と予後不良因子を意味している．

*触　診
- 肩鎖関節の痛みの検査（図24）．
- 上腕二頭筋長頭腱を指の下で回転させて長頭腱の走行に沿う痛みの検査（図25）．

*他動，自動可動域の計測．3種の態様がある．
- 痛みと拘縮を伴う肩．患者を診察すると自動（図144b）だけでなく他動（図144a）でも前方挙上が制限されているのがわかる．手を背中に回す他動内旋の制限（図144c）は頻繁にみられ，著しい疼痛がある．炎症性の疼痛を伴う病変は診察するのが難しいので，2，3ヵ月後に肩を柔軟にしてから再診するのが望ましい（図144d）．棘上筋腱の単独断裂または棘上筋腱，棘下筋腱の2つの腱断裂の臨床診断においては，Jobe test（図26）が明らかに陽性で，外旋に抗する抵抗力が減少し（図23），とくに棘上窩，棘下窩の筋萎縮があれば断裂を強く示唆する．
- 偽性麻痺の肩．患者は新しい外傷後に上腕を自分で挙上できなくなる（図145a）．VIII章ですでに述べたように，患側の上肢を体幹に固定せず拘縮を避ければ，他動前方挙上の完全な可動域（図145b）を確保することができる．自動前方挙上（図145c）と手を背中に回す内旋運動（図145d）が健側と同じまでに回復するのに，2，3ヵ月の介助自動可動域訓練と三角筋や上腕骨頭を押し下げる筋肉の筋力強化を主体としたリハビリが必要である．
- 他動，自動ともにまったく肩の可動域制限がない．可動域の制限がなく，痛みと筋力低下だけで患者が受診するような状況はまれである．Constantの筋力測定法に従い測定し（図146），Jobe test（図26）と外旋抵抗力の低下のテスト（図23），Gerberのlift-off test（図29）などこれらの検査が陽性かどうかを確認してから，正確な疾患の診断を行う．

■ 初診時の診察でConstantの機能スコアあるいはMatsenのSST（IV章），または両方を使った肩の機能評価を行う．この2つの評価は2回目の診察時と術前の手術適応を決定する際に行う．角度計で計測した自動関節可動域と痛みの有無をConstant評価表に記録しておく．

一般的なX線評価

■ 患者の診察結果とX線所見を同時に検討するのが望ましい．非手術肩画像（Ⅴ章）に関しては**X線撮影では5つのX線像**，肩の3つの正面像（内外旋中間位，内旋位，外旋位），腋窩側面像，腱板側面像が推奨されている．

■ **肩の3つの正面像（内外旋中間位，内旋位，外旋位）**は棘上筋腱だけでなく棘下筋腱も関係している大結節や肩峰前方の硬化像（図147a）そして腱板の穿通断裂や肩峰下腔の減少に伴う上腕骨頭の上昇のような断裂の間接的な所見（図147b）を示す．

■ 腋窩側面像は肩鎖関節の上方を見ることができ，肩峰二分裂がわかる（図36b）．

■ 側面像[※1]は肩峰の形態を知ることができる（図35）．

初診時の心得

■ 初診時の診察と一般的なX線所見のデータから，**断裂の解剖学的な種類についてほぼ正確な診断を行うことができる**．正確な関節CT検査で解剖学的病変が見つかれば，2回目の診察で治療方針について説明する．

＊**患者は以前からまったく自動前方挙上ができず**（図148a），これは棘上，棘下窩の著しい筋萎縮（図148b）があり，健側（図148d）と比較して clairon サイン[※2]は陽性（図148c）（ラッパを吹く肢位）である．すべての腱板の広範囲穿通断裂は後方に波及し小円筋へ拡大する．病変が広範囲に及んでいるので，とくに年齢が65歳以上の患者には手術は考慮できないとしても，3カ月のリハビリの後に初回の治療方針を確認するために関節CTで再検討する．

＊比較的新しい外傷後に，疼痛肩と拘縮（図144），肩の偽性麻痺（図145）の2つの典型的な臨床像を呈する．この時期に患者に治療方針を説明するのは不可能で，3カ月間リハビリを行ってから，自動前方挙上が健側と比べ完全に，またはほぼ完全に回復したとき（図144d，145c）と関節CT検査を行うときに再診して方針を決定する必要がある．

＊**患者の疼痛肩のすべての自動可動域が健側と同様に回復すれば，診察により解剖学的断裂の種類**（棘上筋腱の単独断裂，棘下筋腱損傷の合併，肩甲下筋腱の単独

[※1] 側面像：Neer 側面像＝Scapula Y 像
[※2] clairon サイン：ラッパ吹きのサイン

断裂）**を予測できる**．しかし，十分な筋力を持った患者では腱板の広範囲断裂は"隠れる"ことに注意すべきである．断裂した腱の退縮の程度と質だけでなく，腱板の筋肉脂肪変性の程度がわかり，高度な技術を用いた**手術による断裂の修復が可能であること，そして**あらゆる要素を確認するために**関節CT検査を受ける必要があること**を患者に説明すべきである．場合により患者に対して修復術や一時的な姑息術に備えて，痛みを和らげるリハビリ訓練を教え，セラピストによる自主トレに対するモチベーションの確認をしながらリハビリの処方を行う．約4～6週後に患者を再診し，場合によっては術後のリハビリを行う能力の有無を評価することが必要である．

■ **リハビリは初診時から必須の共同作業である．治療法として多数回のリハビリを計画し，それぞれの臨床像に合わせたリハビリのプログラムに従って行うことが必要である．**セラピストの徒手による週に3回のリハビリと1日3，4回の自主トレである．

＊**拘縮肩の場合**，介助自動可動域訓練と上腕骨頭を押し下げる筋肉の強化訓練（Ⅹ章）を行う前に，肩を柔軟にする計画が必要である．

＊**自動前方挙上が著しく制限されているとき**，介助自動可動域訓練と合力（R）（図18b）を作り上げるための三角筋と上腕骨頭を押し下げる筋肉の筋力強化のプログラムに従って行うが，機能障害が発生して間もなくの場合や肩が柔らかいほど機能回復は早い（図145）．

＊**肩の自動可動域制限がなければ，2つを目標にする．**

－ とくに夜間痛を和らげる．大結節と肩峰下面の摩擦による痛みを軽減するために，上腕骨頭を押し下げる筋肉の筋力強化のプログラムを作成する．

－ **場合によって手術を考慮する．術後リハビリを担当するセラピストによって経過時期に従って行う訓練を教育しておく．**振り子運動（図54），他動可動域訓練（図55～58），介助自動運動（図58～64），三角筋と骨頭を引き下げる筋肉の筋力強化（図65～70）などである．

すべての症例において，このリハビリは患者-セラピストのチームの動機付けを試みて肩の機能を改善し，痛みを和らげる．画像検査の前に行うリハビリで肩を柔軟にすると，関節CTを撮影することが可能になる．

XIII章　腱板の穿通断裂

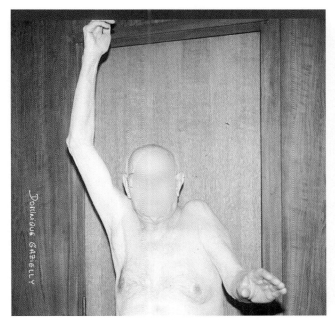

図148a　自動前方挙上の著明な制限

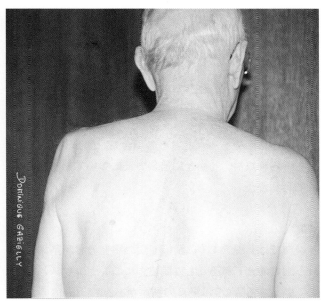

図148b　棘上窩と棘下窩での著明な筋萎縮

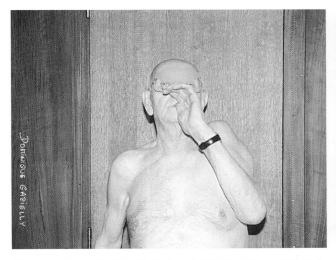

図148c　ラッパ吹きサイン陽性は小円筋のほうへの後方拡大を意味する

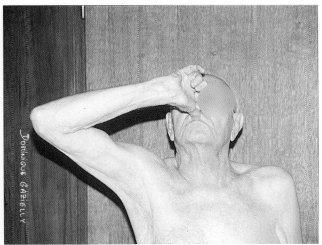

図148d　反対側の肩ではラッパ吹きサイン陰性

2回目診察

　初診時の臨床症状に合わせたリハビリをプログラムに従って6週～3カ月間行ってから患者を再受診させる.
　2回目の診察の約10日前に**関節CT**を行い，腱，筋の解剖学的病変を正確に描出し，技術的に手術が可能かどうかを判断し，職業や社会的背景を勘案しながら，断裂の種類に応じた治療法を1つまたはいくつか勧めることができる.

症候学と診察

■リハビリの効果については，通常患者とセラピストの治療が順調に進めば，**患者の痛みと機能障害は改善する**．夜間痛は機械的な痛みより有意に軽減し，自動可動域は健側と同じ程度まで改善するが，筋力は初診時と同様に減少したままである．

■**すべての範囲で他動，自動可動域の改善の有無を診察で評価する**．一般的に，2回目の診察のほうがより正確で詳細に，そして断裂の解剖学的診断も初診時より

信頼できる．なぜなら，マッサージによるリハビリの効果で肩が柔軟になり筋力がつくからである．

■ 患者はリハビリにより機能が改善したことにとても満足し，彼ら（退職してあまり活動しない患者）の将来を考えながらこの結果に甘んじるか，または反対に機能成績に甘んじることなくさらに機能改善を求めるかのどちらかである．どちらの場合も，関節 CT 検査から得られた情報をもとに治療方針について患者と一緒に話し合う．

■ 病変の画像
■ 現在では，関節 CT は腱板断裂の病変の診断基準となる画像検査であることは明らかにコンセンサスとなっている．関節 CT は多くの利点がある．Laredo のターゲットサインによる断裂の大きさと辺縁の状態（図43a, 142d）や，断裂面を明らかにできる（図 142b, d）．上腕二頭筋長頭腱の内側脱臼と多かれ少なかれ関連している肩甲下筋腱断裂（図 163）の診断と腱板の筋肉の萎縮（図 150）と脂肪変性（図 43a, 142d, 149）の評価などである．最近の世代のヘリカル CT は前額面（図43c）と矢状面（図 43d）での再構成を可能にしている．

■ 二次的画像診断の目的は，臨床的な腱板断裂の診断を行うだけではなく，病変に最も相応しい治療法を勧めることができるように，断裂面の最大の情報を提供し，いくつかの予後因子を明確にすることである．
* 断裂の前後の広がりを明確にすることが重要である．棘上筋腱の単独断裂は前上方あるいは後上方断裂よりも修復しやすく，最も予後が良い．
* 腱の断裂部の断端と大結節までの退縮の程度は，手術による修復が可能かどうかに直接影響を及ぼす．遠位部断裂（図 141a）は再接合が容易で，一方中央部断裂（図 141b）は難しく，断裂後退縮（図 141c）は修復不可能である．
* 残りの腱板の状態もまた予後を左右する因子である．細くなった腱（図 43c）は断裂の再発が非常に高く，修復が困難で不確実である．
* 腱板の 4 つの腱の縦断裂があることも多く，Bernageau と Goutallier によれば当該筋の脂肪変性がある．検査により腱の断裂の範囲や断裂の大きさを決定すべきである．
* 前額面で肩峰下腔が 7 mm 以下（図 147b）は，棘下筋腱断裂の後方への拡大を意味するサインなので，腱板

の穿通断裂に対する外科的修復術の成績の**予後不良因子**である．
* 水平断面で上腕骨頭の前方亜脱臼は腱板の広範囲断裂と上腕二頭筋長頭腱の完全脱臼のサインである．
* 腱板の筋肉の脂肪変性はとても重要な予後因子で，Bernageau と Goutallier の研究により明らかにされ，筋肉を細かくスキャンして 5 期に分類した（図 149）．
- Stage 0 = 脂肪変性なし
- Stage 1 = わずかな縞状の脂肪
- Stage 2 = 筋肉よりも脂肪が少ない
- Stage 3 = 筋肉と脂肪が同等
- Stage 4 = 筋肉より脂肪が多い

- **Goutallier と Postel は 3 つの主要な腱板筋**である．棘上筋，棘下筋，肩甲下筋の**脂肪変性**は，腱断裂がなくても脂肪変性が存在する棘下筋を除いて，**腱断裂の経過年数に比例している**ことを証明した．同時に彼らは棘上筋の脂肪変性により前額面で断裂は拡大するだけでなく，矢状面でも後方の棘下筋腱のほうへ断裂が境界を越えることも証明した．
- **Goutallier は肩全体の脂肪変性指数（IDG）**[※1] について提案し，3 つの主要な腱板筋のそれぞれの脂肪変性の合計を 3 期に分類した．棘上筋腱の脂肪変性 stage 2，棘下筋腱の脂肪変性 stage 1，肩甲下筋腱の脂肪変性なしは，IDG で $(2+1+0)：3=1$ である．

結局，腱板筋の脂肪変性は腱板の穿通断裂において重要な予後因子である．明らかに脂肪変性を起こす以前のほうがより早く修復され，修復技術も簡単で機能成績も良好である．

* MRI 検査の Y 矢状断（図 150）で計測した筋萎縮と脂肪変性とは無関係の予後因子である．Thomazeau と Tavernier, Gerber らは棘上筋腱断裂の大きさと筋肉体部の萎縮の有意な関係を "Tangent sign"[※2] と記述している．

結局，画像とくに関節 CT が徐々に高性能になり，執刀医にとって腱断裂とその筋肉の背景をよりよく "見る" ことができるようになった．それで，2 回目の診察で患者に断裂の解剖学的タイプと年齢や職業に応

[※1] IDG：Goutallier により提唱された脂肪変性指数（indice de dégénérescence graisseuse）
[※2] Tangent sign：腱板修復後再断裂のリスクを予測する信頼できる相関関係で，棘上筋腱断裂の大きさと棘上筋の萎縮の程度には有意な相関関係があることがわかっている．

XIII章　腱板の穿通断裂

図149　BernageauとGoutallierは筋肉の領域の断面をスキャンして、腱板筋の脂肪変性（DG）の実例を分類して定着させた．

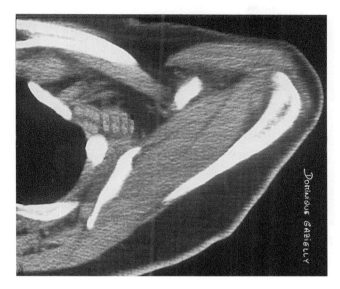

図149a：棘上筋腱の脂肪変性 stage 1．

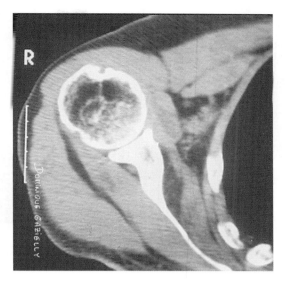

図149b：棘下筋腱の脂肪変性 stage 0 と肩甲下筋腱の stage 2．

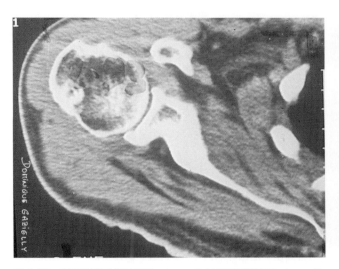

図149c：棘下筋腱の脂肪変性 stage 2 と肩甲下筋腱の stage 2．

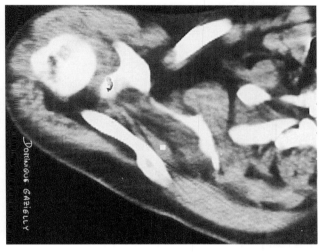

図149d：肩甲下筋腱の脂肪変性 stage 3．

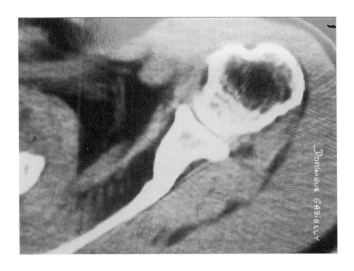

図149e：肩甲下筋腱の脂肪変性 stage 4．

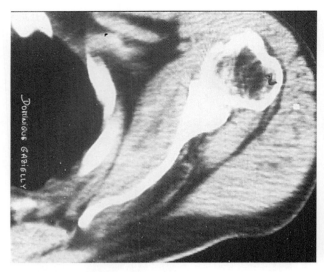

図149f：棘下筋腱の脂肪変性 stage 4.

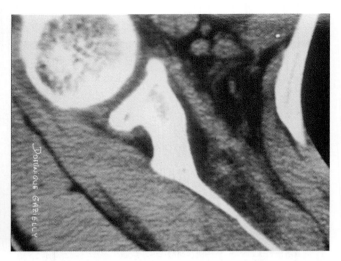

図149g：棘下筋腱の脂肪変性 stage 1 と肩甲下筋腱の stage 3.

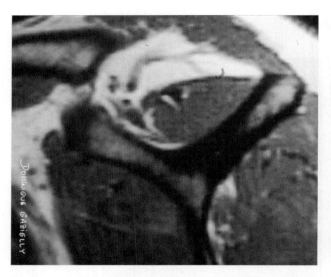

図150　MRI 検査の矢状斜位断面で棘上筋の萎縮は予後不良因子である．

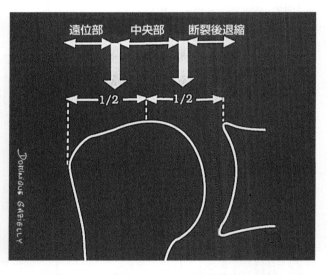

図151　関節 CT の前額面で穿通断裂の退縮の程度により，遠位断裂と中央部断裂を"一目見て修復可能"，関節窩周辺の断裂後退縮を"一目見て修復不可能"と定義した．

じた最高の治療方針を勧めることができるようになる．

2回目の診察に対する心得

筆者らの穿通断裂に対する現在の治療方針は次の5つの基準を考慮して定めている．
- 断裂が"一目見て"修復可能か不可能かの肉眼的判断（図151）
- 筋肉の背景の質
- 患者の年齢
- 職業
- 術後リハビリを行う患者の能力

5つの基準に応じて患者に次の5つの治療法の中から1つ選択することを勧める．
- 機能的治療
- 鏡視下修復術
- 切開手術による修復術
- 筋肉弁で補充する切開手術
- 姑息的鏡視下手術

棘上筋腱遠位での単独の穿通断裂に対して行うべきこと（図141a）

定　義

腱の断端が大結節と上腕骨頭の凸面の頂点までの長さの半分を超えないもの（図151, 152a）．棘上筋腱だけの断裂で分割面で後方の棘下筋腱への拡大はなく，前方のローテーターインターバルや肩甲下筋腱への拡大もない（図152b, c）．関節CTでの腱の断端の正確な所見が判明する．分割面で厚い，薄い，均質などである．

- 棘上筋腱遠位での単独の穿通断裂に対して可能な治療法は6つある．機能的治療，断裂を修復しない鏡視下肩峰形成術，鏡視下肩峰形成術＋鏡視下断裂修復術，鏡視下肩峰形成術＋"小切開"での断裂修復術，切開による肩峰形成術＋腱板を補強しない断裂修復術，切開による肩峰形成術＋腱板を補強する断裂修復術である．

＊**機能的治療**．

　肩を十分に柔軟にしてから，大結節と断裂の"孔"を肩峰の庇から遠ざける目的で，上腕骨頭を押し下げる外在筋と内在筋すべての筋肉の筋力強化のためのリハビリを行う．患者が筋力訓練を頑張るほど，そして自主トレを繰り返すほど，この"生体力学的なリハビリ"は効果的である．

＊**断裂を修復しない鏡視下肩峰形成術**．原則的に腱の断裂を修復しないで一次性肩峰下インピンジメントをなくすことである．

＊**鏡視下肩峰形成術＋鏡視下断裂修復術**（図153）．

- "これはすべて鏡視下手術である"型通りに鏡視下肩峰形成術を行ってから，大結節部にスクリューを挿入し直径約3mmの吸収糸をインプラントに通して断裂部を修復する．必要なインプラントの数は前後面での断裂の大きさによるが1つから3つまでである．縫合の結び目はカニューレで腱板と接触するまで低くする．
- 筆者らは1993年から1995年までに棘上筋腱遠位での単独断裂に対して施行した鏡視下修復50症例前後について，関節CTで検査して臨床的に検討した．

＊**鏡視下肩峰形成術＋"小切開"による断裂の修復**．鏡

＊シンポジウム"関節鏡と腱板の穿通断裂"
　代表者：H. Thomazeau et P. Gleyze. 参加者：F. Bonomet, T. Boyer, D. Chaix, H. Coudane, P. Devalet, P. Desmoineaux, C. Flurin, A. Franck, D.F. Gazielly, D. Goutallier, F. Kelberine, C. Lévigne, J.C. Meynet, D. Molé. フランス関節鏡学会，グルノーブル，12月6日，1997年

図152　関節CTでの棘上筋腱遠位での単独穿通断裂の所見

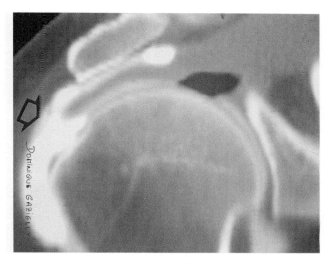

図152a：前額面で棘上筋腱遠位の穿通断裂．

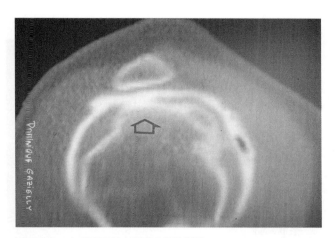

図152b：矢状面で棘上筋腱の単独断裂．

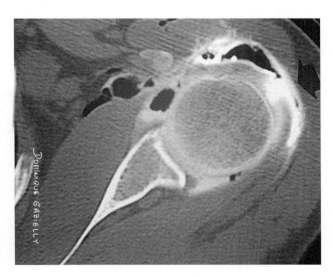

図152c：棘上筋腱の単独断裂の水平面の典型像．

図 153　棘上筋腱遠位での単独穿通断裂に対する鏡視下肩峰形成術と鏡視下修復術

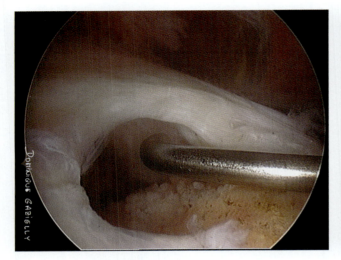

図 153a：遠位部穿通断裂の鏡視写真.

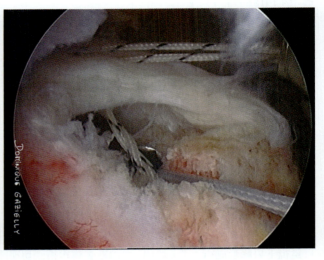

図 153b：大結節部にスクリューを挿入し非吸収糸をインプラントに通して断裂部を修復する.

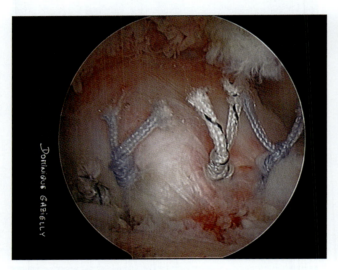

図 153c：修復後の鏡視写真.

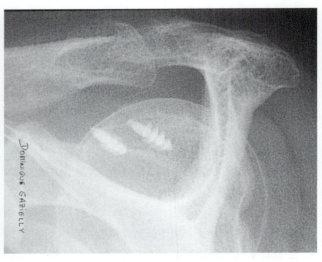

図 153d：術後の被覆側面像で大結節に 2 本のスクリューが挿入されている.

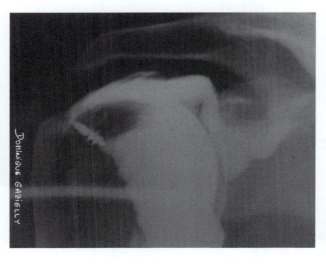

図 153e：術後 12 カ月目の関節造影検査の前額面，被覆部で漏れはない.

図154 腱板の補強材RCR®は腱の断端の骨内再接合を保護する．

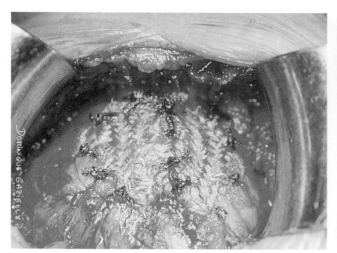

図154a：腱板の再接合と補強の術中写真．

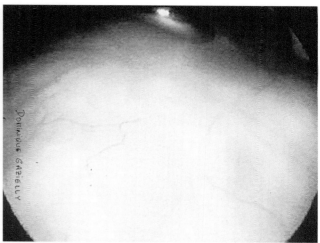

図154b：RCR®で補強し修復した腱板の鏡視写真．6カ月で血管が増生し非炎症性の結合組織で置換される．

視下肩峰形成術後に三角筋の前外側に小切開を加えて断裂を修復することを行う場合もある．筆者らはまったく筋侵襲のない"完全な鏡視下手術"を好むので，この"この2つを合わせた"手術は行わない．

*切開肩峰形成術＋腱板を補強しない断裂修復術．筆者らは棘上筋腱遠位での単独断裂に対する従来の腱板を補強をしない断裂修復術69症例の成績を1989年に発表し，最小2年の経過観察で10％以上の再断裂を認めたことを明らかにした．この発表以後この術式は行っていない．

*切開肩峰形成術＋腱板を補強する断裂修復術

- 腱板の補強材RCR®は厚さが0.8mmのポリエチレン製のインプラントである．この基本は大結節部の骨に切痕を作って固定し，非吸収性の縫合により腱の再接合が可能になる（図140b）．そして，インプラントを再接合した腱の表層に縫いつける（図154a）．約6カ月後組織細胞の増殖を認める（図154b）．

- 腱板の補強には2つの利点がある．1つは短期での腱の修復の"保護"のため，早期に縫合の緩みの危険がなく術後早期からリハビリが可能になり，もう1つは中期と長期でのリハビリ後の再断裂の危険の減少である．再断裂は機能面では常に不良因子で，とくに肉体労働者ではしばしば再手術を余儀なくされる．

- すべての症例で，上腕二頭筋長頭腱の変性病変が強く痛みの原因であるなら，処置を行う．腱切り，腱固定である．

- 棘上筋腱遠位での単独の穿通断裂に対する腱板を補強する断裂修復術後のリハビリのプログラムは腱障害と同様である（XII章）．これには4つの連続する訓練が含まれる（図155）．介助他動可動域訓練，介助自動可動域訓練，自動可動域訓練と筋力訓練と固有受容器訓練である．

患者が術前に3カ月の理想的なリハビリを行っていれば，術後のリハビリは一層効果的である（図156）．

- 筆者らは1989年以後棘上筋腱遠位での単独断裂190例に対して，RCR®の腱板補強材を使用した修復術を行っている．この術式で手術した46名（最小経過観察期間2年）について発表した．すべての患者の再調査を超音波で検査したが，再断裂は1人もいなかった．最近では1998年の症例の数はやや少なかったが関節CT検査を行い，このシリーズで同様の検証を行った．

*筆者らは棘上筋腱遠位での単独の穿通断裂の患者に対して勧めるいくつかの治療法の成績をConstant機能スコアで比較した．120症例の多施設での研究では，"症例の選択"を同じ基準で行い主な4つの治療法の結果を比較した．保存的治療，断裂を修復しない鏡視下肩峰形成術，肩峰形成術に鏡視下修復術もしくはRCR®で腱板を補強する腱板修復術を併用する4つの治療法についてである．**全体的に，保存的治療や腱板を修復しない肩峰形成のみよりも手術による腱板修復**

163

図155　棘上筋腱遠位の単独穿通断裂に対して腱板補強術を行った患者の機能回復の過程

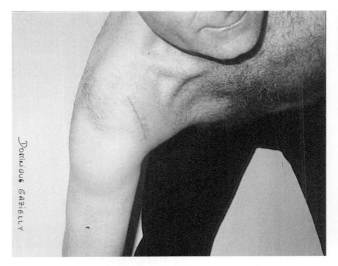

図155a：前外側進入により手術を受けた右肩（利き腕）.

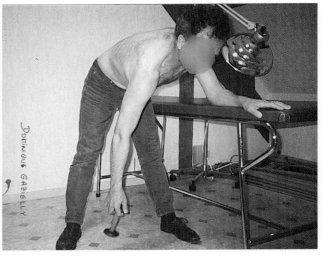

図155b："振り子運動".

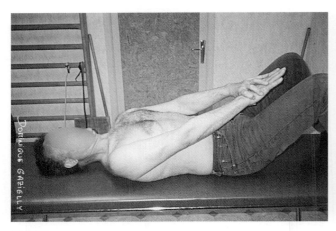

図155c

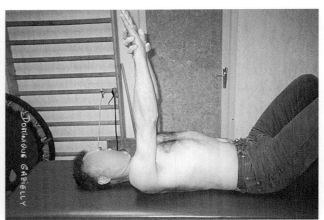

図155d

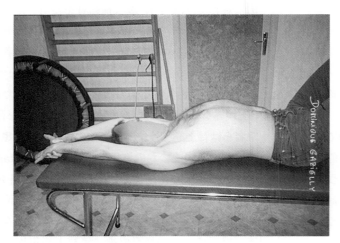

図155e

図155c,155d,155e：仰臥位で自主トレによる介助他動可動域訓練.

XIII章　腱板の穿通断裂

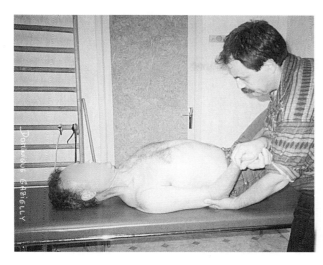

図 155f：肘を体幹につけて"介助セラピスト"による徒手での介助外旋運動訓練．

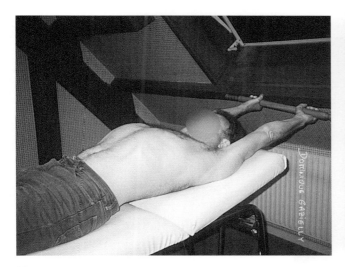

図 155g

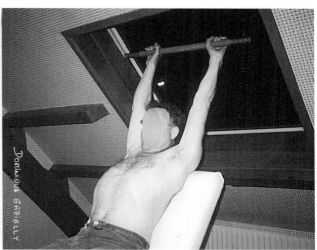

図 155h

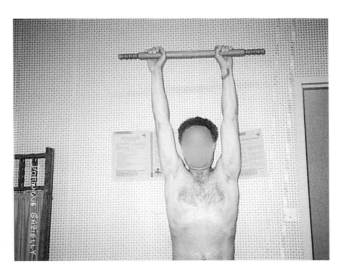

図 155i

図 155g,155h,155i：すべて自主トレ．仰臥位で介助自動屈曲訓練，半座位で介助自動屈曲訓練，立位で介助自動屈曲訓練．

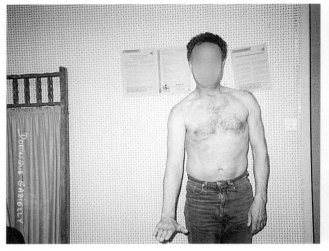

図 155j

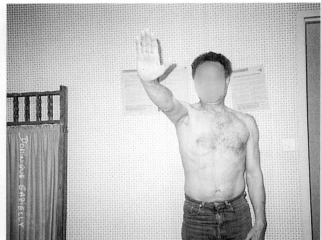

図 155k

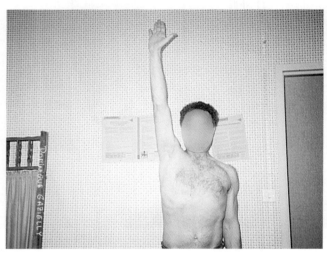

図 155l

図 155j,155k,155l：術後 45 日目自動前方挙上.

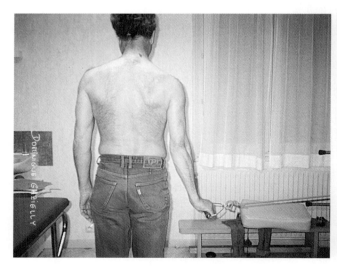

図 155m：術後 2 カ月目大胸筋の筋力強化訓練.

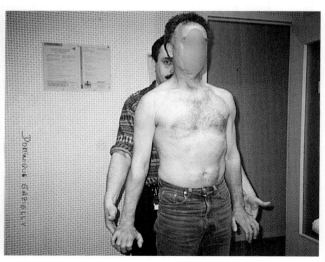

図 155n：術後 3 カ月目固有受容知覚訓練.

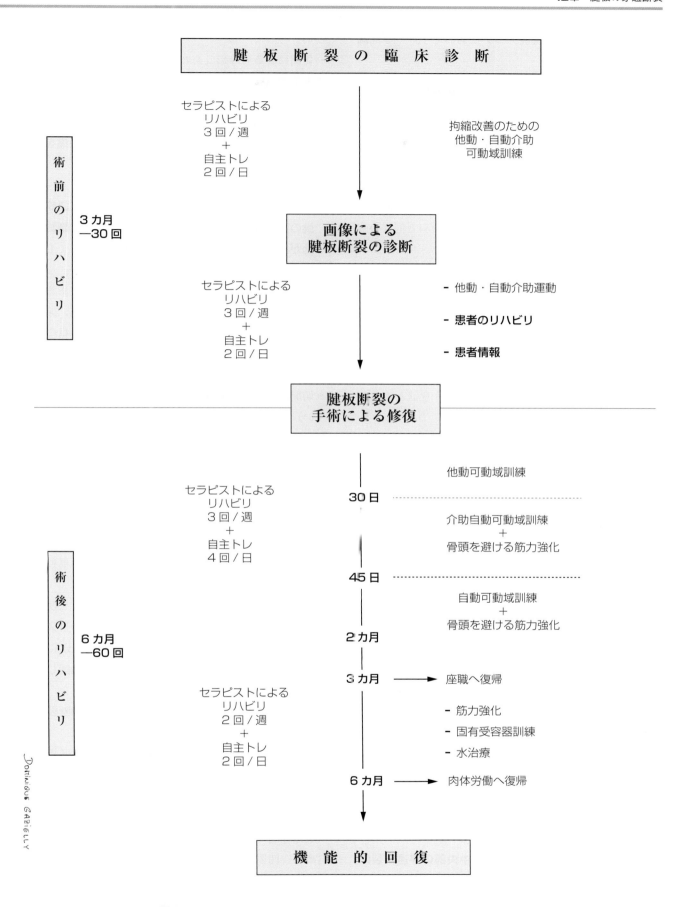

図156　腱板手術の術前術後の過程

のほうが Constant 機能スコアにおいて 10 〜 13 点高かった.

現在の筆者らの治療方針

＊年齢が 70 歳以下で, 活動的, 機能的治療に満足しない, 術後にリハビリを行う意欲と能力がある, 脂肪変性の stage が 2 を超えないなどの場合には, 手術による腱板修復を勧める.

– 今日では筆者らは鏡視下腱板修復を優先している. 手術技術の進歩のお陰で, 切開による修復術と同様の解剖学的成績が得られている.

– 筆者は腱の遠位部の断端が細く, とくに肉体労働者の断裂に対しては, 切開による腱板修復術 (腱板の補強材 RCR® を使用する場合としない場合) を行っている.

＊次のような患者には機能的治療または一部には腱板修復しない鏡視下肩峰形成術のみを勧める.

– 年齢 70 歳以下, 術後にリハビリを行う意欲と能力がない.

– 年齢が 70 歳以上.

棘上, 棘下筋腱の "修復可能" な中央部断裂

定　義

＊前額面では上腕骨頭の中央で腱の断端は退縮している (図 151, 157a). 断裂は前方のローテーターインターバルのほうへ広がり, 炎症の強い上腕二頭筋長頭腱が姿を見せ (図 141b), また同様に後方の棘下筋腱のうへも広がる (図 157b).

– 後方の断裂面 (図 157c) に関して修復可能の状態である. 関節窩周囲の関節包切開と腱の被覆部全体の授動術を行った後, 過度な緊張をかけず腱板を大結節の高さで骨内に再接合して, 肘を体幹に副子固定する.

– 後方への拡大はより重篤で, 臨床的には外旋力の喪失 (図 23), X 線上は肩峰下腔の狭小化 (図 147b) で, 機能的予後は不良で "露出した" 上腕骨頭を何とかして再び覆おうとしても無駄と思われる. とくに, 棘下筋腱の脂肪変性が進行している場合は, 当然ながら断裂の再発のリスクが高いからである.

棘上, 棘下筋腱の "修復可能" な中央部の穿通断裂に対してできる治療法は 4 つある.

– 機能的治療
– 肩峰形成術と断裂の鏡視下修復術
– 切開による肩峰形成術と断裂修復術 (腱板補強をしない)
– 切開による肩峰形成術と断裂修復術 (腱板補強をする)

＊機能的治療

　肩を柔軟にしたのちに, 上腕骨頭を押し下げる内在筋と外在筋の筋力強化期を設けるべきである. 拘縮肩に対し筋力強化をすべきではない. それは激痛を誘発する原因となるからである.

＊断裂を修復しない鏡視下肩峰形成術

　断裂により "肉眼で見て" 変性した上腕二頭筋長頭腱の腱切りを肩峰形成術と同時に行うことは議論の余地がある. 上腕二頭筋長頭腱の腱切りを行っても, 上腕に対する前腕の屈曲の筋力は保たれている. なぜなら, この筋力は上腕二頭筋短頭によるからである. そして, もはや変性した上腕二頭筋長頭の上腕二頭筋溝での摩耗は起こらないので痛みを生じることはなくなる (図 158). しかし筋肉質の患者には鏡視下腱固定を勧める.

＊切開による肩峰形成術と断裂修復術 (腱板補強をしない)

　筆者らは 1989 年に棘上, 棘下筋腱の中央部断裂に対して腱板補強をしない従来法で修復した 22 症例について調査し, 観察期間 2 年以上で再断裂率が 41% であることを発表した. そして, このときからこの術式を中止している.

＊切開による肩峰形成術と断裂修復術 (腱板補強をする)

– 手術テクニックの基本方針は棘上筋腱遠位の単独部分断裂と同様である.

– 肩峰の骨性除圧はオステオトーム (図 159a) を使い十分に除圧することの重要性と大結節の骨折のリスクを完全に避けるため, 上腕骨頭の中心 (図 159b) に向けて大結節に骨性溝を作製することの利点を強調しておきたい.

– リハビリのプログラムは棘上筋腱遠位の単独断裂と同様である (図 155).

– 筆者らは 1989 年より棘上, 棘下筋腱の修復可能な中央部断裂に対して RCR® を用いた腱板補強による腱板修復術 150 例を行った. この術式で手術した 72 名の患者 (最小観察期間 2 年) について発表した. 再断裂は 3 名で, これらは緊張をかけず上腕骨頭を覆うために, 関節窩周囲の関節包を広く切開するのが必要であった症例である. この 3 名の再断裂は再調査時に超音波と関節 CT を行うことで明らかにした. 今のところこの 3 例に対しては断裂の大きさを考慮して外科的修復を勧めていない.

XIII章　腱板の穿通断裂

図157　棘上，棘下筋腱の"修復可能"な中央部穿通断裂の関節CT像

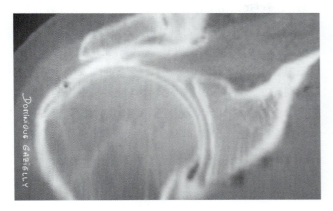

図157a：腱の断端は上腕骨頭の真中にあり穿通断裂.

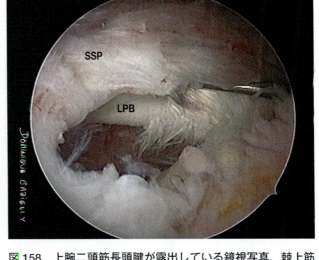

図158　上腕二頭筋長頭腱が露出している鏡視写真．棘上筋腱の前方の断裂により上腕二頭筋長頭腱鞘が開いた強い変性所見．SSP：棘上筋腱，LPB：上腕二頭筋長頭腱

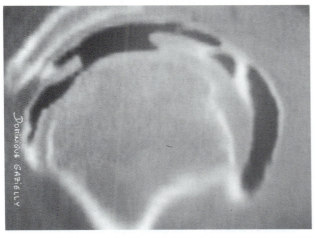

図157b：矢状面では棘上筋腱断裂は後方の棘下筋腱の上縁のほうへ拡大している.

図159　腱板断裂に対する腱板補強術のテクニックの要点

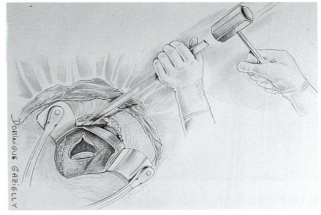

図159a：オステオトームでの肩峰の骨性除圧は十分に行う必要がある.

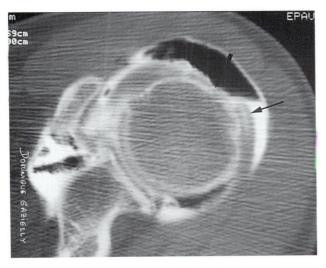

図157c：棘下筋腱の高さでの水平断面で修復可能である.

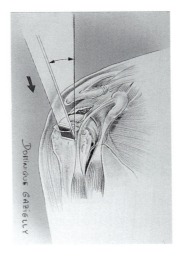

図159b：大結節の骨溝は上腕骨頭の中心に向けて作製しなければならない.

図160 棘上，棘下筋腱の"修復不可能"な断裂後退縮の関節CT像

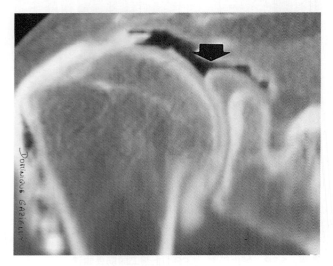

図160a：腱の断端は関節窩上縁の真上にある．

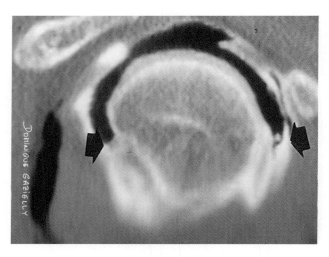

図160b：矢状面で断裂は後方の棘下筋腱のほうへ拡大している．

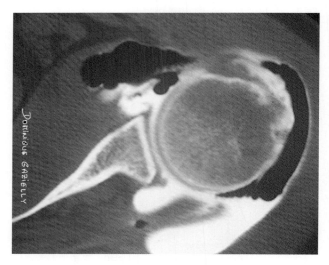

図160c：水平面像で最も頻繁に脂肪変性の進行した棘下筋が見える．

* 筆者らは棘上，棘下筋腱の中央部の穿通性断裂で修復可能な患者に対していくつかの治療法を勧めており，これらのConstant機能スコアの結果を比較した．139例に対する多中心性研究により先述した4つの治療の結果を比較して発表した．保存的治療は意欲のある患者に対して行うのであれば効果的である．最低観察期間24カ月での機能成績の結果は，腱板補強をする腱板修復術のほうが腱板補強をしない腱板修復術や断裂を修復しない鏡視下肩峰形成術よりも良好であった．全体的に，後方の棘下筋腱のほうへの拡大ではConstant機能スコアは平均10点低下する．

三角筋の筋弁移行術

* 断裂の種類や断裂の拡大の程度そして年齢にかかわらず，柔軟と上腕骨頭を押し下げる筋力の強化に向けたリハビリを基礎にした保存的治療を最低3カ月間行う．このリハビリはいかなる症例においても，場合によっては手術による修復のための最高の準備となる．

* 鏡視下修復手術は70歳以下の症例では活動的で保存的治療の成績に満足せず，術後リハビリをする能力があり，肩峰下腔が6mm以上で脂肪変性指数（IDG）が2以下の条件を満たす患者に勧める．

* 60歳以下の活動的な肉体労働者に対しては，従来の修復術と症例により腱板補強の追加を勧める．

* デブリードマンに上腕二頭筋長頭腱の腱切りを併用した姑息的な鏡視下手術を脂肪変性指数（IDG）が2以上で70歳以下の患者か，または70歳以上で適切な機能的治療を最低6カ月間行ったにもかかわらず満足しない患者に勧める．筆者らの経験では肩峰の突出が極端で肩峰下腔が6mm以上のときに限り肩峰形成術を行う．

棘上，棘下筋腱の"修復不可能"な関節窩周辺での断裂後退縮

■ 定 義

* 前額面で，棘上筋腱は断裂後関節窩周囲へ退縮している（図151，160a）．矢状面と水平面では，後方の棘下筋腱のほうへの拡大はかなり著明（図160b, c）で上腕骨頭が露出している（図141c）のが確認できる．しかし，棘下筋腱のほうへの拡大はあまり著明ではなく腱の上部1/3だけが関与している．

* このタイプの断裂の機能的予後は，主に年齢と筋腱の被覆部での喪失を代償し，上腕骨頭の安定化機能を果たす肩甲帯の筋肉の能力に依存している．もしもうま

XIII章　腱板の穿通断裂

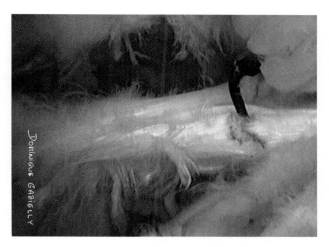

図161　変性の強い上腕二頭筋長頭腱を関節内で鏡視下腱切り

図162　三角筋弁

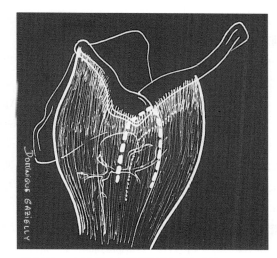

図162a：三角筋の前外側線維を採取する．

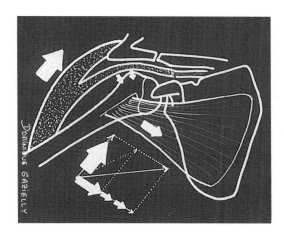

図162b：上腕骨頭を押し下げる力を強める．

くいかないときは，上腕骨頭は求心性を失い上前方へ移動し，結局は偏心性変形性肩関節症へ進行する．
＊このタイプの断裂はかなりの例で前方の肩甲下筋腱のほうへ拡大する．

■治療法
　以下の3つの治療法がある．
- 機能的治療
- 鎮痛を目的とした姑息的鏡視下手術
- 筋弁で補充する手術

＊機能的治療
- 妥軟期の次に残存する腱板すなわち前方（肩甲下筋）と後方（小円筋）の支索とすべての肩甲帯の筋肉，三角筋と上腕骨頭を押し下げる外在筋，これらの筋力強化を行い仮想力"合力（R）"を作り直すことができる（図18b）．
- 若い患者で良質の筋肉が残存し，規則正しく自主トレを行うことができればますますこの保存的治療は効果的である．しかし，前方挙上での筋力低下は最後まで持続する．

＊鎮痛を目的とした姑息的鏡視下手術
- 姑息的鏡視下手術の目的は患者を痛みから解放することにある．手術の内容は滑膜切除を併用したデブリードマンと残りのすべての腱切除である．
- 上腕二頭筋溝で長頭腱の変性がとても強い場合（図158）は，滑車の溝で擦り減った麻の縄のようで，この摩耗が強い痛みの原因になる．**上腕二頭筋長頭腱の関節内腱切り（図161）は非常に除痛効果があり**，上

腕の筋力と術後の自動関節可動域に関してまったく後遺症がなかった．これは自然断裂後に気づくことである．高齢患者の大部分においては，有効な保存的治療によって身体的に自動前方挙上が回復するが，他の患者では骨溝の内壁での腱の摩耗変性による機械的痛みと夜間痛が持続する．術後はまったく肩を固定せず，術後翌日からすべての日常生活動作で患肢を使うように勧める．自動可動域訓練と上腕骨頭を押し下げる筋肉の強化を中心としたリハビリのプログラムに従ってから術後6週目で受診する．変性した上腕二頭筋長頭腱の関節内腱切りを施行した103名中ほとんどの患者は痛みが消失し後遺症もなくとても満足していた．**肩**

峰形成術と烏口肩峰靱帯の剥離は上腕骨頭の前上方への脱臼発生のリスクがあるため，このタイプの断裂には論理的な手術ではない．

＊補充手術

- この手術の目的は棘上，棘下筋腱の消失により露出した上腕骨頭を補充することで，Goutallier が勧めるように棘上，棘下筋腱を前進させて補充するか，Apoil と Augereau[1] の方法で三角筋の筋弁を移行するか，Gerber のように広背筋を移行させるかである．
- この手術は大がかりで，術後リハビリは難しく長期間（12 カ月）を必要とすることを術前に患者に説明しておくことが重要である．
- 筆者らは 13 年間で 42 名の患者に対して三角筋の筋弁移行術のみを行った．三角筋の筋弁は三角筋の前外側から採取（図 162a）して，残った腱板の断端を新鮮化してこれに縫合して，"露出した"上腕骨頭を被覆する．力の作用で上腕骨頭を押し下げる力を強める．上肢を外転位で 6 週間副子固定する（図 162b）．**術後のリハビリには必ず 2 つのことが必要である．**筋弁を肩峰下での圧迫や緊張から保護すること，もう 1 つは筋弁を早期から刺激して収縮力を保ち萎縮を予防することである．**三角筋の筋弁移行術後のリハビリは最低6 カ月間行う．**基本的な考え方はすでに述べた通りである．積極的に訓練する前に他動関節可動域を回復し，術後 3 カ月目から骨頭を押し下げる外在筋の強化を始めることである．三角筋の筋弁移行術 25 例の成績を機能と解剖学的側面から最低 2 年から最大 6 年間調査した結果，このタイプの補充手術を明らかに適応のある患者に対して積極的に継続しているが，**手術を決める前に，三角筋は脂肪変性が少なく良質であることと特殊なリハビリを必要とする**ことを肝に銘じている．さらに，三角筋の筋弁移行術では前方挙上時の筋力回復は期待できないことを説明しておく必要がある．

█ 棘上，棘下筋腱の関節窩周辺での断裂後退縮に対する治療方針

- ＊すべての症例に対して良い条件のもとで最低 6 カ月間の保存的治療を行うことを優先する．
- ＊補充手術は，年齢が 65 歳以下で保存的治療の結果に不満足な，活動的で意欲的そして術後の拘束に堪える能力を持っている患者に勧める．
- 三角筋の筋弁移行術は棘上筋腱が断裂後退縮し，棘下筋腱の上縁へ拡大した症例に行う．
- 広背筋の筋弁移行術[2] は棘上，棘下筋腱全体が断裂

後退縮し，保存的治療に抵抗し肩外転外旋の自動運動の制限が持続する症例に行う．

- ＊保存的治療は補充手術の拘束に堪えられない，年齢が 60 歳以下の患者に勧める．転職または定年前退職がしばしば必要になる．
- ＊年齢が 60 歳以上で自動運動は回復したが，保存的治療に抵抗する激痛が残存する場合は肩峰形成術を併用しない姑息的鏡視下手術を勧める．変性した上腕二頭筋長頭腱の腱切り術は痛みを軽減させ有効である．

腱板の広範囲断裂後退縮に対する最高の治療法は，すべての症例において予防である．広範囲断裂へ進行し重大な機能障害を残し，もはや信頼できる他の治療法がないような症例に出会うことがないように，早期から予防すべきである．

█ 肩甲下筋腱の単独断裂

肩甲下筋腱の断裂は長期間無視されていたが，最近は臨床や画像による詳細が可能になり治療法は体系化されている．

▬ 臨床的と画像診断

- ＊手を後ろについて，上肢を後方伸展と外旋での転倒歴の有無を調べる．
- ＊臨床診断は 3 つの特異的なサインによる．
- 患者が十分に内旋して手を背中につけることができるときは Gerber の "lift-off test"（図 29）を実施できる．
- 患者が手で腹部を強く抑えることができないときは "Belly-press test"[3] は陽性である．
- 肘を体幹につけて上腕を外旋させて，健側と比べて外旋角が大きい．
- ＊Jobe test は特異的ではないが，この症例の半数において陽性である．
- ＊関節 CT により肩甲下筋腱の単独断裂の 2 つのタイプを区別することが可能である．すなわち，

---

[1] Réparation par lambeau deltoïdien des grandes pertes de substance de la coiffe des rotateurs de l'épaule/ French: A Apoil, B Augereau. Chirurgie. Elsevier. 1985.
A Apoil：パリ Saint Antoine 病院整形外科教授
B Augereau：パリ Européen Georges Pompidou 病院整形外科教授
[2] Latissimus dorsi transfer for the treatment of irreparable tears of the rotator cuff/ English: Gerber C. Clin Orthop Relat Res. 1992.
[3] Belly-press test：肩甲下筋腱断裂の検査で，患側の手で腹部を押して内旋させ，内旋筋力が弱いと肩関節が伸展し肘が後方へ動く（陽性）．

- **肩甲下筋腱の単独不全断裂**．この断裂は肩甲下筋腱付着部の上2/3の部分断裂で小結節は露出する（図3, 163a, 163c）．上腕二頭筋長頭腱は上腕二頭筋腱溝におさまっているが，長頭腱は炎症があり変性している（図163a）．上関節上腕靱帯が緩むと長頭腱は亜脱臼し，これが断裂すると長頭腱は脱臼する（図3）．関節造影の正面像か関節CT検査の水平面で上腕二頭筋長頭腱の脱臼が描出され，造影検査で前方に小結節が鮮明になれば（図163b）肩甲下筋腱断裂を考える．

> 患者が手を後方について転倒したとき切れる音がして，内旋力の低下が続いてlift-off testが陽性の場合は，肩甲下筋腱の単独不全断裂を考えて関節CT検査を行う．

- **肩甲下筋腱の単独完全断裂**．これは突発的に1回で起こるだけでなく，最初は診断がつかなかった不全断裂が遅れて進行して完全断裂になり徐々に肩甲下窩のほうへ退縮する．上腕二頭筋長頭の内側脱臼はこれに合併している（図164）．肩甲下筋腱の単独断裂は多いものではなく，棘上筋腱の穿通性断裂を合併しており，前上部の被覆の断裂に限定されている．

病変の重症度に応じた治療
*肩甲下筋腱の不全断裂の場合（図163）
- 最初は約3カ月間の機能的治療を行う．
- 機能的治療の結果に満足し，手術する気持ちがなくまったく痛みを訴えない場合は**保存的治療**を勧める．
- **活動的で意欲があり，機能的治療に抵抗して障害が続く患者に対しては手術による修復を勧める．**上腕二頭筋長頭腱（LPB）の内側へ亜脱臼または脱臼とは関係なく上腕二頭筋長頭腱（LPB）に強い変性所見がある症例に対して筆者らは必ず上腕二頭筋長頭腱（LPB）の腱固定を行う（図165a）．
- 変性した上腕二頭筋長頭腱（LPB）を温存すると，痛みが持続し機能成績が悪化して日常生活動作に支障をきたすリスクが増大する．**肩甲下筋腱の病変に対してスクリュー固定，上腕二頭筋長頭腱（LPB）もスクリュー固定で，スクリュー対スクリューの考え方は適切ではないが，筆者らの腱板手術では行っている．**肩甲下筋腱の小結節への再接合はアンカーを用いて縫着して解剖学的修復が可能になる（図165b）．このタイプの手術を現在では関節鏡視下で行っている．
- 機能的治療の効果がなく上腕二頭筋長頭腱の内側脱臼

図163　肩甲下筋腱の単独不全断裂

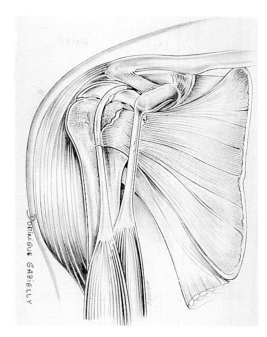

図163a：上関節上腕靱帯が無傷のときは上腕二頭筋長頭腱は腱溝におさまっている．

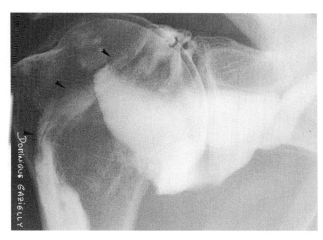

図163b：関節造影の正面像では小結節の前方と上腕二頭筋長頭腱の内側脱臼のコントラストが明瞭になっている．

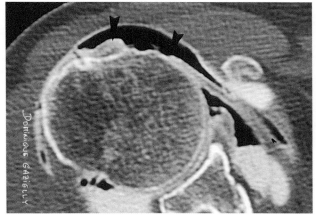

図163c：関節CTで上腕二頭筋長頭腱の中央脱臼．

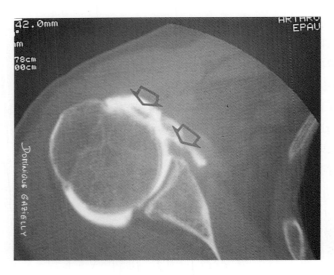

図164 上腕二頭筋腱長頭腱の内側脱臼を合併した肩甲下筋腱の完全単独断裂

図165 肩甲下筋腱の単独不全断裂に対する手術による修復

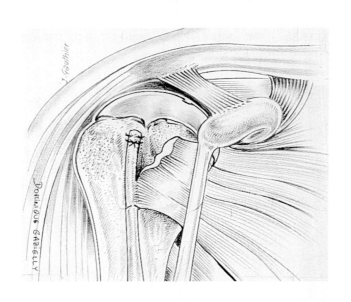

図165a：上腕二頭筋長頭腱（LPB）の変性が進行している場合は筆者らは必ずLPBの腱固定を行う．

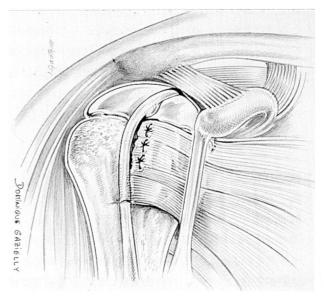

図165b：肩甲下筋腱の小結節での再接合は解剖学的に行う．

のために支障をきたしている，年齢が70歳以上の患者に対しては姑息的鏡視下手術を勧める．脱臼した腱に対しては腱切りを行う．

＊**肩甲下筋腱の完全断裂の場合**（図164）
- 若年者で意欲があり仕事に支障をきたしている患者には手術による修復を勧める．腱の明らかな退縮と筋肉の萎縮が起きる前に手術を行うべきである．それは，保存的治療を長期間行うと修復が困難になり，より不確実な機能成績の原因になるからである．

- 機能的治療の効果がなく上腕二頭筋長頭腱の内側脱臼のために支障をきたし，年齢が70歳以上の患者に対しては**姑息的鏡視下手術**を勧める．脱臼した腱の腱切りを行う．
- 活動的でなくまったく痛みを訴えない高齢者で，肩甲下筋の変性と萎縮を認める場合は保存的治療を勧める．

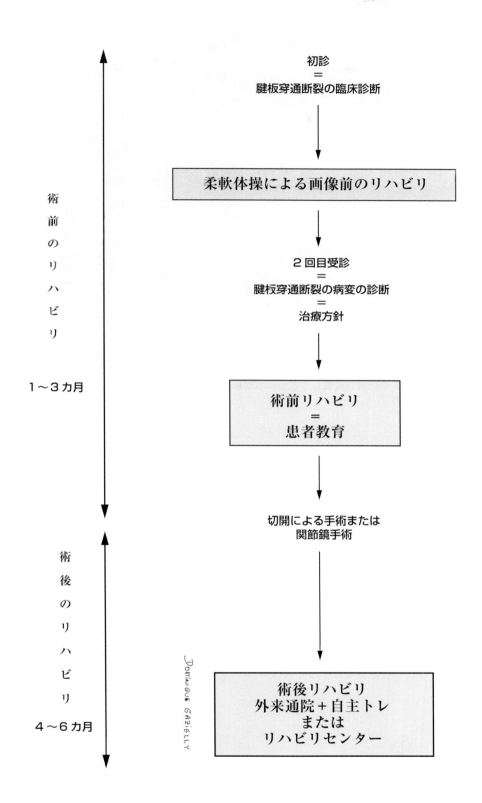

図166　術前術後のリハビリは腱板断裂の治療においては必要不可欠である．

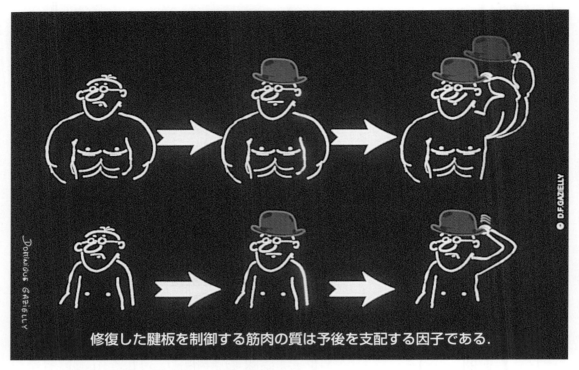

図 167　被覆部を制御する筋腱が変性してさらに収縮能を失っても，"露出した"上腕骨頭の被覆部をこれらの腱で覆う必要があるのか？

結 論

- 最近の 10 年間で腱板断裂の発生原因の多様性による解剖学的全貌が明らかになっている．
- 今日では正確な診察と段階的な画像によって個々の病変を区別することができる．
- 異なる疾患のタイプに従って常に多くの治療の選択肢を考慮しながら，前もって機能的と解剖学的成績を熟知して治療を開始する．
- 切開手術による修復や今日では姑息だけでなく修復も行う鏡視下手術以外に，機能的治療も適応がある．
- リハビリは画像前，術前，術後すべての段階において必ず実施する（図 166）．
- 病変の修復能力に対する治療方針は，腱の萎縮だけでなく脂肪変性の程度による．今日では，治療方針を決める前に腱板の腱の萎縮と筋肉量を十分に考慮する必要がある（図 167）．
- **結局，治療方針は術後のリハビリを受け入れる患者の能力により異なり，最終的な機能成績の半分は術後のリハビリにかかっている．**

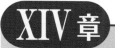

XIV章
人工肩関節
原理-適応-成績

人工肩関節の理論-歴史

滑動性人工関節

■ 昔からフランスの外科領域では回旋運動ができる肩甲上腕関節の体内挿入物置換が考案されてきたが，人工肩関節のパイオニアはPéan（1890年），RobertとJean Judet（1947年）らである．

■ 現代の人工肩関節は1950年代初期にCharles Neer（図168a）により始まり，上腕骨近位端の複雑骨折の症例に対し，上腕骨頭をクロム-コバルト製の人工骨頭で置換した．

その後1970年に彼は肩甲上腕関節の両関節面に病変がある症例に対して，上腕骨頭面と関節窩をポリエチレンで置換することが必要と考え人工肩関節全置換を行った（変形性肩関節症，関節リウマチ，炎症性リウマチ，進行性壊死）．

■ Neerの人工肩関節全置換（図168b, 168c）は，関節窩コンポーネントに対し上腕骨挿入物は調和のとれた滑動性と求心性を備え生体力学的概念通りに機能するように作られた，腱板の連続性や修復を必要とする非連結型人工関節である．筋腱の軟部被覆物に代わり信頼できる物は今日でも存在せず，これらは上腕骨頭の前後と上下方の潜在的不安定性をコントロールできる唯一の解剖学的構成体である．

■ Neerの滑動式人工関節はオリジナルの概念によりこの30年間で進歩した．

■ 1980年代アメリカではNeerのモノブロック式人工関節とは異なる"モジュール式人工肩関節"が出現した．このタイプは人工挿入物の頭の直径と厚さを"調整"できる（図169a）．

■ 1990年代，解剖学的人工肩関節はヨーロッパで提唱され，とくにPascal Boileau（ニース），Gilles Walch（リヨン），Christian Gerber（チューリッヒ）らが推進し，可能な限り解剖学的形態に類似するように上腕骨部分の調整と適合が最もうまくいくようにした（図169b）．

■ 1986年以降の日常用いられる滑動式人工肩関節の進化を辿ってみた．
- 1985～1991：NEER Ⅱ（3M）
- 1991～1995：MODULAR SHOULDER（3M）
- 1995～2005：AEQUALIS（TORNIER）

結果の章で重ねて解説する．

■ **30年以上前から現在の滑動式人工肩関節のすべてのモデルはNeerの原理を基礎にしている．**すなわち非連結型滑動式人工肩関節の目的は，術後早期から動かすことで最良の術後成績が得られるように，インプラント周囲の軟部組織を最大限に温存し，細かく修復して，損傷または破壊された関節面を置換することである．Neerは500例の人工肩関節を20年以上追跡した結果，次の2つの条件を満たすときのみ良好な成績が得られたと報告している．まず1つは肩の手術の豊富な経験を持った執刀医による非常に繊細かつ慎重なテクニック（Neerが提唱）で，もう1つは術後のリハビリで，術後成績の50％を占め，適応と技術の難易度に応じて完全にプログラムが組み込まれたものである．

■ 以前提案された連結型人工肩関節の多くの失敗後，1980年代からフランスの人工肩関節はNeerの概念を導入したことにより機能成績の質と再現性が得られた．現在フランスでは主として関節症に対し5,000例の人工肩関節全置換（PTE）が行われている（世界中で10万例）．これらの肩の手術に伴いフランスにおける滑動式人工肩関節全置換は進歩している．2006年にフランスでは薬物治療（一次性または外傷性変形性

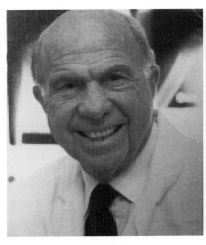 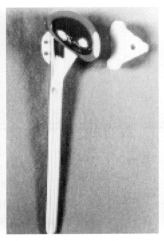 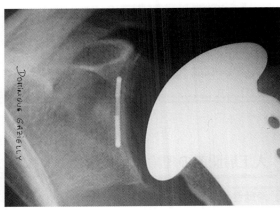

図168a　　　　　　　　　　図168b　　　　　　　　　　図168c

図168　a：Charles S. Neer II -Columbia. Presbytarian Hospital, New York, USA，人工肩関節の父
　　　b：Neerの滑動式人工肩関節は2つのコンポーネントからなる：
　　　　　クロムコバルト製の骨頭のついた上腕骨ステムと高密度のポリエチレン製の関節窩コンポーネント
　　　c：セメント使用Neer II人工肩関節のX線像

図169　非連結型人工関節の進歩

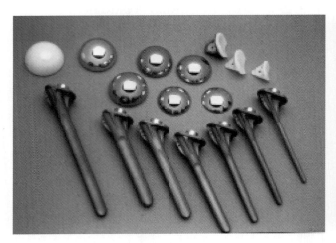 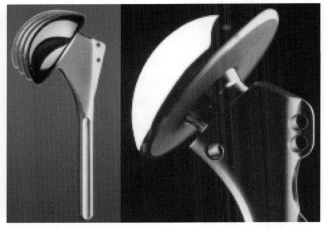

図169a：1980年代初期"モジュール式"人工肩関節，人工骨頭のサイズの調整型．

図169b：1990年代初期"解剖学的"人工肩関節，上腕骨近位端を解剖学的に実物に類似させ，骨頭挿入物の適合性を最大限に高めている．

関節症，関節リウマチ）で改善しない肩の機能障害を持つ患者に対する信頼できる治療法の解決策として提唱されている．30年前Neerにより提唱された4つの目標である除痛，可動域の拡大機能の回復，安定性を確実にしている．

■しかし，解剖学的滑動性人工肩関節が4つの目標に応えるには3つの条件がある．

・術前の必要かつ十分な画像により，執刀医は人工骨頭または人工肩関節全置換を選択する．

・再置換の危険に晒さないような完璧な手術テクニック．

・術後早期からプログラム化された，セラピストの徒手による訓練と患者自身による規則的な自主トレの2つのリハビリ．

■術前の必要かつ十分な画像（図170）

・現在では人工骨頭より人工肩関節全置換のほうが関節

図170 術前画像−高性能な関節CTまたはMRI−関節窩のbone stockと腱板の連続性をみて，人工骨頭か人工肩関節全置換を選ぶ．

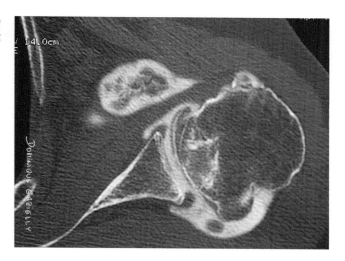

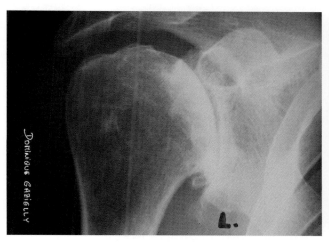

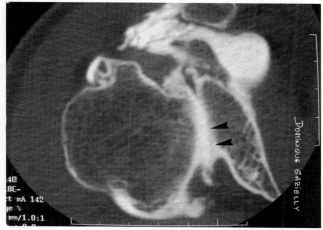

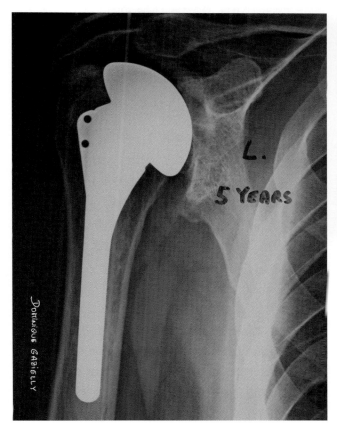

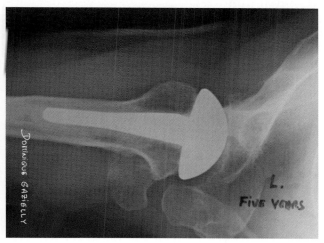

図170a：54歳の関節窩の後方に強い摩耗を伴う一次性変形性肩関節症に対し，関節窩の置換は行わない解剖学的人工骨頭置換施行5年後．機能成績はNeerの機能評価で患者はとても満足，Constantの機能スコアで100点中95点であった．

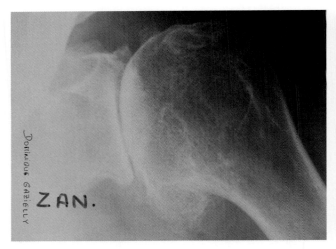
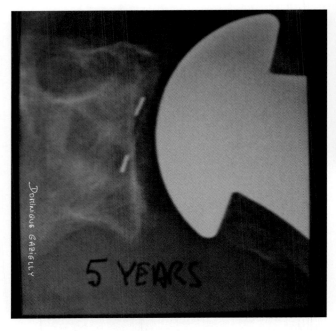
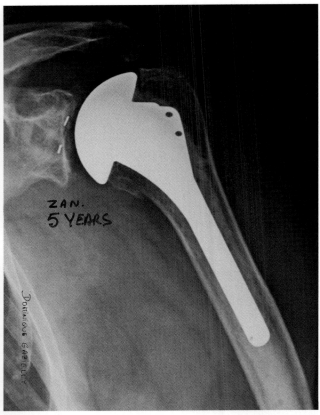

図170b：一次性中心性変形性肩関節症で関節窩の bone stock は良好で腱板は連続している76歳の患者に対し，解剖学的人工肩関節全置換施行5年後．機能成績は Neer の機能評価でとても満足，Constant の機能スコアで100点中81点であった．海綿骨を敷き詰めるわれわれのテクニックで置換した関節窩インプラントの周囲に clear zone は認めなかった．

窩インプラントが改良されたため滑動性に優れ，痛みや可動域に関して成績が良いことが証明されている．前後の安定性も増大している．それで，現在は人工肩関節全置換のほうが適応が増加する傾向にある．しかし，関節窩コンポーネントが緩みの危険なく良好なテクニックで固定されるためには，関節窩の十分な骨性支持が必要となる．他方では4つの腱板の腱は人工関節の真の力源で，これらの過度の非薄化や消失による機能不全は上腕骨頭の動的上方偏位を引き起こし，Frederick Matsen の研究で示された rocking-chair 効果により，関節窩コンポーネントは中途で緩みの危険を伴う．

- 術前の画像の目的は，人工肩関節または人工骨頭を選ぶ際に，執刀医がいくつかの情報を得て患者に説明することである．術前の画像には2つのタイプがある．
- 回旋中間位，外旋位，内旋位の3つの正面像と腋窩側面の一般的なX線像から多くの情報を得る．肩甲上腕関節の摩耗と下方の骨増殖の程度，上腕骨頭の偏位の有無，関節窩の bone stock などである．
- 基本的なX線像に加え MRI や高性能な関節 CT は有用である．これらの画像は二次検査であり，関節窩の bone stock や上腕骨頭の後方亜脱臼の程度と腱板の連続性の有無を評価するのに必須である．

以上の要素を術前に把握しておくと，最高の機能成績と関節窩の緩みによる再置換のリスクを最小限した耐久性の理想的な人工関節を患者に提案することができる．関節窩の不十分な bone stock や腱板の非薄化，大断裂は緩みのリスクを伴うため，20年前から関節

窩コンポーネントを使用していない．後述するが，良好な長期成績によりこの治療方針は確立されている．

■完璧な手術テクニック

- 筆者らのルーチンの手術は，患者は半座位，頭と頸椎は体軸に平行に，全身麻酔下で斜角筋ブロックを加えて行い，術後72時間は6時間間隔のカテーテル注入による確実な補助的術後鎮痛により，患者は早期から楽にリハビリを行うことができる．手術時間は疾患や人工関節の種類，人工骨頭か人工肩関節により異なり，1時間30分〜2時間30分である．
- 人工肩関節手術は一種の軟部組織の手術である．人工肩関節手術は機能を悪化させないような進入が必要で，人工関節を挿入するために関節面をじょうずに展開することで，切断や剥離した腱，とくに肩甲下筋腱を修復することができ，縫合の緩みのリスクがなく術後早期より他動運動が可能になる．最も頻度の多い進入法はNeerより推奨されたdeltoid-pectoral anterior approach（前方三角筋胸筋溝進入路）である．
- 術中，術後の合併症の原因となる上腕骨コンポーネント置換の手術時間は成功の鍵である．
- 肩甲下筋腱の縦切開は肩の《真の前方進入路》で，手術の最後に腱の縫合や再接合を十分強固にすることで，術後早期から肘を体幹につけての外旋他動運動が可能になる．
- 上腕骨頭を脱臼させる際は上腕を支え外転，外旋させて，とくに骨粗鬆症の高齢者においては上腕骨骨幹部骨折を起こさないようにゆっくりと行わなければならない．
- 使用するインプラントの種類に応じて術中にさまざまな器械，材料を注意深く準備して使用する．解剖頸の骨切りや上腕骨近位端の準備，上腕骨ステムの直径と人工骨頭の直径，厚さの選択である．人工骨頭は腱板の深層関節面側と接触すると，二次的な腱板断裂を誘発するので，あまり大きくないほうが良い．この観点から，この合併症を防ぐために上腕骨側の人工関節のデッサンはきわめて重要である．このことは再度結果の中で述べる．
- 上腕骨ステムはセメントレスで挿入する．1985年以前，筆者らは上腕骨ステムをセメントレスのプレスフィットで挿入することを好んだが，骨がかなり脆弱な症例（高齢で骨が脆い，または関節リウマチ）にはセメント使用したインプラントを挿入した．筆者らはセメントレスの上腕骨ステム37例の長期成績（平均

期間：9.2年−最低：5.8年−最大13.6年）について分析した．この一連の調査で臨床症状と画像上の成績は，まったく上腕骨の緩みがなくとも良好であった．筆者らは1995年から上腕骨コンポーネントにセメント使用していたが，上腕骨のセメントレスは利点があるため—bone stockの温存と再置換が難しくない—筆者らの症例の最近10年の成績は良好であり，皮質骨の質が良好な症例における上腕骨コンポーネントのセメントレス挿入は確実に進歩している．

- 術前の画像で腱板の連続性を明確にする．穿通断裂には修復を行う．肩峰の前方でインピンジメントがある場合は肩峰下除圧を行う．
- 上腕二頭筋長頭腱の関節内の一部と上腕二頭筋溝での走行を確認する．上腕二頭筋長頭腱の変性が強いときは，65歳以上は腱切りのみ，65歳以下は腱固定を行っている．上腕二頭筋長頭腱は痛みや術後屈曲拘縮の原因となるので，今日ではこれを温存しない方針である．
- 術前の画像で得られた情報から，手術で使用する関節窩コンポーネントの設置を決める．
- 筆者らは人工肩関節のほうが人工骨頭より痛みと自動可動域においてより優れていることを，成績を提示して後述する．解剖学的条件—関節窩の十分なbone stockと機能的腱板—が良ければ，そして人工関節における術者の経験があれば，インプラントの完璧な設置が可能になり，最良の生存期間を得ることができ関節窩コンポーネントの緩みのリスクに関する心配はない．設置のテクニックが不十分だと，短期または中期での関節窩コンポーネントの緩みを起こしやすい．現在，関節窩コンポーネントの緩みに対する再置換手術は難しく，その機能成績は不確実であることが現在までにわかっている．中途で緩みのリスクがある再表面置換術を行って多少の成績不良があっても，関節窩挿入物をおかないほうが良い．手術が困難だし，成績は満足するものではない．果たして関節窩の表面再置換術は利点があるのだろうか？
- 筆者らは1985年から支柱付きの関節窩コンポーネントをセメントで固定してきた．メタルバックのインプラントの10.6年の中期成績は期待外れだったので，1995年から使用していない．筆者らは1997年に考案したように，支柱のある面に海綿骨を圧縮して敷き詰め，凸状のポリエチレンのインプラントをセメントで設置する基本的なテクニックを考案し使用している（図171）．

関節窩に人工物を確実に設置するテクニックの鍵は

図171 キールの底に海綿骨を圧縮して詰め，ポリエチレンのグレノイドインプラントをセメントで設置する筆者らの手術テクニックとX線結果

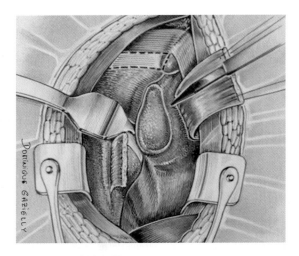

図171a：関節窩の展開．

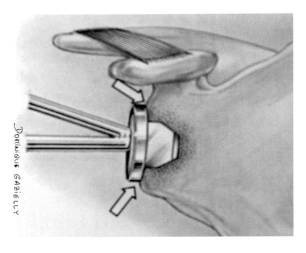

図171b：上腕骨頭から採取した海綿骨を前もって口径を決めて作成した切痕に圧縮して詰める．

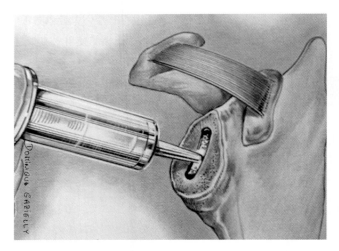

図171c：口径を決めて作成した切痕に圧縮した海綿骨を《敷き詰め》，セメントのみを注入する．

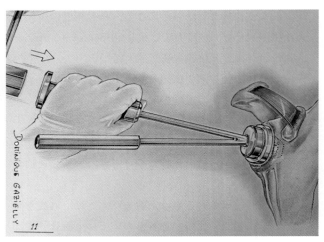

図171d：最後にインプラントを《強く》打ち込む．

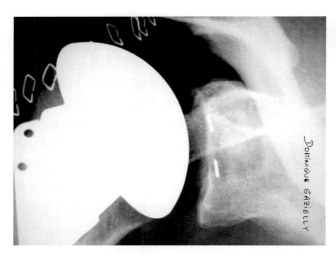

図171e：術直後のX線写真：グレノイドのインプラントの周囲にclear zoneはない．

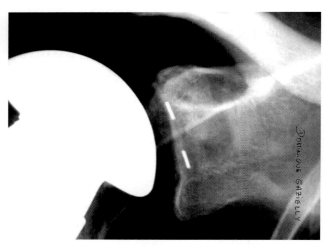

図171f：術後3年でのX線写真：グレノイドのインプラントの周囲にclear zoneはない．セメントは完全に海綿骨に同化しており，高いメカニカルストレスに耐えている．

関節窩を完全に展開することである（図171a）．前下方の関節包は必要に応じて近くにある腋窩神経を直視してのちに切除する．筆者らは人工関節の不安定性を予防するため辺縁部を残している．外旋を回復させるために肩甲下筋の深層と上縁を剥離する．関節窩の関節面を完全に展開するために，関節窩から関節唇を全周性に切除する．鋭匙とエアトームを必要に応じて使用する．肥満した短肢の筋肉隆々の患者で展開が難しいときは，腕神経叢の伸展損傷を回避するために外転，外旋位で牽引を加え過ぎないように注意する．口径を決めて作成した切痕に上腕骨から採取した海綿骨を叩き込む（図171b）．

そして，内壁が圧縮された海綿骨で覆われた切痕に少量のセメントのみを注入する（図171c）．セメントは関節窩の関節面とインプラントの後面には充填しない．それは，粉砕したセメントがメカニカルストレスを引き起こすと思われるからである．セメントが海綿骨の骨梁にしみ込むように，最後にインプラントを強く打ち込む．人工肩関節全置換術30例中96.6%の36カ月の追跡調査では，術直後のX線で関節窩にclear zoneは認めなかった．海綿骨を敷き詰めない以前のテクニックでは術直後の関節窩のclear zoneは平均39%で筆者らの結果と異なっている．X線の結果は初期段階では時間が経過しても維持されているように思われる．

■術後はプログラム化したリハビリが必要である（図172）

- 入院期間は平均8日である．上腕を軽度外転位，回旋中間位で副子固定して（図172b），術後8日目から食事，トイレ，衣服を着るときなどは副子を外す．睡眠中の予期せぬ動きは肩甲下筋腱と棘上筋腱の縫合の緩む原因となるため，これを防ぐ目的で次の5週間は夜だけ副子固定を続けるべきである．

- 人工肩関節の成績の50%は術後のリハビリの成否にかかっている．

  人工肩関節置換である人工骨頭や人工肩関節全置換の機能成績は人工関節周囲の軟部組織を大切にする厳密な手術テクニックと術後リハビリのプログラムの質の良さにそれぞれ50%ずつ依存している．

  このプログラムは連続する3つの段階を含む．

- 術後2日目より直ちに肩の他動運動を始める（図172c）：振り子運動，仰臥位で他動的前方挙上，肘を体幹につけて外旋運動，伸展運動を行う．肩甲下筋の

治癒促進のために，手を背中へ内旋する運動は3～4週遅らせる．退院時に他動的と自動的関節可動域だけでなく，痛みに関してもすでにかなり回復している．

- 棒による自動介助運動を組み合わせた他動可動域訓練を術後45日目の受診日まで強化する．この時期は自動可動域の回復により内旋で背中に手が届く（図172d）．内旋と外旋の2つの等尺性筋力訓練を規則正しく行う．

- 三角筋と上腕骨頭を押し下げる筋力強化訓練を術後45～90日まで徐々に取り入れる（図172e）．術後3カ月目の受診日に，患者が望めば車の運転と水泳を許可する．

- 術後3～6カ月目までは，外転位で外旋と内旋による自動関節可動域の回復，筋力強化と固有受容感覚訓練を増強して，週に2,3回のリハビリをセラピストと一緒に続ける．

- 肩のリハビリとくに人工関節のリハビリの経験が豊富なセラピストの協力と自主トレをする意欲のある患者の協力が必要である．患者とセラピストのチームは肩の人工関節の最終成績の50%以上に影響しており，術前にチームを形成するのが成功の最大の鍵である．患者に情報を与え教育しながら，精神的な準備と身体的な準備をすることが術前のリハビリの役割である．術後のリハビリの内容は，腱を修復した術医の巧拙次第で決定される．肩甲下筋腱が脆いときは手を背中に回す内旋は術後4週目で開始する．

- 人工肩関節全置換術後のリハビリの最低期間は平均6カ月である．この期間，必ずしもセラピストの下でリハビリの継続が必要なわけではなく，毎日2,3回の自主トレの継続でもよい．人工肩関節20年の筆者らの経験では人工肩関節の機能はとくに筋力に関して術後12カ月までには回復する．

▌リバース型人工関節

■腱板の完全消失は関節窩関節面に対する上腕骨頭の動的求心性の機能喪失の原因となり，それによる機能障害を補うために，**P. Grammont（1985）によりリバース型人工関節が考案された**（図173a）．このような症例では三角筋は外転作用を失い，上腕骨頭の挙上能力しか残らず肩峰下で衝突する．臨床像は肩の偽性麻痺と数例においては上腕骨頭を押し下げる外在筋の強化に向けたリハビリが奏効しない痛みである．病態は偏心性変形性肩関節症へ徐々に進行する．P. Grammontのリバース型人工関節（DELTA-CTA®人工関節と命

図172　滑動式人工関節置換術後のリハビリ

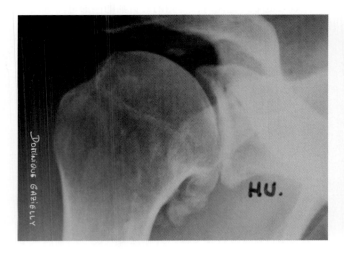
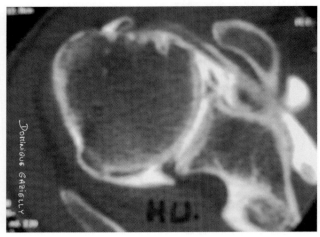
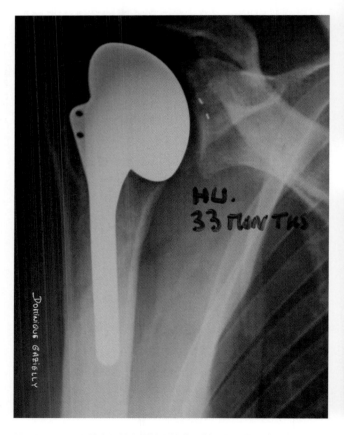
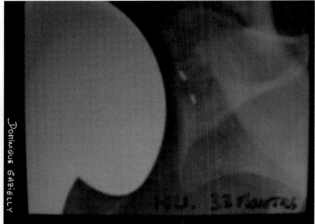
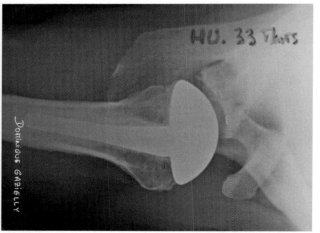

図 172a：一次性求心性変形性関節症に対する滑動式人工関節置換．

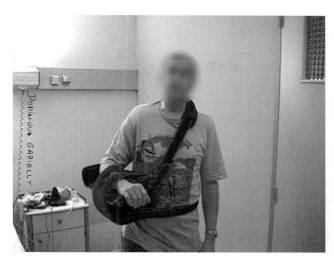

図 172b：術後1週目まで上肢を常時副子固定，次の5週間は夜間と外出時のみ固定．

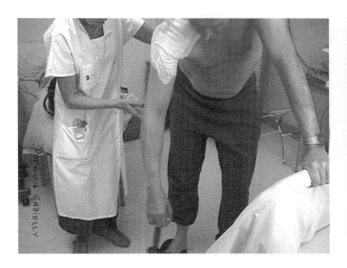
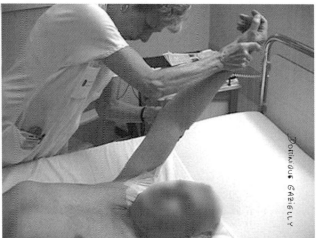
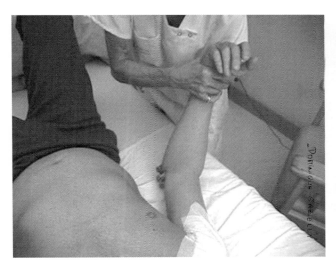
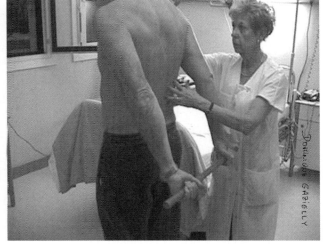

図 172c：自動介助訓練．

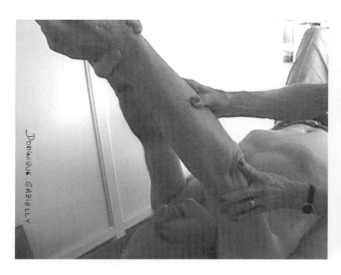
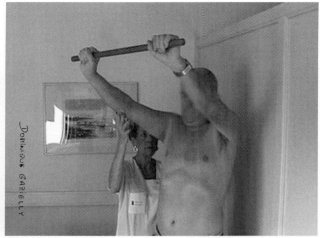
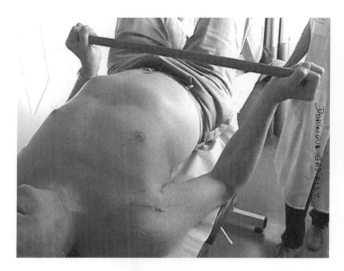
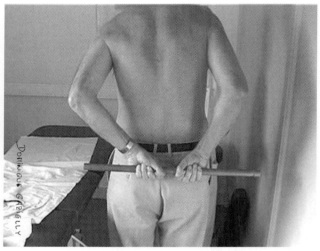

図172c：自動介助関節可動域訓練.

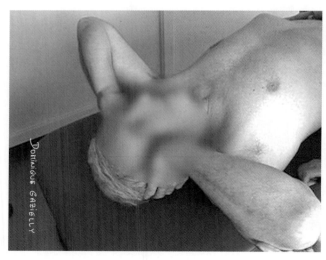
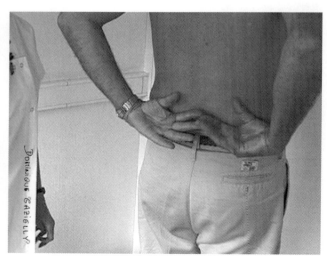

図172d：6週目以降，昼寝の肢位で外旋そして内旋して手を背中に回す.

XIV章 人工肩関節 原理-適応-成績

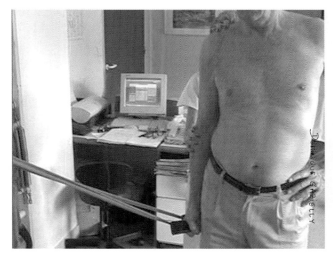
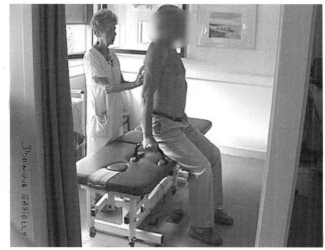
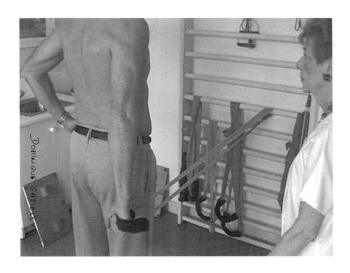

図 172e：3 カ月目以降，上腕骨頭を押し下げる筋肉の強化訓練．

名）（図 173b）の目的は，回旋の新しい中心が解剖学的中心より引き下げられ内方化するように三角筋を作用させ，腱板の消失を補うことである．解剖学上考えられる定義とは異なり，この人工関節を安定化して動作するのは三角筋の遠心モーメントである．

■ **P. Grammont のリバース型人工関節は**，現在では高齢者の痛みを伴う偏心性変形性肩関節症の治療法の選択肢として認められている．とくに最近 5 年間でヨーロッパではこの解剖学的でない人工関節が多くの症例で使用されている．リバース型人工肩関節は最近アメリカ合衆国でも導入されている．P. Grammont のオリジナルの DELTA 人工関節から始まり多くのモデルが考案されたが，どれも三角筋の機能を重視して回旋の中心の内方化と引き下げ作用を有している．

■ リバース型人工関節置換は完璧に行われなければならない．早期にしろ遅発にしろ，しばしば予想できるこの手術の合併症を避けるために多くの経験が必要である．

手術は半座位で斜角筋ブロックを加えた完全な全身麻酔下で行う．術後 72 時間は 6 時間間隔のカテーテル注入による補助的術後鎮痛を確実に行うため，解剖学的人工関節と同様に患者は早期から《楽に》リハビリができる．

■ **2 つの進入路が可能である．**

・**上外側進入**は筆者らが使う方法で三角筋に対してはあまり損傷を与えずにすみ，肩峰の前方から骨膜下に剥離する．この進入路は関節窩に直接到達できる利点がある．しかしテクニック上の問題は存在する．

187

図 173　P. Grammont のリバース型人工関節（1985）

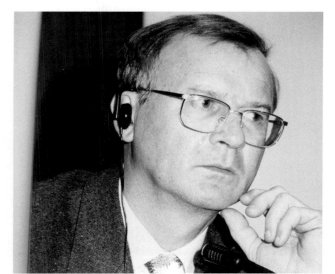

図 173a：P. Grammont はリバース型人工関節の考案者でディジョン大学病院の主任教授，リヨン大学 A. Trillat の門下．
図 173b：Grammont の DETA-CTA®人工関節は 5 つのパーツで構成されている：3 つの上腕骨コンポーネント（ステム，フランジ，ポリエチレンカップ）と 2 つのグレノイドコンポーネント（ベースプレート，グレノスフィア）．

図 173a

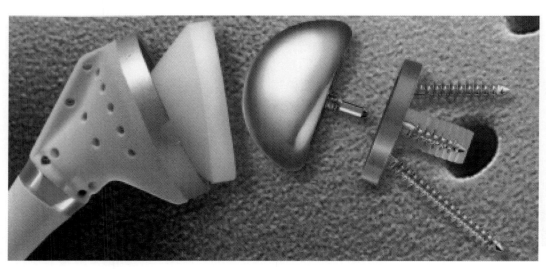

図 173b

- **三角筋胸筋進入路**は肩甲下筋を切離する必要があるのが欠点である．この進入路は解剖学的人工関節の再置換術において好んで使用される．

■ 使用するモデルが何であろうと，上腕骨の骨切りは最大 0°から 20°の後捻のついた照準角度器を使い時間をかけずに行う．《むき出しにした》上腕骨頭全体の展開は難しくはない．上腕骨頭を十分に押し下げるために，肩甲下筋の上縁を含めて軟部組織全体を切除する．上腕二頭筋長頭腱はしばしば断裂しているか，そうでなければ腱切りを行う．

■ 上腕骨近位端を下方へ引き下げ，肩甲骨の支柱に開創器を置き，関節窩とくに下方までを完全に展開する．関節窩の bone stock の状態を正確に知るには，術前の X 線と CT の評価が必要である．前外側進入の利点は術者が関節窩を直視できて，関節窩コンポーネントの設置が容易なことである．関節窩の掻爬と良好な関節面が得られるようにグレノスフィアをより内方化して，最後にベースプレートをセメントレスで設置する．P. Grammont のオリジナルのベースプレートは中央にポストがつきセラミックで覆われた厚板で上，下，前方，後方に 4 つのスクリューがついている．ベースプレートは関節窩に垂直に挿入する．これは下方で上腕骨コンポーネントと肩甲骨柱溝との間で，経過観察中に摩擦が起こらないようにするためである．5 年以上経過観察の結果を待ってから筆者らが行ったのは，そういう理由からである．こうして筆者らは 70 歳以上の患者にリバース型人工関節置換術を行うことを決定したのである．グレノスフィアは最終的には

ベースプレートと連結する.

■ 次に上腕骨コンポーネントのトライアルを挿入し外転整復できるように上腕骨を押し下げて上腕骨側の準備をする. このときに最初外転で人工関節が"きつすぎないか", あるいは緩みの原因になる"緩すぎないか"の判断が, この手術の最も難しい点である. 厚さの異なるポリエチレンを挿入して整復することで, 可動性と安定性が最適となるインプラントの選択が可能となる. 普通上腕骨コンポーネントはセメント固定する. そして上腕骨コンポーネントはグレノスフィアの下方になるようにする. とくに外旋位で後方伸展, 外旋位で内転と外転の動きを見ながら可動性と安定性を検査する. 創を閉鎖後, 解剖学的人工関節の場合と同様に, 患肢を内外旋中間位, 軽度外転位で 21 日間副子固定する.

■ リバース型人工関節のリハビリは手術の翌日から計画的に始める. ドレーンを 48 時間後に抜去する.
■ 棒を使った他動訓練と自動介助訓練を手術の翌日から始める.
・肩甲骨の前方挙上を優先する. 前方挙上は 140° を超えてはならない. リハビリはプーリーは使わず徒手で行う. 最初の 3 週間は仰臥位と座位で前方挙上訓練を行い, それから重力に抗して訓練を行う.
・肘を体幹につけての外旋訓練は 20° を超えてはいけない.
・手背を背中につける内旋訓練は手が殿部につく程度でそれ以上は挙げない.
・牽引と離開させる力は禁忌である.

■ 6 週目から 3 カ月目まで, リハビリの時間は同じリズム, セラピストの治療室で週に 3 回通院でリハビリをする.
・自動介助と自動の可動域訓練を重力に抗して可動域の制限なく行う.
・作業療法も追加できる.

■ 3 カ月目以降, 患者は徐々に日常生活動作へ復帰する(自動車運転). 重量物の持ち運びは勧められない.

人工肩関節置換術の適応

外傷と慢性疾患の中で適応を選択する必要がある.

外　傷

■新鮮外傷

■ 人工肩関節は上腕骨の頭-結節部で転位の大きい《four part》骨折で, しばしば脱臼し将来壊死になる可能性があるとき考慮する. 1951 年に Neer が four part の複雑骨折の治療に対する人工骨頭置換の利点を提唱したのが最初である. それで人工関節は改善された骨接合術のように考えられている.

■ 人工肩関節は従来の骨接合術で骨癒合が不確かな 60 歳以上の患者に対して問題なく勧められる. 大結節, 小結節をセメント人工骨頭の周囲に正しく整復して固定し, 適切な高さに設置しなければならない (図 88). 《人工関節-骨折》の概念で骨折治療に特化したインプラントを使用し, 技術的に困難な手術より容易に回復させることが重要である. P. Boileau はこの概念について多くの業績を残した. より若い患者に対する人工骨頭置換術は, 骨接合術では結果が不確実な上腕骨の重度粉砕骨折に対して検討すべきである.

■ **70 歳以上の患者に対してリバース型人工関節置換術を積極的に行うのは最近の傾向である.** Four part の骨折は術後早期からリハビリを行うには結節部の骨が脆くて, 不満足な成績をもたらすからである. この考え方は救急は別として, 経験のあるベテラン外科医によるリバース型人工関節置換術なら問題ではない. 解剖学的人工関節とリバース型人工関節について比較検討することで判定できる. 最近 D. Molé はこのテーマの将来性について検討し報告している.

■陳旧性外傷

上腕骨近位端の陳旧性複雑骨折, とくに結節部の変形治癒の矯正が必要な症例に対する滑動式人工肩関節置換術は困難である. 関節可動域はしばしば制限されているし, 腱板の腱は長期間機能していない. 上腕骨近位端の陳旧性複雑骨折に対する治療法として, 筆者らは P. Grammont のリバース型人工関節は効果的な解決策であると考えている (図 174).

慢性疾患

■ 解剖学的人工関節置換術(人工骨頭あるいは人工肩関節全置換)は腱板の連続性のある**一次性求心性変形性肩関節症**に対する最良の治療法である. 現在は除痛と可動域が改善し, 娯楽だけでなくスポーツ(スキー, ゴルフ,

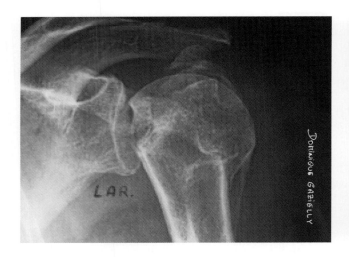
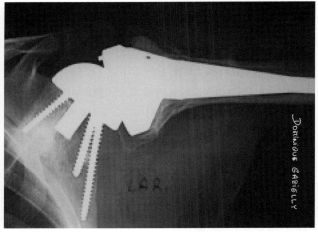
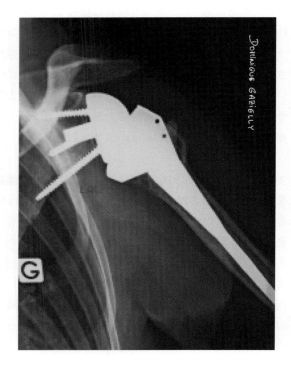
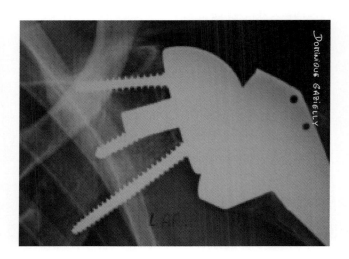

図174 左上腕骨近位端複雑骨折,受傷後9カ月,Constant 機能スコア22点に対するリバース型人工関節置換.66歳患者,術後2年,Constant 機能スコア67点,Neer の機能評価で優である.

テニス,水泳,自転車)などほとんどの日常生活動作への復帰が約束されている(図170).

■**二次性求心性変形性肩関節症**は不安定症,手術の有無,陳旧性骨折に関係なく機能障害のため日常生活に支障をきたすときは滑動型人工関節の適応である.しかし,一次性変形性肩関節症と同様の成績は得られないことを,患者に予告しておく必要がある.

■**関節リウマチ**

患者は下肢の障害に最も注意を集中するので,肩の障害は多いが目立たない.このため,頻度の多い陳旧性の腱板断裂を合併した重篤な肩の骨関節疾患に直面することになる.関節窩の大きな骨破壊や腱板断裂の幅が大きい症例に対する関節窩の人工関節置換はどうしても早期に緩みをきたすので,人工骨頭置換術のほうが望ましい.すべての症例において,除痛と回旋の回復がみられ,患者は満足している(図175a).現在では最も頻繁に人工肩関節全置換が行われている(図175b).

■**上腕骨頭無腐性骨壊死**

骨壊死の主な病因は減圧症,特発性,ステロイド療法,アルコール中毒,外傷性である.腐骨像と関節適合障害を伴う骨壊死の stage Ⅲ(図176a)に対しては人工骨頭

XIV章　人工肩関節　原理-適応-成績

図175　関節リウマチの肩は人工関節の適応である.

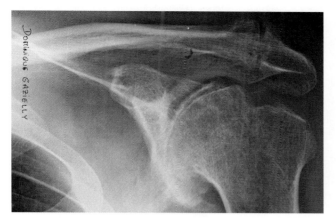

術前 X 線写真.

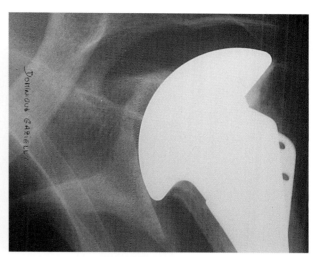

第3世代の滑動式セメント人工骨頭置換.

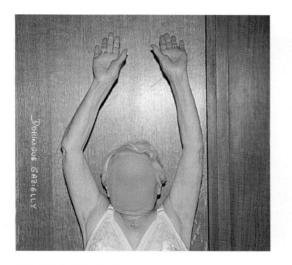

術後自動前方挙上運動.

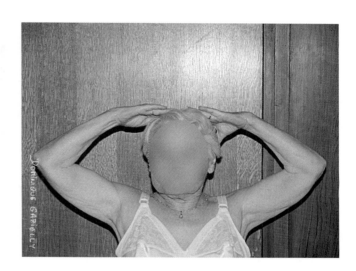

術後自動外転外旋運動.

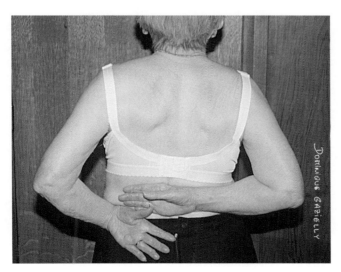

術後自動内旋運動.

図175a：70歳の患者に対して遅れて人工骨頭置換を行うも機能成績は良好.

図175　関節リウマチの肩は人工関節の適応である．

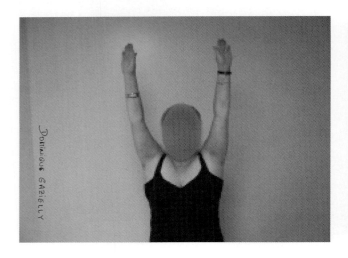
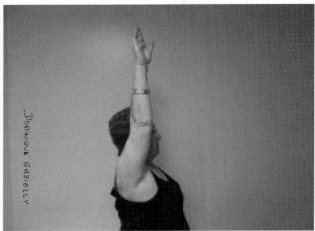
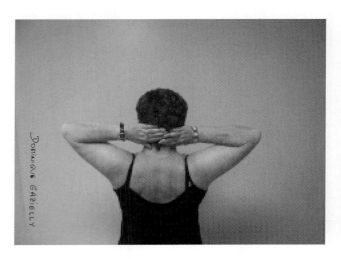
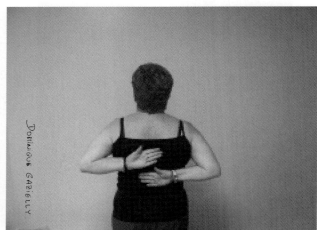
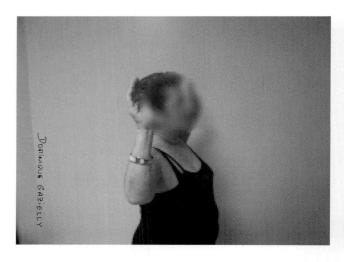
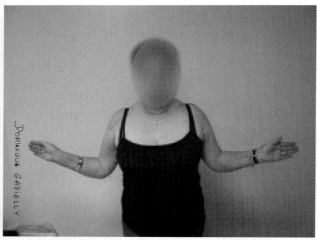

図175b：かなり進行した70歳患者に対して遅れて人工骨頭置換を行うも機能成績は良好．

XIV章 人工肩関節 原理-適応-成績

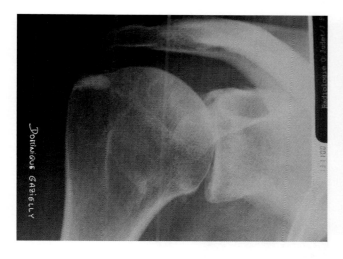
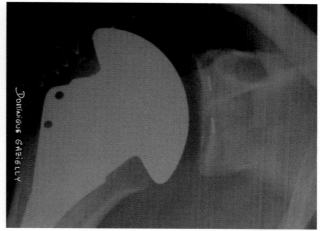
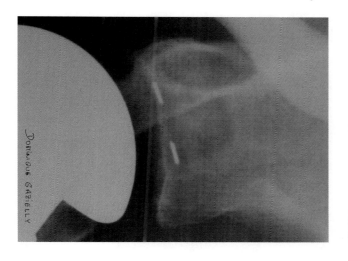

図175b：60歳患者に対して早期に解剖学的人工関節全置換を施行し，優れた機能成績が得られた．

置換術で治療する．関節窩の関節面の障害を伴うstage Ⅳ（図176b）に対しては人工肩関節全置換を行うべきである．骨壊死に対する人工関節は疼痛に対して優れた成績を得ている．可動域と機能面での成績は，患者の年齢が55歳以下で肩の手術歴がないほうが優れている（図176c, 176d）．

《偏心性変形性関節症》または《修復不可能な腱板の広範囲断裂を伴う変形性関節症》

■筆者らはこれに対し《修復不可能な腱板の広範囲断裂を伴う変形性関節症》と呼びたい．肩甲上腕関節の軟骨の変性そして棘上，棘下筋腱全体としばしば肩甲下筋腱の上半分の断裂後関節窩への退縮（図177a）．Neerは慢性関節水腫のため肩の偽腫瘍に見える症例を《腱板断裂を伴う関節症》と命名した（図177b）．すべての症例で，機能障害は重篤で痛みを伴い，必ずしもリハビリが計画通りに進まない．

この2つは同じ病変であるが，X線上かなり異なる所見を呈する．

- 肩甲上腕関節は徐々に新しい生体力学的な位置に適合するような形に形成される．肩峰-上腕骨のアーチは肩甲-上腕骨アーチに変形する．上腕骨頭の解剖学的輪郭は保たれており真の偏心性ではない．烏口肩峰靱帯を温存した人工骨頭置換により機能的に満足できる成績が得られた（図177c）．

- 変形性関節症を伴い上腕骨頭の上方への《真の偏心性》がみられ，上腕骨頭の外観はわずかに卵形で肩峰を下から押し上げている．筆者らはこの症例のような70歳以上の患者に対して，リバース型人工関節置換を勧める（図177d）．

関節症を伴わない肩の偽性麻痺

腱板の修復不能な広範囲断裂の患者数例は6〜12カ月間リハビリを行ったにもかかわらず，肩の偽性麻痺が

図176 上腕骨頭骨壊死は人工関節置換の適応である.

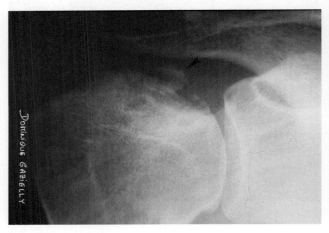

図176a：骨壊死 stage Ⅲは人工骨頭置換の適応である.

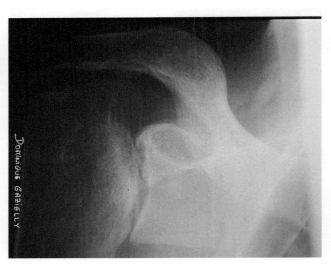

図176b：骨壊死 stage Ⅳは人工関節全置換の適応である.

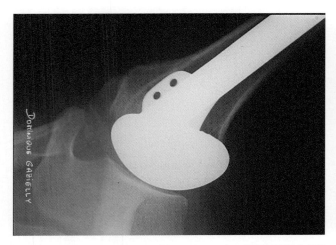

図176c：骨壊死 stage Ⅲに対して Neer 人工骨頭置換術施行後10年のX線写真.

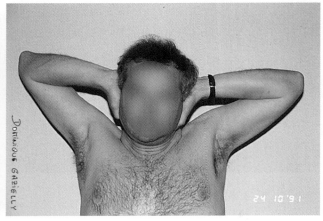

図176d：10年後の臨床成績.

残存する．そのため関節症を伴わないが，日常生活に支障をきたす．一般的に計画的なリハビリを行えば自動運動は回復するので，われわれの経験ではこのような症状はまれである．重度に変性または脱臼した上腕二頭筋長頭腱の補足的鏡視下腱切りは決定的な鎮痛効果がある．リハビリの種類と3カ月未満のリハビリの期間をまったく考慮しないで，このような患者にリバース型人工関節を勧める現在の傾向は，慎重に考えるべきである．

■リバース型人工関節による再置換（人工骨頭置換術の失敗後）

人工肩関節手術はこの10年で非常に進歩した．筆者らは人工骨頭や人工肩関節全置換を必ずしも最高のテクニックで行っていない人工関節の失敗例をみる機会が徐々に増えてきた．機能障害が重度で疼痛を伴えば，再置換手術が必要なのは明らかである．リバース型人工関節はこの再置換するための治療の解決策である．しかし，上腕骨コンポーネントと骨セメントの除去時には上腕骨骨幹部の骨折のリスクに晒され，関節窩の破壊が激しい症例に対しては皮質骨-海綿骨移植による再建を必要とし，手術時間が長くて技術的にかなり難しいのが問題である．

■若年患者に対する人工肩関節

50歳以下の患者に対して人工関節がときどき必要となる（骨壊死，変形性関節症，関節リウマチ）．関節窩

XIV章　人工肩関節　原理-適応-成績

図177　腱板の修復不可能な広範囲断裂に関連した変形性関節症，または《偏心性変形性肩関節症》

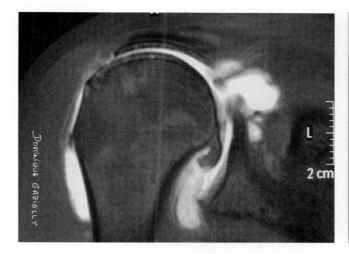

図177a：腱板の広範囲断裂と上腕骨頭の上方移動．

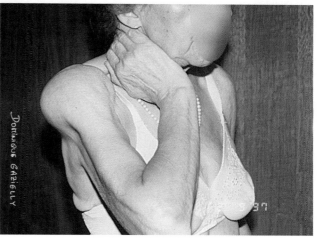

図177b：慢性関節水腫のため肩の偽腫瘍のように見える．

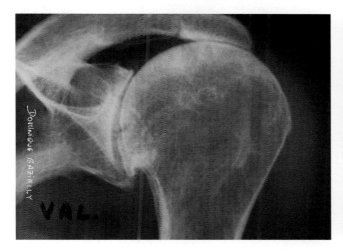

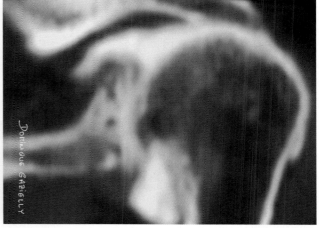

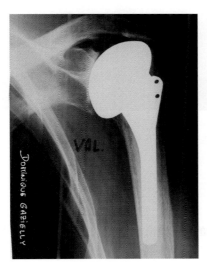

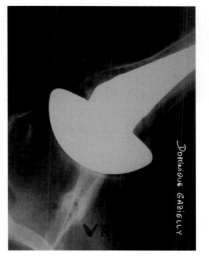

図177c：90歳女性，《偏心性変形性肩関節症》に対して人工骨頭置換術施行5年後，Constant機能スコアは100点中63点，Neerの機能評価は《満足》であった．

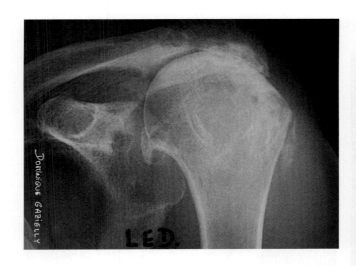
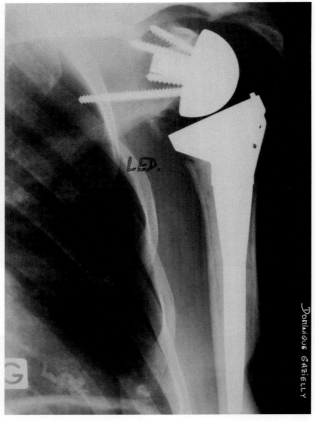
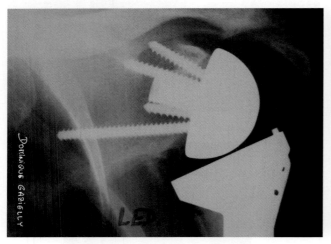
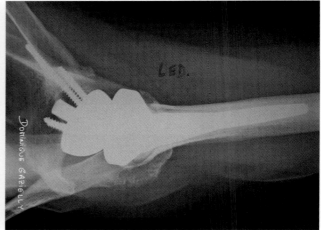

図 177d：73 歳の《偏位した変形性肩関節症》に対してリバース型人工関節置換．Constant 機能スコアが術前 24 点から術後 2 年で 83 点．

の置換は年齢的に適応外である．現在は人工骨頭置換や表面型置換カップ（関節窩の自家骨移植併用による表面型置換はしない．あるいは，健常な関節窩軟骨を人工骨頭やカップの衝撃から守るため大腿筋膜の同種移植を併用）を勧めている．

■ 解剖学的全置換術とリバース型人工関節ともに禁忌となるのは，三角筋麻痺，細菌感染後，神経疾患（脊髄空洞症），放射線治療後，永久的松葉杖使用などの症例である．なお特殊なものとしてリバース型の禁忌は関節窩 bone stock の不十分な例である．

人工肩関節の成績

滑動式解剖学的人工関節とリバース型人工関節の成績を区別する必要がある：前者は30年以上追跡しているが，後者は15年以下である．

解剖学的人工関節の成績

■滑動式人工肩関節の中期，長期成績は一般的に良好で，長い経験がある人工股関節や人工膝関節と同じ追跡調査期間でも，成績はまったく劣っていない．見受けられる合併症の原因には腱の老化，原因である疾患の進行，不十分なテクニックが挙げられる．腱板の二次性断裂は最も頻繁にみられる合併症で，解剖学的人工関節の長期例で年齢に従い進行する腱の退行性変性あるいは関節リウマチのような疾患の進行が原因である．多くの合併症の原因は不十分なテクニックによるものである：前方または後方不安定性（軟部組織のバランスの管理不十分，前方の過大切除），拘縮（軟部組織の切除不十分，専門的でないリハビリ），最も頻繁に起きる一時的な神経損傷（術中の上肢の過大牽引），インプラントの脱転（セメントレス・メタルバック・グレノイドコンポーネント，設置のテクニック不足とルースニング），グレノイドコンポーネントの緩み（グレノイドコンポーネントとインプラントのはめ込みのテクニック不足），最近の人工股関節，人工膝関節と同様に人工肩関節においても感染症の合併はない．しかし細菌とくに *Propionibacterium acnes*[*]は病原菌となる皮膚の細菌で，これらの人工関節において同じ細菌が発見されたことがある．

■筆者らは1999年から慢性疾患に対して手術したすべての人工肩関節を再検しようと試みた．この研究は興味深いもので滑動式人工関節の自然経過を追跡した．1985年から1991年までのNeerモノブロック人工関節，1991年から1995年までモジュラー式人工関節，最後に1995年から解剖学的人工関節である．さらに1997年からキールの底に海綿骨を圧縮して詰め，ポリエチレンのグレノイド・インプラントをセメントで設置する筆者らの手術テクニックを使用している．臨床成績とX線結果を平均5.8年（最低：2年，最大：15年）追跡し分析した．この筆者らの調査対象は骨折を除く慢性疾患（一次性または二次性変形性関節症，関節リウマチ，上腕骨

---
[*]学名：*Propionibacterium acnes*. 通称：アクネ菌. 形状：桿菌無芽胞性グラム陽性桿菌，通性嫌気性菌. 表皮ブドウ球菌とともに皮膚常在菌.

頭無腐性骨壊死）に対して手術した人工関節置換110例（人工骨頭43例，人工肩関節全置換67例）である．3種類の人工関節を使用したNeer II モノブロック人工関節19例（平均調査期間：12.3年），モジュラー式人工関節28例（平均調査期間：7.7年）そしてAequalis解剖学的人工関節63例（平均調査期間：3.1年）である．人工骨頭はセメント73例，セメントレス・プレスフィット37例．人工肩関節全置換67例の内訳は，17例メタルバック，50例ポリエチレンでキールにセメント固定している．慢性疾患に対して施行した人工肩関節置換110例では，Constant機能スコアが100点中41.4点から82.6点に改善．自動前方挙上は93°から125°，外旋13°から47°，内旋して背中に回す動作は殿部から第3腰椎レベルへ改善した．全体的にNeerの評価による成績は56％優，30％満足，14％不満足であった．平均調査期間5.8年で関節窩のclear zoneの平均値2mm以上は54.6％．筆者らは1997年より海綿骨を圧縮して詰める手術テクニックを用い，平均調査期間32カ月でclear zoneが1mmを超えない不連続のclear zoneがわずか7％と明らかに減少した．上腕骨コンポーネントは緩みがなく再置換の必要がなかった．グレノイドコンポーネントの緩みによる再置換率は0.9％であった．この人工肩関節110例の再置換率は7％で，13％に合併症がみられた．腱板の二次性断裂（再置換なし）6例，上腕骨コンポーネントの関節窩炎1例，拘縮3例，セラミック上腕骨コンポーネントの骨折1例，関節弛緩症の患者で後方脱臼1例，グレノイドコンポーネントの緩み1例，人工骨頭の激しい摩耗1例，これら8つの合併症のために再置換を余儀なくされた．この筆者らの調査段階では人工関節の前方脱臼，神経障害，上腕骨骨折，感染などはすべてみられなかった．人工関節の生存率は200カ月で80.09％であった．

■一次性求心性変形性関節症に対する筆者らの調査期間（最大15年，最低2年）で人工関節に限定して2つの疑問を提示したい．すなわち《解剖学的》人工関節の成績は第1, 2世代の人工関節の成績より明らかに優れているのか？ 患者に人工骨頭よりも人工肩関節全置換を勧める必要があるのか？

すべての患者は同じ執刀医から手術を受け，同じ治療プログラムに基づいて通院でリハビリをしている．

■**一次性求心性変形性関節症に対する治療において，《解剖学的人工関節》の成績は第1, 2世代の人工関節の成**

表1　一次性求心性変形性関節症に対する3つの世代の人工関節の成績の比較

	Neer II	Modular Shoulder	Aequalis
症例数	9	19	41
平均観察期間（年）	12.3	7.7	3.1
Constant 機能スコア	52.9	59.7	78.5
優（Neer 機能評価）	44%	42%	60%
合併症	0%	37%	7%

績より明らかに優れているのか？

筆者らが1985年より一次性求心性変形性関節症に対して使用した3つの世代の人工関節の成績について評価した（表1）．Neer IIモノブロック人工関節（9例，平均調査期間：12.3年），Modular shoulder人工関節（19例，平均調査期間：7.7年），解剖学的Aequalis人工関節（41例，平均調査期間：3.1年）である．臨床成績は解剖学的人工関節がConstant機能スコア78点で，Neer人工関節Constant機能スコア52.9点やModular shoulder人工関節Constant機能スコア59.7点よりも優れていた．Neerの評価によると，解剖学的人工関節（60%）で，Neer人工関節（44%），Modular shoulder人工関節（42%）と比べ《最も優れた》成績であった．合併症の頻度はデザインに異論の余地があるModular shoulder人工関節置換後が最も多く（合併症37%，腱板の二次性断裂26%），解剖学的人工関節（合併症7%），Neer人工関節（合併症0%）であった．この研究から最終結論を出すのは無理である．なぜなら，それぞれ人工関節の数と観察期間が異なり，しかも執刀医の技術は当然ながら時間とともに上達しているからである．

しかしながら，これらの研究は興味深く意義がある．肩の人工関節のデザインの進歩は長期成績と腱板二次性断裂のような合併症の出現率に影響を与えている．PierreとMichel MansatはNeerの人工関節26例について一連の成績（経過観察期間平均5.6年）を報告し，Neerのオリジナル・モノブロックの人工肩関節全置換はキールにポリエチレンのグレノイドコンポーネントをセメント固定する方法で，手術テクニックや術後のリハビリが完璧であれば，人工関節として長期間信頼できると報告している．

以上のことはNeerにより発表されており，平均20年間経過観察した人工肩関節500例の良好な成績の確認によっている．

■ 一次性求心性変形性肩関節症に対しては全置換術かあるいは単に上腕骨頭置換術をすべきか？

- この両者の選択は再置換に際して行わなければならない関節窩コンポーネントのclear zoneの有無を長期成績で知ることにより可能となる．
- 強調すべきことは執刀医の選択は画像の所見によって得られることで，2つの斜位と内旋外旋中間位の正面像，腋窩側面像，関節CTまたは関節MRIこれは関節窩の形態（Walchの分類），関節窩のbone stock，腱板の4つの腱の状態などについて正確な情報を与えてくれる．また，1974年にNeerは機能と安定性を改善するために関節窩の再表面置換を提唱し，長期間でも緩みが生じないように関節窩表面置換の質の完璧さを強調した．関節軟骨が十分良好なときは人工骨頭を選択しても良いことを示唆した．
- 人工骨頭は長所と短所がある．長所：手術が簡単，手術時間が短い（60〜90分），最少出血量，グレノイドコンポーネントの緩みのリスクやポリエチレン摩耗の問題がない．短所：関節窩の摩耗がある場合は二次的に人工肩関節全置換を行わなければならない可能性がある，除痛効果が少ない，長期で関節窩軟骨のびらんのリスク．

人工肩関節全置換についても同様に長所と短所がある．

長所：痛み，可動性と安定性において最も優れた成績．

短所：手術テクニックが難しい，手術時間が長い（120〜180分），やや多い出血量，ポリエチレンの摩耗が原因のグレノイドコンポーネントの緩みのリスク，最善の挿入テクニックで減少しているにもかかわらず出現するグレノイドコンポーネント周囲のclear zone．

- 一次性中心性変形性関節症の患者41例では，人工骨

XIV章　人工肩関節　原理-適応-成績

表2　一次性求心性変形性関節症に対して Aequalis 解剖学的人工関節置換を施行し経過観察した 41 例，人工骨頭置換 14 例と
人工肩関節全置換 27 例の臨床成績の比較

	人工骨頭置換			人工肩関節全置換		
症例数	14			27		
年齢	68 歳 (58-83)			68,3 歳 (51-78)		
観察期間	37 ヵ月 (24-59)			35 ヵ月 (24-49)		
Constant 機能スコア	術前	術後	改善	術前	術後	改善
痛み /15	2.86	11.79	+8,93	3	14.44	+11.44
可動域 /20	7.64	17.29	+9.25	8.11	19.26	+11.15
痛みのない関節可動域 /40	14.29	29	+14.71	16.22	36.04	+19.82
筋力 /25	5.57	13.21	+7.64	6.07	12.52	+6.45
合計 /100	30.36	71.29	+40.93	33.41	82.26	+48.85
痛みのない関節可動域 (角度)	術前	術後	改善	術前	術後	改善
前方挙上	89.29	135.36	+46.07	97.96	151.67	+53.71
肘を体幹につけて外旋	13.93	43.21	+29.28	14.81	43.52	+28.71
手を背中に回して内旋	殿部	L3	+2 レベル	殿部	T12	+3 レベル

頭（14 例：平均観察期間 37 ヵ月，24-59）と人工肩関節全置換（27 例：平均観察期間 35 ヵ月，24-49）を比較した．人工肩関節全置換のグレノイドコンポーネントに関しては，70%において求心を保ち，30%において非求心的であった．一次性中心性変形性関節症に対する臨床成績は人工骨頭より人工肩関節全置換のほうが優れていた（表2）．合併症を 3 例（7%）経験したが 1 例は人工骨頭の重度の摩耗（術後 7 ヵ月で再置換，Constant 機能スコア：78 点），2 例は術後拘縮で術後 3 ヵ月で再置換を必要とし，その中 1 例は上腕二頭筋の鏡視下腱切施行（Ccnstant 機能スコア 76 点）した．

- この一連のテーマに関する前向き研究と後ろ向き研究の結果：人工肩関節全置換のほうが人工骨頭よりも臨床成績は優れている．一次性求心性変形性関節症に対する人工骨頭の適応についてコンセンサスが得られている．関節窩の求心性びらん，若くて活動的な患者，関節窩の骨欠損が大きい場合などである．

- グレノイドコンポーネント周囲の clear zone は進行する可能性があり，たとえグレノイドコンポーネントの緩みによる再置換の症例数は少ないが，人工肩関節全置換になる大きな問題がある．Brem は人工肩関節全置換 546 例（再置換率わずか 3%）の術直後の X 線撮

影で 39%においてグレノイドコンポーネント周囲のclear zone の存在を見い出した．しかしながら，執刀医はグレノイドコンポーネントの置換を選択したときから，インプラントの長期生存を確実にするために設置のテクニックを完璧にしておかなければならない．インプラントの長期生存を最大にするには，術直後のグレノイドコンポーネント周囲の X 線で clear zoneの出現を最小限に抑えることが理に適っているように思われる．1997 年から海綿骨を圧縮して詰めこむ関節窩再建テクニック（図 171）を取り入れ，グレノイドコンポーネントの初期固定の成績は改善している．グレノイドコンポーネント周囲の 2 種類の clear zoneを区別する必要がある．1 つはグレノイドコンポーネントの後面と関節窩関節面の間の clear zone，もう 1つはグレノイドコンポーネントのキール周囲の clearzone である．前者は 2 つの面の不適合が原因であまり悪くはないが，後者は初期固定が良好ではなく，進行するのは当然である．clear zone の厚さは 1mm 以下，1～2mm，2mm 以上で連続性と非連続性がある．グレノイドコンポーネント周囲の clear zone に関しては，術直後のキールの周囲の clear zone が厚くて連続性であるほどインプラントの長期生存率は悪い．

199

筆者らがキールに海綿骨を圧縮して詰めこむテクニックを使って続けて置換した人工肩関節全置換30例の35カ月間の調査では，最大期間でグレノイドコンポーネント周囲の clear zone を 17 例（63%）において認めた．関節窩とインプラントの間の clear zone を除外すると（すべて 1mm 以下で非進行性），グレノイドコンポーネント周囲の clear zone を 13 例（48%）に認めた．8 例は非進行性 5 例は進行性で，13 例中 12 例は厚さが 1mm を超えず非連続性であった．術直後の X 線全体でグレノイドコンポーネント周囲に clear zone を認めた症例はわずか 3.4% で，Brems が報告した 39% と大きく異なっている．

■ 全体的に，以下の 2 つの必要かつ十分な条件が結びつけば，とくに一次性求心性変形性関節症に対する最近の滑動式解剖学的人工関節は臨床と X 線結果において優れた成績をもたらす．とくに関節窩の関節面再建を行う際は繊細で完璧な外科的テクニック，そしてリハビリの計画，意欲ある患者が術後すぐに開始して繰り返し行う簡単な訓練をリハビリの経験がある専門家から指導を受けることが大切である．

リバース型人工関節の成績

■ ヨーロッパでは 10 年間の臨床成績と X 線結果について発表されている．とくに《偏心性変形性関節症》に対するリバース型人工関節は痛みと自動運動とくに前方挙上の回復に関して有効である．70 歳以上の患者の 75% はとても満足または満足であった．リバース型人工関節置換術は日常生活に機能障害がある患者に対しては大きな利点を持った解決策である．リバース型人工関節の術後不安定性は術後短期間で最も頻度の多い合併症であるが，術者の経験で明らかに減らすことができる．グレノイドコンポーネントの設置において，とくに関節窩が小さい場合は依然として手術が困難で，置換は術者の熟練が必要である．リバース型人工関節の長期成績はまだよくわからないが，肩甲頸部の切痕※形成の改善次第である．グレノスフィアに lateralization を加えたリバース型人工関節の新しいデザインにより，肩甲頸部の切痕形成は減少し長期生存率は改善している．

結　論

肩の人工関節はフランス，ヨーロッパ，そしてこの 10 年という短期間に世界中で非常に進歩しよく行われている．この 21 世紀の初期，滑動式解剖学的人工関節は長期において信頼できる解決策ということができ，とくに一次性求心性変形性関節症においては正常な機能の回復をもたらし，娯楽やスポーツ活動への復帰を可能にしている．修復不可能な腱板の広範囲断裂に関連した変形性関節症に対するリバース型人工関節は，中間期の調査では比較的信頼できる解決策で，70 歳以上の患者には適応とすべきである．リバース型人工関節置換は上腕骨近位端複雑骨折の陳旧性骨折の治療の解決策であるが，高齢者の最近の複雑骨折の治療に解剖学的人工関節とリバース型人工関節のどちらを選択するかは，現在ではまだ議論の多いところである．

※肩甲頸部下の切痕はフランス語で Des encoches glénoïdiennes，英語で scapular notch のこと

結　論

　肩に興味をもった人々の努力のお陰で，長年閉じ込められていた"閉鎖集団"から肩は脱出した．

　20世紀末に"洗練された"現代肩の誕生により，残された"3つの伝言"を記憶に留めておかなければならない．

診断をつけずに病気の治療をすべきではない．

長期間固定すべきではない：運動するのは生きている証である．

リハビリテーションの治療がないなら手術をすべきではない．

文　献

LIVRES

• **THE CUFF** (*publié en anglais*).
Editors : D.F. GAZIELLY, P. GLEYZE., T. THOMAS
Elsevier international, Paris, 1997, 414 pages.

It is generally recognized that the most frequent source of chronic shoulder pain is the subacromial mecanisum and rotator cuff. Experienced shoulder surgeons, arthroscopists, radiologists, physical therapist, internal medical specialists and rheumatologists, bio-engineers, researchers, and orthopaedic surgeons in training will find "The Cuff " to be a valuable and convenient reference for this important problems.
Dr. Dominique F. GAZIELLY devotes is professional life exclusively to shoulder surgery and is recognized all over the world as one of the leaders in the field. In this work, he brings together the unaltered opinion and experiences of a huge number of world authorities from America, Europe and Asia. Every conceivable aspect of the rotator cuff is considered. This volume allows one to compare the current views of one group of experts with those of another. It provides an excellent overview of the state of the art both for basic research and clinical diagnosis and treatment.
A liberal number of the unabridged discussions, of the lectures by other experts are included which are a great help in evaluating the important of the material and, in addition, add excitement and interest for readers of the all levels.
The first section considers histology, biomechanics and functional assessment of the shoulder. The section on radiology and imaging that follows is current on very outstanding. Next, frozen shoulder is considered followed by a section on calcifying tendinitis. The seven sections that fellow consider all aspects of rotator cuff tendinitis and tears of the all types including conservative treatment, arthroscopic treatment, surgical repairs, rehabilitation, assessment of late results, on concluding with round table discussions on rehabilitation, return to work after cuff repair, on costs involved.
The translation of English from French and other languages are pleasant to read. Since France has long been a leading country in radiology and imaging as well as shoulder surgery, this book is indeed a major break-through in worldwide communication outside Europe.

Charles S. NEER, II
Professor of Orthopaedic Surgery (Emeritus) and Special Lecturer, Columbia University, New York, NY, USA
Founding President, American Shoulder and Elbow Surgeons
Membre d'honneur, société Française de Chirurgie Orthopédique et Traumatologique
Publications Elsevier, 23, rue Linois - 75724 PARIS CEDEX 15 - France
Tél : 33 (1) 1 45 58 90 65 - Fax : 33 (1) 45 58 94 24

•**L'EPAULE AU QUOTIDIEN**
(*disponible pour l'instant en français*)
Publié en avril 1999. 252 pages, 180 illustrations.
Ce livre est la synthèse de 13 années de pratique chirurgicale consacrées exclusivement à l'épaule.
Editeur : Sauramps médical,
11 boulevard Henri IV - 34000 MONTPELLIER
Tél : 33 (4) 67 63 68 80 - Fax : 33 (4) 67 52 59 05

PUBLICATIONS

COMPTE-RENDUS DE VOYAGE.
Assemblée générale de la SO.F.C.O.T.
Rev. Chir. Orthop. n° 71 : p. 6-7. 1985

SHOULDER STABILIZATION IN ATHLETES BY CORACOID PROCESS TRANSFER.
DF. GAZIELLY, J.L. GODENECHE, R.PWELSH
In: the Shoulder - Proceedings of the third International conference on surgery of the Shoulder.
N.TAKAGISHI, Editor. Professional Postgraduate Services. Fukuoka, Japan. n° 28-30 : p. 256-260. 1986.

RECONSTRUCTION OF GLENOID   IN TOTAL SHOULDER ARTHROPLASTY.
RP WELSH, DF. GAZIELLY, G. BOUSQUET
In: Shoulder. KÖLBEL R., HELBIG B., BLAUTH W., Editors. Springer Verlag: p. 213-217. 1987.

RESULTATS ET INDICATIONS DE LA CHIRURGIE DANS LES RUPTURES DEGENERATIVES DE LA COIFFE DES ROTATEURS. A PROPOS D'UNE SÉRIE DE 40 MALADES.
DF. GAZIELLY, G. RIFFAT, C. ALEXANDRE, B. PRADES
Revue du Rhumatisme n° 56 (12) : 823-830.1989.

SPORTS INJURIES OF THE SHOULDER.
DF. GAZIELLY
The Shoulder Joint. Baillière's Clinical rheumatology International practice and Research. Vol. 3, n° 3 : p. 627-649. 1989.

THE USE OF CORACOID TRANSFER FOR RECURRENT ANTERIOR GLENO-HUMERAL INSTABILITY.
DF. GAZIELLY, J.L. GODENECHE
In: Surgical Discorders of the Shoulder. WATSON M.S., Editor. Chap. 277, Churchill Livingstone, Londres, 1991.

PRE-OPERATIVE MANAGEMENT AND REHABILITATION OF ROTATOR CUFF TEARS.
D.F. GAZIELLY, J.L. GODENECHE
In: Surgical Discorders of the Shoulders. WATSON M.S., Editor. Chap. 277. Churchill Livingstone, Londres. 1991.

L'ÉPAULE DOULOUREUSE ET DEGENERATIVE.
DF. GAZIELLY et Coll.
Editeur : Prochirep. Saint Etienne, 1992.

ALTERNATIVES THERAPEUTIQUES DANS LES RUPTURES MASSIVES DE LA COIFFE DES ROTATEURS.
DF. GAZIELLY, J.L.JULLY, J. VERNEY-CARRON
Journée de Médecine Physique et de Rééducation. L'Épaule et sa Rééducation. Entretiens de Bichat :   p. 193-202. Expansion Scientifique Française. 1992.

文 献

INTERET DE LA REEDUCATION AMBULATOIRE PRE-OPERA-TOIRE DANS LA PRISE EN CHARGE D'UNE RUPTURE TROPHIQUE DE LA COIFFE DES ROTATEURS.
DF. GAZIELLY, J. VERNEY-CARRON
Journée de Médecine Physique et de Rééducation. L'Épaule et sa Rééducation. Entretiens de Bichat : p. 209-216. Expansion Scientifique Française. 1992.

L'ÉPAULE
DF. GAZIELLY, A. BADOZ, D. BUTHIAU
In : TDM et IRM cliniques - Rhumatologie et Orthopédie. BUTHIAU D., Editeur. Edition Frison-Roch, 7 : p. 115-129. 1993.

LA PRISE EN CHARGE D'UNE RUPTURE DE LA COIFFE DES ROTATEURS.
Rôle de la rééducation pré et post-opératoire.
DF. GAZIELLY
Kinésithérapie Scientifique. n° 324 : p. 17-42. 1993.

FUNCTIONAL AND ANATOMICAL RESULTS AFTER ROTATOR CUFF REPAIR.
DF. GAZIELLY, P. GLEYZE, C. MONTAGNON
Clinical Orthopaedics and Related Research. 304 : p. 43-53. 1994.

COMMENT JE TRAITE UNE RUPTURE DE LA COIFFE DES ROTATEURS.
DF. GAZIELLY
Maîtrise Orthopédique. n° 36. 1994.

ROTATOR CUFF CALCIFYING TENDINITIS. HOW SHOULD IT BE OPERATED ?
DF. GAZIELLY, P. GLEYZE, G. BRUYERE, B. PRALLET
J. Shoulder Elbow Surg. Vol. 3, n°1, abstracts 529, n° 39. 1994.
FUNCTIONNAL AND ANATOMICAL RESULTS AFTER ROTATOR CUFF REPAIR.
DF. GAZIELLY, P. GLEYZE, MONTAGNON, C. BRUYERE, B.PRALLET
J. Shoulder Elbow Surg. Vol.3, n°1, abstracts 529, n°40. 1994.

THE USE OF A REINFORCEMENT IN ROTATOR CUFF REPAIR. A PRELIMINARY REPORT.
DF. GAZIELLY, CONSTANT C.R., C. MONTAGNON J.L. JULLY
J. Shoulder Elbow Surg. Vol. 3, n°1, abstracts 529, n°41. 1994.

LES DISJONCTIONS ACROMIO-CLAVICULAIRES
Monographie du G.E.E.C.
Editeurs : DF. GAZIELLY et D. GOUTALLIER Sauramps Médical. 1994.

RESULTATS ET INDICATIONS DE LA PROTHESE D'ÉPAULE DE NEER. A PROPOS D'UNE SERIE HOMOGENE DE 37 CAS.
DF. GAZIELLY, V. DE CUPIS, J-L. GROSSETETE, J. VERNEY-CARRON
Rev. Chir. Orthop. Suppl. n°I, vol. 80 : p. 189. 1994.

RESULTATS ET INDICATIONS DU LAMBEAU DELTOIDIEN DANS LE TRAITEMENT DES RUPTURES CHRONIQUES IRREPARABLES ET MASSIVES DE LA COIFFE DES ROTATEURS.
DF. GAZIELLY, C. MONTAGNON J.L. JULLY, B. PASQUIER, J. VERNEY-CARRON
Rev. Chir. Orthop. Suppl. n°I, vol. 80 : p. 196. 1994.

REFLECTIONS ON THE CONSERVATIVE MANAGEMENT OF ACUTE ACROMIO-CLAVICULAR DISLOCATIONS IN SPORTS MEN AND WOMEN.
DF. GAZIELLY
Sports Exercise and Injury n°1 : p. 103 -107. 1995.

CONDUITE DE L'EXAMEN CLINIQUE D'UN TRAUMATISÉ DE L'EPAULE.
G. BRUYERE, DF. GAZIELLY
Rev. Franç. Dommage corp. n°11 : p. 51- 65. 1995.

RESULTATS FONCTIONNELS ET ANATOMIQUES APRES TRAITEMENT CHIRURGICAL DES RUPTURES DE LA COIFFE DES ROTATEURS.
1ère partie : Evaluation fonctionnelle et anatomique pré-opératoire des ruptures de la coiffe des rotateurs.
DF. GAZIELLY, P. GLEYZE, C. MONTAGNON, G. BRUYERE, B.PRALLET
Rev. Chir. Orthop. n° 81 : p. 8 -16. 1995

RESULTATS FONCTIONNELS ET ANATOMIQUES APRES TRAITEMENT CHIRURGICAL DES RUPTURES DE LA COIFFE DES ROTATEURS.
2ème partie : Evaluation fonctionnelle et anatomique post-opératoire des ruptures de la coiffe des rotateurs.
DF. GAZIELLY, P. GLEYZE, C. MONTAGNON, G. BRUYERE, B. PRALLET
Rev. Chir. Orthop. n° 81 : p. 17-26. 1995

A MODEL OF REHABILITATION FOR REPAIR OF THE ROTATOR CUFF.
DF. GAZIELLY
In: Surgery of the Shoulder. M.VASTAMÄKI , P.JALOVAARA, Editors. Elsevier Science B.V. p. 455- 467. 1995.

LES LUXATIONS POSTERIEURES TRAUMATIQUES DU COUDE.
Monographie du G.E.E.C.
DF. GAZIELLY et D. GOUTALLIER, Editeurs. Sauramps Médical. 1995.

RESULTATS DE L'ARTHROPLASTIE PROTHETIQUE TYPE NEER DANS LE TRAITEMENT DE L'OSTEONECROSE DE LA TETE HUMERALE. A PROPOS DE 25 EPAULES OPEREES.
DF. GAZIELLY, T. THOMAS, G. BRUYERE, B. PASQUIER, J-L. GROSSETETE
In : Symposium sur les prothèses d'épaules. Rev. Chir. Orthop. Suppl. n°II, vol. 81 : p.99 - 105. 1995.

LA DOUBLE LIGAMENTOPLASTIE CORACO-CLAVICULAIRE DANS LE TRAITEMENT DES DISJONCTIONS SCAPULO-CLAVICULAIRES. A PROPOS DE 17 OBSERVATIONS.
DF. GAZIELLY
J. Traumato. Sport. n° 12 : p. 137 - 148. 1995.

REFLEXION SUR UNE FORME CLINIQUE PARTICULIERE : L'ÉPAULE ENRAIDIE EN FLEXION.
T. THOMAS, DF. GAZIELLY, G. BRUYERE, C. ALEXANDRE
Rev. Rhum. [Edt. Fr], 62(4) : p. 261 -266. 1995.
Rev. Rhum. [Engl. Edt], 62(4) : p. 249 - 254. 1995.

DELTOIDE MUSCULAR FLAP TRANSFER FOR MASSIVE DEFECTS OF THE ROTATOR CUFF.
DF. GAZIELLY
In: Rotator Cuff Disorders. BURKHEAD W.Z., Editor. Williams and Wilkins. Chap. 277 : p. 3566 - 3677. 1996.

BILAN RADIOGRAPHIQUE DANS LES LUXATIONS ACROMIO-CLAVICULAIRES.
DF. GAZIELLY et B. PASQUIER
In : L'épaule traumatique récente. Cahiers d'enseignement de la SO.F.C.O.T n°56 : p.211 -214. Expansion Scientifique Française. Paris. 1996.

L'ARTHROPLASTIE DU COUDE.
Monographie du G.E.E.C. Directeur : Y. ALLIEU
DF. GAZIELLY et D. GOUTALLIER, Editeurs. Sauramps Médical. 1996.

RESULTADOS DE 39 CASOS DE ENTESOPATIA CALCIFICANTE DEL MANGUITO ROTADOR DEL HOMBRO TRATADOS POR CIRUGIA A CIELO ABIERTO.COMPARACION CON LOS RESULTADOS DE LA CIRUGIA ENSOCOPICA.
DF. GAZIELLY, P. GLEYZE, F.OTERO
Revista Colombiana de Ortopedia y Traumatologia. Vol. 10, n°3 : p. 188 - 195. 1996.

THE STIFF SHOULDER IN FORWARD ELEVATION.
G. BRUYERE, DF. GAZIELLY, P. GLEYZE, T. THOMAS
In: The Cuff. DF. GAZIELLY, P. GLEYZE, T. THOMAS, Editors. Chap. 3: p. 113. Elsevier International. Paris. 1997.

HOW CAN SHOULDER STIFFNESS BE PREVENTED?
DF. GAZIELLY, J. VERNEY-CARRON
In: The Cuff. DF. GAZIELLY, P. GLEYZE, T. THOMAS, Editors. Chap. 3: p. 121. Elsevier International, Paris. 1997.

ARTHROSCOPIC CONVENTIONAL ACROMIOPLASTY : A PRELIMINARY REPORT.
DF. GAZIELLY
In: The Cuff. DF. GAZIELLY, P. GLEYZE, T. THOMAS, Editors. Chap. 6: p. 191. Elsevier International, Paris. 1997.

RADIOGRAPHIC STUDY OF THE AMOUNT OF CALCIUM DEPOSIT REMOVED BY SHOULDER ARTHROSCOPY.
BARCHILON V., DF. GAZIELLY
In: The Cuff. DF. GAZIELLY, P. GLEYZE, T. THOMAS, Editors. Chap. 5. Calcifying tendinitis. p. 176-179. Paris. 1997

SURGICAL REPAIR WITH A POLYPROPYLENE REINFORCEMENT DEVICE RCR? FOR THE TREATMENT OF ARTICULAR SIDE PARIAL-THICKNESS ROTATOR CUFF TEARS - A PRELIMINARY REPORT.
DF. GAZIELLY, P. GLEYZE, G. BRUYERE, T. THOMAS
In: The Cuff. DF. GAZIELLY, P. GLEYZE, T. THOMAS, Editors. Chap. 7: p. 249. Elsevier International. Paris. 1997.

A POLYPROPYLENE REINFORCEMENT DEVICE RCR? FOR THE REPAIR OF FULL THICKNESS DISTAL SUPRASPINATUS TEARS - A PRELIMINARY REPORT.
DF. GAZIELLY, P. GLEYZE, G. BRUYERE, T. THOMAS
In: The Cuff. DF. GAZIELLY, P. GLEYZE, T. THOMAS, Editors. Chap. 8: p. 273. Elsevier International, Paris. 1997.

ARTHROSCOPIC FIXATION OF DISTAL SUPRASPINATUS TEARS WITH REVOSCREW? ANCHORS AND PERMANENT MATTRESS SUTURES - A PRELIMINARY REPORT.
DF. GAZIELLY, P. GLEYZE, C. MONTAGNON, T. THOMAS, OLAGNIER E.
In: The Cuff. DF. GAZIELLY, P. GLEYZE, T. THOMAS, Editors. Chap. 8: p. 282. Elsevier International. Paris. 1997.

A POLYPROPYLENE REINFORCEMENT DEVICE RCR? FOR THE REPAIR OF NON RETRACTED TEARS OF THE SUPRA AND INFRASPINATUS TENDONS - A PRELIMINARY REPORT.
DF. GAZIELLY, P. GLEYZE, G. BRUYERE, T. THOMAS
In: The Cuff. DF. GAZIELLY, P. GLEYZE, T. THOMAS, Editors. Chap. 9: p. 307. Elsevier International. Paris. 1997.

SURGICAL REPAIR OF ISOLATED TEARS INVOLVING THE UPPER TWO THIRDS OF THE TENDON OF THE SUBSCAPULARIS MUSCLE.
DF. GAZIELLY, P. GLEYZE, OLAGNIER E., B. PRALLET
In: The Cuff. DF. GAZIELLY, P. GLEYZE, T. THOMAS, Editors. Chap. 100 : p. 337. Elsevier International. Paris. 1997.

CONSERVATIVE MANAGEMENT OF CHRONIC, FULL-THICKNESS, IRREPARABLE ROTATOR CUFF TEARS.
DF. GAZIELLY, P. GLEYZE, T. THOMAS, OLAGNIER E., J. VERNEY-CARRON
In: The Cuff. DF. GAZIELLY, P. GLEYZE, T. THOMAS, Editors. Chap. 11 : p. 342. Elsevier International. Paris. 1997.

THE COST AND MODALITIES OF ROTATOR CUFF REHABILITATION IN ROUTINE PRACTICE.
DF. GAZIELLY, J. VERNEY-CARRON
In: The Cuff. DF. GAZIELLY, P. GLEYZE, T. THOMAS, Editors. Chap 12: p. 407. Elsevier International. Paris. 1997.

ARTHROSCOPIC REPAIR OF DISTAL SUPRASPINATUS TEARS WITH REVOSCREWTM AND PERMANENT MATTRESS SUTURES. A PRELIMINARY REPORT.
DF. GAZIELLY, P. GLEYZE, C. MONTAGNON, T. THOMAS
Journal of Shoulder and Elbow Surgery. Vol. 66, n° 2 : p. 199 - 200, 229 - 230. 1997.

LES ARTHRODESES DE L'EPAULE.
Monographie du GEEC. Directeur : COUDANE H.
DF. GAZIELLY et D. GOUTALLIER, Editeurs. Sauramps Médical. 1997.

LA RUPTURE DE LA COIFFE DES ROTATEURS.
DF. GAZIELLY
Cahiers d'enseignement de la SO.F.C.O.T. Conférences d'enseignement. Expansion Scientifique Française. Paris 1997.

LA PROTHESE D'EPAULE.

DF. GAZIELLY

Rev. Franç. dommage corp. n° 3 : p. 319 - 331. 1998.

CLINICAL EVALUATION PRIOR TO SHOULDER ARTHROPLASTY

DF. GAZIELLY

In: WALCH G., BOILEAU P. Editors. Shoulder Arthroplasty, Springer, 99 : p. 39 - 45 1999.

LA REEDUCATION APRÉS PROTHESE TOTALE D'EPAULE.

Rehabilitation following shoulder arthroplasty

DF. GAZIELLY

In : Les prothèses totales d'épaule, sous la direction de M. MANSAT, Expansion Scientifique Publications, Cahiers d'enseignement de la SO.F.C.O.T. n° 68, 1999, pp 419-429.

RÉINSERTION ARTHROSCOPIQUES DE LA COIFFE DES ROTA-TEURS.

DF. GAZIELLY

In : ARTHROSCOPIE. Société Française d'Arthroscopie. Elsevier, 1999, pp 338-344.

LES RUPTURES TRANSFIXIANTES DE LA COIFFE DES ROTA-TEURS SUBSCAPULARIS INCLUS

Symposium SO.F.C.O.T. sous la direction de AUGEREAU B. et DF. GAZIELLY

Rev. Chir. Orthop., Suppl. n° II , vol. 85 : p. 87 – 139, 1999.

ROTATOR CUFF TEARS : THE OPEN TECHNIQUE

DF. GAZIELLY

Éditions Scientifiques et Médicales Elsevier SAS (Paris). Surgical technique in orthopaedics and traumatology, 2000 55-200-A-10-,2000, 5 p.

RESULTATS DES BUTEES ANTERIEURES CORACOÏDIENNES OPÉRÉES EN 1995. A PROPOS DE 89 CAS.

DF. GAZIELLY

Rev. Chir. Orthop. Suppl. n° I, vol. 86 : p. 103 - .109, 2000.

L'ÉPAULE PATHOLOGIQUE.

IMPACT MEDECIN : Les dossiers du Praticien

« La pathologie de l'épaule »

Sous la direction du Docteur Dominique F. GAZIELLY

Hebdo. n° 503. 22 septembre 2000.

THE DELTOID FLAP PROCEDURE.

DF. GAZIELLY

In: Techniques in Shoulder and Elbow Surgery. RF. WARREN, Editor in Chief. Lipincott Williams and Wilkins, Inc. Philadelphia, 1 (2) : 117 – 127. 2000.

L'OMARTHROSE.

DF. GAZIELLY

RHUMATOLGIE : Revue des affections ostéo-articulaires Tome 52, n° 7 : pp 12 – 16, Octobre 2000.

CONDUITE À TENIR DEVANT UNE INSTABILITÉ ANTERIEURE TRAUMATIQUE DE L'ÉPAULE CHEZ LE SPORTIF.

DF. GAZIELLY

Médi-Basket n° 5, 2000.

COMPARATIVE RESULTS OF 3 TYPES OF POLYETHYLENE CEMENTED GLENOID COMPONENTS.

DF. GAZIELLY, R. EL-ABIAD

In: 2000 prothèses d'épaule, recul de 2 à 10 ans.

G. WALCH ,P. BOILEAU , D. MOLÉ, Editors, Sauramps Médical, Montpellier, pp 483-488, 2001.

ARTHROSCOPIC CONVENTIONAL ACROMIOPLASTY.

DF. GAZIELLY, R. EL-ABIAD

In: Techniques in Shoulder and Elbow Surgery, RF WARREN, Editor in Chief, Lippincott Williams and Wilkins. Inc 1, 3(3) : 211-217, 2002.

PROTHESE D'ÉPAULE : LE PASSÉ ET LE FUTUR

DF. GAZIELLY

Rhumatologie Pratique, L.E.N Medical, n° 208, Février 2002.

ACROMIOPLASTIE ENDOSCOPIQUE

DF GAZIELLY, R. EL-ABIAD

In : Perspective en arthroscopie, Société Français d'Arthroscopie, Springer, volume 1 : 18-25, 2002.

SHOULDER GANGLION CYSTS. ARTHROSCOPIC TREATMENT.

DF. GAZIELLY, C. ALLENDE, E. PAMELIN

In: Arthroscopy and arthroplasty. Current Concepts, 2003. Sous la direction de P. BOILEAU. Sauramps Médical, Montpellier, pp 200-206,2003.

HEMIARTHROPLASTY VERSUS TOTAL SHOULDER ARTHRO-PLASTY FOR PRIMARY GLENO-HUMERAL ARTHRITIS.

In: Arthroscopy and Arthroplasty Current Concepts, 2003.

DF. GAZIELLY, C. ALLENDE, E. PAMELIN

Sous la direction de P. BOILEAU. Sauramps Médical, Montpellier, pp 200-206,2003.

TECHNIQUE OF GLENOID COMPONENT IMPLANTATION IN TOTAL SHOULDER ARTHROPLASTY.

DF. GAZIELLY, R. EL-ABIAD

In: Techniques in Shoulder and Elbow Surgery. RF. WARREN, Editor in Chief, Lippincott Williams and Wilkins, Inc. Philadelphia, 4(2): 69 – 76, 2003.

REPAIR OF ROTATOR CUFF TEAR. ARTHROSCOPIC TECHNIQUES.

In: Atlas of Shoulder Arthroscopy

IMHOFF A.B., TICKER J.B. and FU F., Editors. Publishers: Martin Dunitz, London. 2003.

ROTATOR CUFF TEAR: ARTHROSCOPIC TECHNIQUE WITH SUTURE ANCHORS.

DF. GAZIELLY, R. EL-ABIAD, LA GARCIA

In: An Atlas of Shoulder Arthroscopy, AB. IMHOFF, JT. TICKER and FH. FU, Editors. Martin Dunitz, London, Chap. 31, pp 303-311, 2003.

IMPROVING CEMENTING TECHNIQUES IN GLENOID REPLACE-MENT

DF. GAZIELLY, C. ALLENDE

In: Shoulder Arthroscopy and Arthroplasty. Current Concepts 2004 Sous la direction de P. BOILEAU Sauramps Medical, Montpellier, pp 319 – 328, 2004.

COMPARAISON ARTHRO-TDM ET ARTHRO-IRM DANS LES RUPTURES DE COIFFE

D. GODEFROY, DF. GAZIELLY, J-L. DRAPÉ, L. SARRAZIN, B. ROUSSELIN, A. CHEVROT

In : L'épaule, une approche multidisciplinaire

Sous la direction de A. BLUM, Th. TAVERNIER, JL. BRASSEUR, E. NOEL, G. WALCH, A. COTTEN, H. BARD

Organisé par le GETROA et le GEL

Sauramps Médical, Montpellier, pp 209-225,2005

COMMENT RÉPARER LA COIFFE DES ROTATEURS : ARTHROSCOPIE OU CHIRURGIE A CIEL OUVERT ?

DF. GAZIELLY

In : L'épaule, une approche multidisciplinaire

Sous la direction de A. BLUM, Th. TAVERNIER, JL. BRASSEUR, E. NOEL, G. WALCH, A. COTTEN, H. BARD

Organisé par le GETROA et le GEL

Sauramps Médical, Montpellier, pp 249-257,2005.

LA PROTHÈSE ANATMIQUE DANS L'OMARTHROSE CENTRÉE PRIMITIVE. TECHNIQUE CHIRURGICALE. SUITES POST-OPÉRATOIRES. RÉSULTATS

DF. GAZIELLY, O. VERBORGT

In : La prothèse d'épaule en 2005

XIIIème Journée de Menucourt

Sauramps Médical, Montpellier, pp 93-111, 2005

BUTÉES GLÉNOIDIENNES ANTÉRIEURES

DF. GAZIELLY

In : Chirurgie de l'épaule et du coude

Sous la direction de M. MANSAT

Masson, Paris, pp 22-34, 2005.

SYMPOSIUMS

1994 - Paris - SOFCOT

Participation au symposium sur «Les prothèses d'Epaule».

Directeur : Michel MANSAT.

1996 - Saint Etienne - 26, 27, 28 avril

Symposium Européen de l'Epaule : «La coiffe des rotateurs».

Sous l'égide de la SECEC ;

Organisation : DF GAZIELLY, P. GLEYZE, T. THOMAS.

1998 - Paris - SOFCOT

Symposium sur «Les ruptures transfixiantes de la coiffe des rotateurs subscapularis inclus».

Directeurs : B. AUGEREAU, DF GAZIELLY.

1999 - Paris - SOFCOT

Participation au symposium sur «l'instabilité antérieure chronique de l'épaule chez l'adulte».

Directeurs : H. COUDANE, G. WALCH.

2000 - Paris - 24 et 25 janvier.

Organisation de la 2ème Conférence Internationale sur la Prothèse d'Epaule de «l'Institut de la main».

Sous l'égide de la SECEC.

2005 - Paris - 29 et 30 avril

Organisation de la 3ème Conférence Internationale sur la Prothèse d'Epaule de «l'Institut de la main».

Sous l'égide de la SECEC et de ASES.

索 引

和 文

あ
愛護的なマッサージ　47

い
イオン電気導入法　51
一次性中心性変形性肩関節症　189
インピンジメント症候群　4

う
烏口肩峰アーチ　8
烏口突起の骨折　96
運動チック　119

え
腋窩神経　40
腋窩側面像　27
腋窩動静脈　40

お
オステオトーム　144
温水治療　51
温熱療法　51

か
外傷　50, 77
　　——のX線所見　78
　　——の診察　77
外傷後の拘縮　124
外傷性後方脱臼　115
外傷性前方不安定症　101
　　——に対する外科的治療法　113
　　——の診断　101
外傷性反復性後方脱臼　115
外傷歴　77
外側皮質骨骨折　89
海綿骨の粉砕骨折　89
下関節上腕靱帯　2
　　——の剝離　3
画像診断　27
肩関節周囲炎　4, 149
肩関節不安定症　101
肩関節複合体　1
肩拘縮　52
肩手症候群　121
肩の偽性麻痺　15
肩の機能解剖　1
肩の酷使　124

肩の不安定の既往　21
滑液　1
滑動式人工肩関節の成績　197
滑動性人工肩関節　177
観血的手術　37
　　——の進入路　41
関節鏡視下手術　37
　　——の進入路　42
関節授動術　128
関節唇　3
　　——の剝離　3
関節唇・下関節上腕靱帯複合体の再接
　　合　113
関節造影　34
関節造影CT　36
関節造影MRI　36
関節包炎　121
関節リウマチ　190
完全な自動前方挙上　59

き
偽性麻痺　77, 96, 155, 193
逆症療法　74
急性石灰沈着性滑液包炎　8
胸肩峰動脈の肩峰枝　41
胸鎖関節　1
胸鎖関節離開　83
胸三角筋動脈　41
鏡視下肩峰形成術　143, 144
鏡視下骨性除圧術　144
鏡視下靱帯再接合　110
棘下筋　4
　　——の筋力強化　64
　　——の等尺性筋力訓練　59
棘上, 棘下筋腱の修復不可能な断裂
　　149, 170
棘上, 棘下筋腱の中央部の断裂　149,
　　168
棘上筋　4
棘上筋腱遠位での単独断裂　149, 161
棘上筋腱深層関節面の部分断裂　139
棘上筋腱の穿通断裂　11
棘上筋腱の断裂のない腱障害　139
棘上筋腱の変性疾患　139
棘上筋腱表層の部分断裂　139
筋肉の脂肪変性　4
筋皮神経　40
筋力　23

く
屈曲拘縮　15

け
敬礼動作の手技　21
肩関節 → かたかんせつ
肩甲下筋　3
　　——の筋力強化　61
　　——の等尺性筋力訓練　59
肩甲下筋腱の完全断裂の治療　174
肩甲下筋腱の単独完全断裂　173
肩甲下筋腱の単独断裂　149, 172
肩甲下筋腱の単独不全断裂　173
肩甲下筋腱の不全断裂の治療　173
肩甲胸郭関節　9, 11
肩甲棘骨折　96
肩甲骨骨折　96
肩甲骨柱の骨折　96
肩甲骨内側縁の剝離　17
肩甲上神経　41
肩甲上腕関節　1, 11
　　——の前方脱臼　78
肩甲上腕関節腔　37, 39
　　——への進入　37
肩甲上腕関節周囲炎　149
肩甲-上腕関節脱臼　78
肩甲上腕靱帯　1
肩鎖関節　1
　　——の痛みの検査　155
肩鎖関節症　142
肩鎖関節離開　80
肩鎖曲線の前後像　31
腱障害　139
　　——のX線所見　141
　　——の鑑別診断　142
　　——の外科的治療　143
　　——の診断　141
　　——の治療　142
腱線維の離断　149
腱の石灰化　133
腱板　3
　　——の外傷性断裂　150
　　——の穿通断裂　149
　　——の穿通断裂のX線評価　156
　　——の穿通断裂の病因　150
　　——の穿通断裂の病歴　151
　　——の使い過ぎ　11
　　——の病変　36
　　——の補強　146

207

腱板広範囲断裂　39
腱板損傷　96
腱板断裂　98
肩峰下腔　8, 37, 39
肩峰下での骨性インピンジメント
　139
肩峰肩甲関節腔　39
肩峰の骨性除圧　143

こ

後外側進入　42
拘縮　15, 121
　――の悪循環　124
　――の治療　126
拘縮肩　121
　――の定義　121
広背筋の筋弁移行術　172
後方進入　42
姑息的鏡視下手術　171
骨皮質の陥没骨折　87
固定　45
固有受容器訓練　64
　――の目的　64

さ

鎖骨骨折　86
三角筋　9, 11
　――の筋弁移行術　170
　――の筋力強化　60
三角筋-大胸筋前方進入による3つの
　関節制動術　107

し

自主トレ　48
自動運動　23
自動介助外旋運動　57
自動介助関節可動域訓練　56
自動介助屈曲運動　56
自動介助伸展運動　57
自動介助内旋運動　58
自動外旋運動　59
自動屈曲運動　59
自動前方挙上　59
自動内旋運動　59
脂肪変性　158
脂肪変性指数　158
収縮性関節包炎　15, 123
手術　37
受傷の問診　77
術後拘縮　126
術前のリハビリ　49
術前リハビリの目的　50
小円筋　4
上外側進入　42

上関節上腕靱帯　1
　――の断裂　1
上肢の挙上　11
上方進入　42
上腕骨近位端骨折の手術　40
上腕骨近位端の粉砕骨折　89
上腕骨頭後方脱臼　80
上腕骨頭無腐性骨壊死　190
上腕二頭筋　8
上腕二頭筋長頭腱　8
上腕二頭筋長頭腱腱鞘炎　74
上腕二頭筋長頭腱断裂　20
　――の徴候　77
上腕二頭筋長頭腱の関節内腱切り
　171
神経血管障害　77
神経血管の構成　40
人工肩関節　177
人工肩関節置換術後のリハビリ　183
人工肩関節置換術の適応　189
人工肩関節の手術テクニック　181
人工肩関節の成績　197
人工関節置換術　49
人工骨頭置換術　92
診察　15
真の収縮性関節包炎　121

す

随意性肩関節不安定症　119

せ

赤外線　51
石灰化の鏡視下摘出術　131, 136
石灰沈着性腱炎の薬物治療　136
石灰沈着性腱板炎　50, 131
　――の診断　133
　――の治療方針　134
セメント使用人工骨頭置換術　96
セラピスト　48
　――の目的　48
　――の役割　48
前外側進入　41, 42
前鋸筋　11
　――の筋力強化　64
前三角筋胸筋間進入　42
前上方線維束　1
前上腕回旋動脈　41
全身性関節弛緩症　17
全置換術の禁忌　196
先天性関節弛緩症　16, 64, 102, 116
前方後方引き出しテスト　17
前方三角筋胸筋溝進入路　181
前方進入　43
前方不安定症の骨性病変　101

そ

装具　45
僧帽筋　9

た

大胸筋の筋力強化　60
大結節骨折の診断　87
大結節単独骨折　87
他動運動　45
他動外旋運動　52
他動屈曲運動　52
他動的関節可動域訓練　45, 51
他動内旋運動　52
多方向不安定症　116
　――の絶対禁忌　119
単純CT　32

ち

チーム医療　47
中関節上腕靱帯　2
中心性変形性肩関節症　36
超音波　31, 47, 51
　――の禁忌　51

て

転位を伴う大結節骨折　89

と

凍結肩　15, 121
等尺性筋力訓練　59
疼痛　23
特殊なX線画像　31
突発性外傷性腱板断裂　151

な

軟骨炎　119

に

二次性肩峰下インピンジメント　139
二次性中心性変形性肩関節症　190
二次的画像診断　27, 31
日常生活動作　23

は

背筋の筋力強化　60
パンピング　56
反復性前内側脱臼　79
反復性前方亜脱臼　102
反復性前方脱臼　102

ひ

非外傷性多方向不安定症　116
非ステロイド性抗炎症薬　126
表面型置換カップ　196

昼寝肢位撮影　31

ふ
不安定症　36, 50
物理療法　47, 51
振り子運動　51

へ
変形性関節症　193

ま
マッサージ　51
慢性疼痛肩　123

め
メゾテラピー　74

も
モジュール式人工肩関節　177
問診　15

ゆ
有痛性拘縮肩　123, 124
有痛性骨萎縮症　121
癒着性関節包炎　121

り
リバース型人工肩関節　39, 183
　　——による再置換　194
　　——の禁忌　196
　　——の成績　200
　　——のリハビリ　189
リバース型人工肩関節置換術　92, 187
リハビリテーション　45
　　——の禁忌　47
　　——の大原則　45
菱形筋　11
リラックス　47

わ
腕神経叢神経束　40

欧文字・数字
8字の装具　86

A
ACA　143, 144
AINS　126
algodystrophy　121
Apprehension test　21, 102

B
Bankart lesion　3, 36, 101
　　——の鏡視下手術　113
Belly-press test　172
Bernageau の関節窩側面像　27, 80
Broca の関節包・骨膜剥離　101

C
Cadenat 法　83
Constant 機能スコア　23
cross body test　17

D
DELTA-CTA 人工関節　183

F
frozen shoulder　121

G
Garth 撮影　27
Gerber による引き離しテスト　18

H
Hawkins test　20, 133
Hill-Sachs の後内側の陥没　101

I
IDG　158

J
Jobe relocation test　102
Jobe test　17, 98

L
Lamy=Neer 側面像　143
Lamy 側面像　27
lift-off test　18

M
Malgaine の後内側の陥没　101
Matsen の Simple Shoulder Test　23
MRI　32

N
Neer sign　15
Neer 側面像　27
Neer の人工肩関節全置換　177

P
Patte による肩鎖関節損傷の病期分類　81
Patte の 3 つの関節制動術　104
Patte 法　55

R
RE1　15, 52
RE2　52
RE3　52

S
Scapula Y 像　143
Simple Shoulder Test　23
SLAP lesion　3
Sohier による肩甲上腕関節の再調整　126
SST　23

T
Tangent sign　158

U
Uhthoff の病期分類　131

V
Velpeau の四辺形間隙　40

X
X 線画像診断　27
X 線所見が陰性の場合　96

【訳者略歴】

南島広治
なじま ひろはる

　　1985年　熊本大学医学部卒業
　　1986年　九州大学整形外科入局
　　1994年　パリ大学病院で研修（ビシャ病院整形外科, コシャン病院整形外科）
　　1997年　久留米大学整形外科
　　同　年　サンテチェンヌで研修
　　1999年　南島整形外科
　　2012年　フランス整形外科学会会員
日本整形外科学会会員, 日仏整形外科学会会員, 日仏医学会会員, 福岡日仏協会幹事

ガジェリー肩関節外科学　初診からリハビリテーションまで
原著第2版　　　　　　　　　　　　　　ISBN978-4-263-26607-6

2019年10月25日　第1版第1刷発行　　　日本語版翻訳出版権所有

　　　　　　　　　　　　　　　　原著者　D. F. Gazielly
　　　　　　　　　　　　　　　　監訳者　小　林　　　晶
　　　　　　　　　　　　　　　　訳　者　南　島　広　治
　　　　　　　　　　　　　　　　発行者　白　石　泰　夫
　　　　　　　　　　　　　　　発行所　医歯薬出版株式会社
　　　　　　　　　　　　　〒113-8612　東京都文京区本駒込1-7-10
　　　　　　　　　　　　　TEL.（03）5395-7628（編集）・7616（販売）
　　　　　　　　　　　　　FAX.（03）5395-7609（編集）・8563（販売）
　　　　　　　　　　　　　　　　　https://www.ishiyaku.co.jp/
　　　　　　　　　　　　　　　　　郵便振替番号 00190-5-13816

乱丁, 落丁の際はお取り替えいたします　　印刷・木元省美堂／製本・皆川製本所
© Ishiyaku Publishers, Inc., 2019. Printed in Japan

本書の複製権・翻訳権・翻案権・上映権・譲渡権・貸与権・公衆送信権（送信可能化権を含む）・口述権は, 医歯薬出版㈱が保有します.
本書を無断で複製する行為（コピー, スキャン, デジタルデータ化など）は,「私的使用のための複製」などの著作権法上の限られた例外を除き禁じられています. また私的使用に該当する場合であっても, 請負業者等の第三者に依頼し上記の行為を行うことは違法となります.

JCOPY ＜出版者著作権管理機構 委託出版物＞
本書をコピーやスキャン等により複製される場合は, そのつど事前に出版者著作権管理機構（電話 03-5244-5088, FAX 03-5244-5089, e-mail：info@jcopy.or.jp）の許諾を得てください.